陳存仁編校

皇漢醫學叢書 八

上海科学技术文献出版社

第八册

陳存仁編校

皇漢醫學叢書

傷風約言

後藤省仲介著

傷風約言

提要

本書爲後藤省仲介氏所著。就其心得。輯爲八章。首論風本於氣。氣動爲風。風靜則仍爲氣。猶波靜則仍爲水。風爲大氣激發之假名。四時外傷之前驅。包羅傷寒中風溫熱瘟疫六氣諸證。而定傷風之名義。次論人身全體。表裏上下左右前後。皆爲一氣所貫。血液所運。風之傷人。則由虛襲。而爲六經之辨解。再論傷風證候。輕重不一。辨三證。列緩急。總括淺深閉脫。分別治例。而爲傷風之大意。末附脈之數與不數。以斷病之進退變化。言簡理顯。誠不背約言之旨也。

傷風約言序

大凡醫法。在邇在易。而求諸遠與難者。皆素靈八十一難。有以羈縻之。而終不能使其出頭焉。其所由來者漸矣。豈唯一朝一夕之故也哉。是以近代四方諸生。未醫之前。先學運氣六經。而其已還鄉爲醫之後。至於診察病證。辨識藥石。則向之運氣六經。遂爲無用贅言。譬如市中處女。未嫁之前。先習箏與三絃。而其已結帨爲嫁之後。至於料理家務。計算穀金。則向之箏與三絃。遂爲無益閒物。何者。張機亦不知其假名託言之爲書。遵守之。珍藏之。以唱陰陽六經之說。惜哉。功罪相等。淄澠相混。未免通此而礙彼之陋弊也。晉王叔和撰次。宋成無已始註。其書一出而後至於今日。天下倀倀然。莫之能折衷。是故方有執喻昌程應旄張思聰張璐輩。又互論註脚。欲務上於人。回護調停。多屬剩語。况其他涉龐雜者乎。承平百年。文化丕闡。閩商吳舶。競輸異典。雖然學之不明。術之不精。皆坐吾人入耳出口。未嘗徵諸其身故耳。嗚呼。養老慈幼之家。欲爲良手乎。欲爲庸工乎。不可不自辨其志焉。方今雖有世務相妨。亦須破冗日相規切。洗垢摩鈍。以來新知。然則臨疾處方。才略機發。各適其可。固不待言。此可以推類。而通其餘矣。竊又謂苦口丁寧。不止張機。而諸子百家。其勞亦鉅焉。則似乎未可全擯斥之也。每就日用醫事之實。稽之于古。以取其則。敢加鄙見。著爲一書。題曰傷風約言。雖使數十其卷帙。數萬其紙葉。傷風變狀。豈能盡哉。斯書言簡。不用文采。亦將懷挾隨身。以防不虞也耳。予也不肖。日侍親闈。口授面命。僅了大義。若二三同志。不以予言爲迂。則庶乎向之所求。不遠不難。或有造端進步處也。請其過約而不盡義者。則指摘疵訐。明者審焉。

享保壬子正月八日椿菴後藤省仲介甫書

凡例

一、是書屬草。固非定說。今姑命諸剞劂氏者。動以繕本失眞故耳。若予後來有所發明。則又何惜毀版乎。所謂方法不在此限。稍覆一簣。切告同志。然病家須要擇侍養看守者。爲第一義。而醫療則多落乎第二義也。何者。食衣灸藥進退有節。是以看病矜式。亦於大意治例中可槪見矣。

一、治例後謂一方者。卽自制藥方也。常用施人每每奏效。然方本不足尙且恃焉。苟非有活法以處之。則方終無日於相中也。故張機方中僅擇其善者。而予亦擧一二方。但顧類推何如爾。臨事制宜。皆存乎其人矣。

一、篇中所擧藥下謂大圓匕。中圓匕。小圓匕者。古來量法多難遵用。故吾門始以銀鑰造匕三等。其式古之方寸匕上更加方寸四片圍成方匕。有觜屬柄。如孫思邈稱藥升者。後或圓圍平底闊上窄下同。其入實命之曰大圓匕。其半者曰中圓匕。又其半者曰小圓匕。用是抄藥。持柄微動。令上平調。如施斗格。乃知某匕容某藥幾錢。某藥幾分。而後得合劑。各藥不差銖分也。此邦醫家常用木葉樣匕者。似便不便。容受難定。畢竟吾門造用圓匕者。人間事冗不煩等子耳。然若其微者。非用等子。則不盡善矣。

一、大略四五錢藥。用水二合。煑取一合爲率。陶匠所作藥盞。有大小無定準。此方今幸有升合者從之可也。且藥一品單方之外。或四五品。或七八品。併力奏効。全係才能。然湯味亦不適口。則頗失和羹之意。惟要服藥者。不惡味氣之偏耳。又諸藥煎時。不假布囊。先傾一劑之藥。投之滚湯罐中。煎了如法紗漉去渣。直取清汁。令頓服之。日夜隨證盡三五劑。至其分溫再服三服。則但恐性味耗散。不堪爲用。實與茶湯氣味過時損脫。而不美者一般。是以予猶不貴張機再煎之法。而况今之頭煎貳煎。沿習成俗者乎。殊不知頭煎貳煎之法。本肇於孫思邈。爲貧家而設焉。醫人徇命吁亦愚矣。夫人偶有嗜丸散湯藥者。或傷風、中暑、煩渴引飲。及黴瘡、疳瘡、便毒、膿淋、結毒等病。當時腸胃充裕無恙。則大劑湯汁。雖至濃稠。而分溫久服多飲。亦不忌焉。若夫有痃癖蛔蟲者。動致胸滿不食之患。雖使劑重水多。亦至其分溫數服者。則不如劑輕水少而頓服之。氣味有力。且病人口腹之易消受也。然則藥水多少。宜從其病。醫人不分輕重。妄以大劑爲事。必有牛刀割雞。長殳刈薺之弊。况乎務投小劑稀湯。欲治劇險危篤之證者。則皆吾門所可戒愼也。

一、方書言傷風寒。則脈亦有陰陽運氣分配等說也。故予嘗著脈論。言其梗概。今復校勘。以備搜覽。

傷風約言目次

傷風約言

後藤省仲介 著

傷風名義

風本氣也。靜則氣。動則風。亦猶靜則水。動則波。此氣分之則一陰一陽也。而風之爲陰爲陽。亦彰彰然。皆可以不言而喻焉。豈非與天地日月相終始者哉。其使人爲病也。上下內外。無所不至。故素問云。風爲百病之始也。爾後醫人崇信奉承。以冠於方書。辨證之首。而坊間嬰兒不知其語之欠瑩。亦能膾炙於口矣。畢竟風者。大氣激發之假名。而四時外傷之前驅耳。今推其風之爲風者。自是風中有寒。而寒即風之帥也。審辨深義。以徵予言之非妄矣。原夫夏之流輝也。炎炎赫赫。沙煎草焦。矮屋湫隘。如坐甑籠。人皆將裸袒而解慍焉。當是之時。執扇持箑。左颺右揮。要有其風之透衣。而少去鬱蒸之氣耳。而況消暑滌煩。戰葉鳴條。微微拂拂。自天上來者乎。唐殿可以聯句。陶窗足以高臥。是雖此熱之甚。而得風頻冷頻憩。則果非寒而何。若乃冬之猛威也。凜凜冽冽。雪深冰堅。熊席狐裘。如着鐵石。人皆將密沉而擁爐焉。當是之時。塞牖下帷。重衾溫食。惟懼其風之過隙。而多負晝光之暄耳。而況呼地號天。飛礫揚塵。黯黯剪剪。自雲邊發者乎。武卒可以墮指。壯士足以悲吟。是雖此寒之甚。而得風愈嚴愈肅。則果非寒而何。嗚呼。風寒之戕人也。其害固有不可勝言者矣。善哉。張機猶似以輕重分風寒。故首條揭出中風傷寒。而其於取裁陰陽營衞三焦等。尤爲可惜焉。至晉王叔和。亦謂傷寒之病。從風寒得之。其後戴思恭徐汝元皆總謂之傷風寒。然可指風爲寒。而不可寒爲風矣。以予觀之。非時傷風呼爲傷寒。則與冬時名中寒者。（醫家所謂正傷寒也）相混而呼中風。亦與痱證誤爲中風者相紊也。或謂熱病。（素問）寒疫。（張機傷寒論）橫病。（孫思邈千金方）汗病。（陳無擇三因方）霜露之疾。（屠隆文苑）此等命目。猶未穩焉。而況於傷寒上加正字。或類字。亦豈異於頭上安頭乎。吾門遍以傷風稱之。實未敢必其當否矣。蓋嘗思之。風者。四時常有之物。而不可獨以春及肝木爲之分配焉。春夏秋冬之間。動生凶邪沴氣。而使其流行。擣虛者。則唯風勢也已。凡人感召之初。不必以疫呼之。由病致死病氣。死氣滿於一室。無隙可避。沿門闔境。互釀之氣。上攪蒼天清淨之氣。下敗水土物產之氣。人在其中。親上親下。長幼傳染相似。謂之天行時疫。（或云天行時氣即）是傷風中之一證也。如素問所謂歲氣之說。及虞博固執少陽陽明爲因者。瑣屑支離。終無認眞。此邦醫家。以其輕者名時疫。重者名傷寒。病家亦從此言。不可不改正焉。夫疫之來。自古有之。故周禮方相氏。儺以逐疫。而孔夫子朝服。亦不得已也。夫人受疫。素無定體。必有表裏上下之差。其邪之流脈。自似有小大者。大邪中強人。則重而易治。大邪中虛人。則急而難治。小邪中強人。則輕而易治。小邪中虛人。則緩而難治。若豆瘡者。雖一奇邪。亦當假風。況乎痢疾。痄腮。麻疹。水疱等病。皆屬外邪。而其實在風中矣。蓋疫名分類繁文無要。古今華人。滔滔皆是。約而言之。則不出于瘍疫瘧疫之二也。又王叔和云中而卽病者。名曰傷寒。不卽病者。其寒毒藏於肌膚。至春爲溫病。至夏爲暑病。朱肱謂之晚發傷寒非也全是紙上空談。決非實詣。其誤肇於素問。而與王海藏謂新邪喚出舊邪者一般。若其寒毒延至秋冬。則變生何病何證乎。予未能預定其病機矣。既而有沽名網利者。曰某年某月。當患某病。某重而死。某輕而愈。湯藥一得。偶中飾言要譽。昧者稱奇。妄誕欺人。此艮以道自任者之所憂也。又八十一難。以溫暑嵌在乎傷寒有五之中。而沿習至今。回護分疏。俗諺所謂一盲引衆盲。吁。遂無不與之俱陷溺者鮮矣。近世稱瘟病者。本就溫字。或省水旁。从疒曰瘟。轉爲疫病之義。故有大頭瘟。蝦蟆瘟。瓜瓤瘟。疙瘩瘟。絞腸瘟。軟脚瘟等證。詳見于喩昌尙論篇。又陳言云。獄溫傷溫。基溫潮溫社溫山溫海溫家溫竈溫歲溫天溫地溫等名。愈多愈亂。竟無要領。皆杜撰之謬言。而未切認其因也耳。雖其立名異狀。而要之本唯邪風耳。所謂溫病。亦春月之傷風。而醫籍別立瘟疫一門非也。若孫允賢合而論之。先得我心之同。然又中暑者。煩悶卒倒。及自汗口熱。神思倦怠等證。卽中熱也。史云暍是也。仍爲中寒相對之名。而於風濕毫無與焉。

若夏暑冬寒犯之必中。不犯不中。譬猶火水犯之。必得焚溺。皆以非邪氣而爲本時之令也。張機所謂中暑。皆是夏月傷風濕之證。而渾與張潔古李杲輩之見奚擇哉。又富貴安逸之人。外苦炎燠內啖生冷。多見怕熱腹痛吐瀉霍亂等候。均是謂之中暑。然其因不一。尙有兼證。則非眞中暑也。况有吳括蒼所謂冬天傷暑者乎。凡自溫至熱。自熱自涼至寒。自是春夏秋冬之序。於其溫熱涼寒之外。天常有陽熱。地常有陰寒。人皆居地。而不居天。則雖夏月。亦當有寒濕之患。何獨於四季十八日始見中濕者耶。是以傷風中。或有帶山嵐瘴氣者。或有被雨露水濕者。或有野狐精物。亦乘虛以憑者。雖然病名概之舉風之一字者。則以其從外入內。莫有專於此者也。由是考之。邪氣所中。己亦不知暗裏潛侵。若有若無。而後隨見表裏諸證之類。今之風疫比比而有然。則初起無灑淅惡寒者。四時通稱傷寒。恐不允當。故吾門姑以擬名傷風。學者宜再思之。

六經辨解

一元氣之在全軀也。表裏上下。璣璇輪轉。其保續之者。即水穀是也。水穀入胃。元氣併力。腐熟之。熏蒸之。而其氣之淳精華滋者。無處不到。到於血分。則赤變以生養其血。到於液分。則白變以生養其液。皮肉筋骨。亦能一本。而陰陽之道。行於其間。此乃生生自然之天則也。原夫背部爲陽。腹部爲陰。古今雷同之說。未嘗有悛改者也。以予觀之。則其所取象。似相違矣。夫人南面而立。則東西南可見。而北獨不可見。取之一身。則左右前可見。而後獨不可見。是豈非腹部爲陽。背部爲陰之明驗乎。且人之一身。總而言之。則左右前後一氣貫之。而血液相與活潑運行。其所動者爲陽。故耳目口鼻。必開於前。胸腹肉薄。近於胃府。而蒸騰之氣輸也強矣。譬諸春之相生也。雖一草一木。抽莩甲。吐花蕋。多自南以及北。是老子所謂萬物之抱陽也。其所靜者爲陰。故脊膂肩胛。必峙於後。背腰肉厚。遠於胃府。而蒸騰之氣輸也弱矣。譬諸冬之相賊也。雖高山深林。隕霜雪。改柯葉。多自北以及南。是老子所謂萬物之負陰也。故語云。君子不以言舉人。不以人廢言。非但老子之言。雖出揚墨之口。若其言之善者。則猶可取焉耳。大凡背者。表氣易虛。則初當觸風寒也。而何爲陽之部位耶。腹者。表氣難虛。則初當逸風寒也。而何爲陰之部位耶。若夫一切山精水怪。陰分爲之揚氛起餒。而至於其陽分。則盡莫不潛伏屏息矣。不可妄別陰陽營衛。以說風寒先入之事。而腹背手足表氣不充。則風寒乘虛襲入者。此其必然也。於是乎太陽少陽陽明太陰少陰厥陰。手足十二經等說。附之好運氣數學者。而旁塗捷歧。不可惑矣。何者。四象配四時則可言。而配五藏則不足。故言六氣。水卽太陰。而謂之太陽寒水。火卽太陽。而謂之少陰君火。木未厥陰。

金何陽明。加之任督二脈。奇經六脈等名。迂怪虛談。愈出愈亂。全非實際。得力之論。而無益乎醫事者也。畢竟人身一經絡耳。其中大經小絡。條理秩然。而上下内外左右支别。殆不異乎老絲瓜之纏紐如織者也。固無陰陽易位。府藏倒置之理。則不可每經有始終根結而止矣。故風寒一日受之。熱氣已成。吾身之一統。然則謂之傳足不傳手。傷足不傷手而可乎。抑又有刖足保命之人。則其身當無足六經而患風寒乎。靈素作俑。惑世誣民。後來諸家。局於見聞。而不過持循講習於此耳。惜哉。戴思恭趙繼宗等一二人。僅有所疑。而終莫爲之平反也。予亦以其所久慣呼難猝剪革務爲風寒類證之暗號也。已有年矣。然張機猶似詭遇獲會者焉。况後世承其口氣從事于此。而絕無六經傳變之可言。則其法不正。其治多誤耳。故予今不敢爲牛後。姑設淺深閉脫四證。豈好辨哉。予不得已也。蓋倡明此道。實乏其人。卽吾黨分處諸侯之國。亦不免調高寡和。反爲俗人所嘲焉。若以好辨之嫌。而遂緘不言。則因循苟且。必不能自拔而日新也。爾以振起家言。君子其或不罪乎。

傷風大意

風寒之傷人也。背腹手足。必無定規。而華佗獨立風寒漸入之說者。此爲稍近理。是故病證未見有單經挨次相傳者。而况於李東垣王海藏所謂傳本巡越得度首尾等例乎。劉草窗則謂傳足不傳手。陶節菴則謂傷足不傷手。均是五十步笑百步之類。而殊不知人身本是一經絡也。又吳綬所謂陽邪傳陰邪傳。及虞博引至人傳云。傳經專經卽病鬱病等各目。亦皆可謂鑿且悖理矣。夫人行住坐臥之間。若正氣。邪氣卒然互湊。直有正氣之所纔蹶。則邪氣乘之。排衝散漫。以見緩急輕重之候矣。蓋傷風者。須要明辨三證。精察療體焉。一曰經證。此乃邪氣初入之門。分而言之。則有淺深二證也。其淺證。古謂之太陽病。又與通體太陽不同非也。此邪氣襲擊表氣而裏氣將憤激之時。必見惡寒無汗頭痛脊強等候。宜用峻發之劑。卽桂枝湯麻黃湯之類是也。其深證。古謂之少陽病。或半表半裏。非也。此邪氣滾動表氣。而裏氣已鬱蒸之時。必見寒熱嘔吐耳聾脇痛等候。宜用和解之劑。卽青龍湯茈胡湯之類是也。二曰閉證。古謂之陽明病。或胃家實。一曰脾約或曰入府非也。此本元氣有餘之證。而熱勢偏亂表氣。逆聚裏氣。則腸胃中之燥結者。必見怕熱煩渴讝語發狂尿赤屎鞕等候。宜投湯藥。早以疏窕元氣之將閉者。卽白虎湯承氣湯之類是也。譬如亢旱之燒空也。時亦甘雨沛然一下。則渴水之民。解慍開顏。忽至嘉潤再起枯苗矣。三曰脫證。古謂之太陰病。少陰病。厥陰病。一曰傳經陰證。或曰直中陰證。非也。此本元氣不足之證。而熱勢滅陷表氣。攻奪裏氣。則腸胃中之疲乏者。必見目昏面煤舌卷囊縮厥冷自利等候。宜投湯藥。早以充張元氣之將脫者。卽理中湯四逆湯之類是也。譬如勁兵之破壘也。時亦救將僩然一走。則罷散之卒蝟起潰圍。忽至凱旋再得糧道矣。然脫證多是不治。而其閉證間有可治者焉。意其人之爲體也。一箇殼子。包著府藏。若從殼子上論之。則頭面手足腹背以至耳目鼻口皮肉筋骨。皆是屬表。而從近殼子處論。則咽喉及膀胱腸中亦出表之路也。其直稱裏者。五藏精神所居。乃去殼子俱遠。而不可令外邪深入耳。故經證輕者。爲表之表。必有憎風噴嚏面色光浮聲重鼻塞時流清涕者。俗呼謂之冒風。（又云感冒）卽傷風中之至淺者也。經證重者。兼裏之表。多見欬痰嘔吐飮食難進自利秘結小水赤濇等一二證。此不可妄謂邪氣入裏也。又閉證者。裏之表面。熱之猛勢。多是吐下逼劑之可治者也。又脫證者。邪氣在內。深窺奧室。腸胃亦虛。難吐難下。絕無邪氣可驅之去路。則難治之證。自可知也。喩昌一人已論。此理頗近予之所嘗憶矣。然則風寒最宜臨輕早治。若非但諱病失宜。反有賴藥侵風。以得再感者也。如夫近世之人。不問長幼男女。固有疝癥爲之加工何也。府藏之間。各有脂膜絡繹接遞。而元氣血液融活透徹者。此其人身内景之常資也。若脂膜中間。一生空氣。聚散來去。如雲如風。或宿上則爲噫。撒下則爲屁。全非腹裏固有之物。潛消默化。不復存跡。有時怒張走痛無常。就其形樣稱疝稱痞。及瘕痃別名。而實一物也。又脂膜之外。瘀汁塗濁。日凝月積。成癥成癖。隨其隙地。形樣不一。城狐社鼠。不可妄攻。皆是腹內禍胎之著且大者也。當時府藏無恙。反被元氣過化。畏縮逋竄。無復出頭。既而邪氣中經。腹氣多易震駭。痃癖乘勢。左右上下。支撐壓盪。做障氣隧。是以經證。或有似閉證者。或有似脫證者。或脫證有似閉證者。或閉證有似脫證者。後人於此等處。漫不加察。治方一差。暗伏危機。邪氣縱使僥倖退舍。荏苒時月。遺熱損體。漸成壞證。夫壞證者。多據醫藥誤治。是王綸所謂傷藥之類也。韓祗和以壞病。別爲一證。用羊肉湯。誤矣。戴思恭謂壞傷寒。亦名義不穩。或變痢。變腫。有死者。有生者。或日夜久欬。漏氣。精血失所憑持。肉削骨立。惡寒晡熱。自汗盜汗。吐痰咯血。有釀成勞瘵者。豈可不慨嘆哉。故有痃癖蟲豸瘀血黴毒之人。其勢內外環攻夾擊。此非傷風本來之病。則表裏上下。俱見異狀。名謂之黨證。亦可。又有兼痼證。哮證。及滯食宿酒者。朱震亨云。雜合邪。戴思恭云。夾食傷寒。皆此之類也。當由病家傍人。詳問有他所害來路也否乎。然後鍼灸藥石。權以裁之。則自無一定不變之弊也。若欲從張機求如式見證。雖歷數十人之多。而恐首尾內外不相合焉。殊不知望聞問切。及腹背看法。一槩施治。以托外邪。實搏者之孤注耳。斯亦危矣。今之患傷風者。多係七分內傷。三分外感。是即內勢已成之後。微邪扇動。早以啓行者也。故初病脈細數。或腹皮急陷。中央如弦。或腹皮虛鬆。臍下無力。或手顫神倦。畏寒喜暗。或面唇青白。閉目懶言。皆是耽酒好內。元氣虛憊之人。又在目語額瞬。旦夕名利之輩。而醫家呼爲挾虛傷寒。或勞力感寒者。亦此類也。於是乎食養（凡穀菜外。雞卵鰻鱺海參乾鰹鱒魚等物。烹飪。鹽梅不可。乖方尤忌生冷泥滯。即時難消者。故古有食醫。今委庋外。嗚呼。世人何不悟耶。）保城爲一良策。不專以外邪爲競主。喻諸墨汁。着染糊絹。雖使湯滌速除墨痕。而紙薄絹地。揉摩擦破。遂爲無用之棄物矣。又傷風寒病多有咽膈生痰者。必見欬喘乾嘔等證。猶泣瀡鬱窒所致焉。其吐如墨如膿。如破絮。如桃膠。如蜆肉。然素問僅有欬涎嘔沫出青黃涕等語。張機傷寒論。亦稱涎沫。不用痰字。金匱要略。已出痰飲二字。全爲腸間畜水。而非近世所謂稀清爲飲。稠濁爲痰者也。晉時淡痰通用。不爲炎上之義。至宋漸指口中所吐之物耳。此古今之一疑城。蓋古少而今多耶。又孕婦傷風。甚則爲熱。所動拒食嘔飲。終至併胎俱斃。必勿拘以重身。反害其母。有故無殞。何可懼乎。產後傷風。多有兼證。或惡露未盡。少腹頻痛。（俗云兒枕痛）或蒸乳發熱。或身見紫疹。或經筋拘攣。如痙狀者。不可輕視。以爲常候也。又在小兒。則風寒易感易解。而晉以來。有謂變蒸者。非斯乳食蟲癖之所致。則傷風寒也。豈復有此先彼後。如一變生腎志。二變生膀胱。每變三十二日。及暗變等之理乎。後世謂八歲以下。無傷寒者。亦醫家妄言。不足深責焉。大凡風氣新解之後。不欲飲食。稀吐痰沫。羸瘦蓐臥。他無所苦。研米粥時少啜。至於粳飯。嘔惡不納。或死或復舊者。極在蛔蟲積瘕之人。熊膽黑丸。可擇用之。強用湯藥。反助逆動。不用而死。雖用亦死。須不治。以待其自寧而可也。又愈後。向之傷處。元氣猶未健行。熱路逐旋因邪易入。而有其縣夾單衣脫換不慎者。則汗竅開泄。非但再感。或令邪風數次襲之。而損虧元氣。以隕軀命。誠不可稍有疎虞矣。否則。口淡無味。需物消間。梳沐酒色。只管犯禁。有小才智。不能自克。食復。或云發哺。素問云。病熱少愈。食肉則復。多食則遺。此其禁也。勞復。又有女勞復者。此非張機所謂陽易陰易之類。比比皆然。故古人云。病加於小愈。豈虛語哉。靈素以來。論風寒者。或以衛營三焦牽合焉。或以日數藥品決裂焉。且駕合病併病再經過經兩感傳屬等說。而其甚者。則落乎馬宗素運氣無稽之術矣。嗚呼。詭計左道。莫此爲甚。索治之人。未有不因之而斃者也。學者若能以意隅反類推。則雜病等法。亦思過半矣。

俴證治例

凡經證俴者。宜峻發。不拘日數多少。不憑時令寒暑。惡寒。惡風。頭疼。身痛。腰脊俱強。或發熱。脈浮緊而無汗者。頻進湯劑。衣被厚覆。早取津津微汗。以嚴大過之戒。一時間許。周身相潤。而目皆微黃者。邪氣無不消散矣。得汗之後。氣爽脈靜。必停後服。當防再感。素問所謂衰其大半而止是也。若汗多者。用撲粉方。汗後壯熱。尤爲凶候。素問云。陰陽交之類也。其服汗劑。人汗不出。而風圍自解者。亦間有之。若一時強汗之。致使如淋如洗。則胃氣反馳之於表分。而津液隨漏。飲食隨減。筋惕肉瞤。臥起不安。且恐卒然亡氣。以見寒慄沉昏。叉手冒心等證。此非速用參薑湯。或參附湯。則元氣外去。而不能內返也。蓋桂麻二湯。總驅外邪。其中有少不同者。如桂本爲解肌。不問有汗無汗。必治惡風脈浮數者。而麻則爲惡寒無汗頭疼項強脈緊而喘者設焉。桂麻服法。各啜熱粥以助藥力可也。何止桂乎。陶華云。春分後忌桂麻。而以張潔古九味羌活湯代之者。吁。亦過矣。其始出於韓龐輩。謂張機之法。宜於昔。而不宜於今等語也。凡怔忡短氣。舌乾咽痛。脈細數無力者。不可任意發汗。多是三分外感。七分內傷。宜與柴桂合劑。及順氣加減方。又表證初兼吐瀉者。多在其人平素易下。及滯食者。不可妄謂邪氣入裏也。又表證一衄。謂之紅汗。衄乃解者。不過少解其煩瞑。未能解深入之邪。若其邪有沉滯未盡者。則早須用汗藥。而免其再衄矣。又冒風輕證。宜生薑酒。不飲酒人。順氣劑外一味辣茄湯。一味生薑湯。連啜數甌。汗流徹體亦良。若邪入稍深。則嚏止涕乾。伸欠不作。頭痛頓退。故有得是證者。則爲邪未深入。若鳩尾之下。左右有動氣者。邪氣未解。宜施治方。病魔雖已消散。汗孔尚然疎豁。須在避風之處。靜養三五日。俟腠理緻密。特忌上厠便利。室中宜用褻器。惟以衣衾遮護肩項。及膝爲要。病者汗後。性急事冗起坐。衣服不顧調節。且侍養無人。不言其非。旋卽衝風。能致復感。靈樞云。避風如遊矢石者。此之謂也。凡瘥後十數日。或一月許。終不惺惺者。皆由疝癥瘀血相凝相激。而裏氣未得遽寧也。又口唇發小瘡。或身見風痞瘾者。餘熱解時間亦有之。又病人雖大汗透寢具。亦有一時而止者。則反易解散。不可必以澉澉微汗爲度。如夫近世所謂搐脚接汗。火攻蒸法。中寒之證臨機應焉。

桂枝湯

桂枝二大圓匕　芍藥同上　生薑七分

右三品。以水二一合。煎取一合。去滓頓服。中病即止。凡處劑之時。邪氣易解者。小潤其間。難解者。小促其間。令藥勢相及耳。○予嘗有言此湯。今去甘棗二種者。本以桂皮中帶甘味也。但偏嗜甘味者。加甘棗亦無妨。不問男女老幼。多有疝癥蛔蟲。強用味甘者。則恐胃中泥滯。或間致嘔吐不食之患焉。且如酒客病。胸中滿逆。則甘物不可用也。

麻黃湯

麻黃二大匕　桂枝同上　杏仁七箇

右三品。以水二一合。煎取一合。去甘草加桂法

生薑酒今時之人。感冒必以薑酒取汗。其法生薑擦爛酒浸溫服。是即戴思恭爲鑾法者。孫對微呼謂之神仙粥也。又此邦有呼爲味噌酒者。此比之生薑酒。味和氣香。尤爲有驗。其法味噌敬二品。以擂盆能擂了。放火燒鍋炒。上二品入淸酒三五盞。以調和之者也。

一方 主治老幼男女傷風輕證

茯苓　半夏　芍藥　桂枝

厚朴　橘皮　甘草　生薑

右八品。水二合。煎取一合。藿香葛根升麻隨證出入加減。熱多加黄芩。煩渴或欬去桂朴。加果蠃。咽痛去桂朴。加桔梗。痰喘加紫蘇子。蘿蔔子。杏仁。枳實。皂莢。竹瀝類。一二品。小兒只小劑耳。

深證治例

凡經證深者。宜和解。若自淺入深。則裏已近災。未可宴然稱無病也。今之傷風。多見此證。邪氣正氣排籠相持。各無進退勝負。苟非和解。則難求成矣。故後世趙繼宗論傷寒。不必傳經者。此爲稍近理焉。惜乎取用和解。禁吐汗下三法。其遺禍至今猶未息也。元氣有餘者。必變閉證。元氣不足者。必變脫證。畢竟初起峻發不徹之爲耳。或寒熱痰欬耳聾脇痛。或口苦舌乾不欲飲食。或渴不渴。嘔不嘔。或胸中煩。心下悸。或舌苔白黄。語聲嘶敗。或每日如瘧狀。脈自弦者。即是和解之證。宜用小柴胡湯。其間隨證以消息之。不可妄投大茈胡湯。將閉之時。此湯主之。若寒熱不解。喘欬乾嘔。或心下有水氣者。只宜和之以小青龍湯類。若惡寒無汗。加煩躁者。即釀成閉證之時。須用大青龍湯。汗中兼折逼内熱勢矣。蓋舍汗下吐藥之外。均屬和解之劑。乃令襲入之邪。潛消嘿奪。今時動輒有黨證虛證者。必顧中氣。以托外邪爲佳。如拒藥惡食者。宜參薑湯。送下黑丸。凡淺深二證。解後不了了者。灸爲善着膏肓。痞根及背九俞以下至十四俞。隨宜取以灼之。又疝癥氣逆。手足易冷。腹中急痛。惡味苦者。先灸足三里等。兼用小建中湯。若有嘔則非建中所宜也。

小茈胡湯 茈胡 半夏 黃芩 人參 甘草 生薑

大茈胡湯 茈胡 黃芩 芍藥 半夏 枳實 大黃 生薑 大棗

小青龍湯 麻黃 桂枝 芍藥 五味子 半夏 細辛 乾薑 甘草

大青龍湯 麻黃 杏仁 桂枝 石膏 甘草 生薑

小建中湯 桂枝 甘草 生薑 芍藥 膠飴 大棗

一方

大麥二大匕 半夏 茯苓各一大匕

芍藥 橘皮各中匕 生薑七分

右六品。以水三合。煎取一合。〇凡傷風寒半解之後。疝癥伺隙以進其身。故體疲脈小。他無所苦。惡食吐痰。屎多爲閟。後世用補劑者。宜以此方治之。惟開胃散結。則餘證自退耳。有熱加芩。有瀉去芍。若拒藥汁者。亦多無不消受焉。

閉證治例

疏宛劑中。白虎主煩渴。承氣主燥屎。此其大要也。古人皆因脈證多辨裏熱裏結。而不如予之以手按腹直決疏宛矣。何者。先以手指重按病人腹皮。其裏有熱者。如火烘炙透于指中。而表熱者。舉身有熱。按處暫散也。若夫裏結。必有裏熱硬糞多少。阻住去路。臍下底如肴餅。或如杏核雞卵狀者是也。此證白虎承氣可用之。無畏焉。若熱勢漫無可禦。必有躁擾不寧。則傷爛腸之裏面皮理。而圊血自瀉下也。雖使許水亦新汲井中者。須與之無妨。且欲飲一碗。只與半碗。常以不足爲善。不宜一飲而極意也。遂令病人恣飲過度。則爲欬爲喘爲嘔爲瀉爲腫爲悸爲水畜疼爲水結胸。故後世所謂以水噀面澆身。或置病人於水中等法。皆是醫中之操霸術者歟。又大渴讝語。罵詈。善惡不避親疎者。宜以辰砂加入水中飲之。西瓜梨漿糖水亦良。其引飲者。嫌冷喜熱。多屬虛證。不可妄投白虎湯類也。或目赤眵凝。舌苔焦黑。(甚則芒刺乾裂如炭)或口疳氣臭。鼻如煙煤。或紫斑赤疹。爪甲色紅。或上氣喘促。煩渴狂言。或棄衣揭被。揚手擲足。或踰墻上屋。如見鬼狀。或腋下掌心。濈濈汗出。或周身無汗。劑頸而還。或小水赤澁。如紅莧汁。或脈細數無力者。死。或遲緩。或沉而有力。有其上兼證者。早識疏宛攻擊之法。則十全之功。可自得矣。苟或當下而不下。則熱毒隨劇。津液隨枯。豈可一以下藥宜遲爲說乎。然屢屢欲後。而弩睜傷氣者。則勿用承氣及大茈胡湯類。先用紅夷所來導器。急射盥蜜。則腸中自得潤滑。而燥屎因是易下諸證一時俱解。張機蜜煎導法。或近來香油導法。亦可。此邦今有做紅夷法。以鍮銅造之者。若無此器。則未用煙管。留其吸嘴。刺入患人肛門三四分。乃去大頭處。稀蜜微溫。加皂莢末。口含用力直吹送之。則津回腸潤。久積之物。必盡出矣。極良法也。若堅滿曾無上廁之意。則於腸之下際爲燥屎未逼者。是以蜜兌無益。下藥爲捷。服後轉矢氣者。仍以炒鹽燒塼并溫石能熨之亦同。納夾絹袋。於其病人腹上。款款熨之。則藥氣通透。而屎自易便。故下後神清氣爽。身涼思食。皆愈之兆。如及腹滿身熱。譫語不食。睡臥不寧。幷發紫黑斑點。此當汗不汗。及已汗而熱不散。當下不下。及早下而熱乘虛之患也。而粗工動輒不知病人稍涉虛證。認其數日不更衣者。妄投駃劑。以致初硬後溏之證。貽害非細。甚可畏也。一種閉中稀糞。水自下者。此結糞外之傍流而非胃虛腸虛之瀉。卽腸胃外之宿水。偏滲於腸胃中。而融化燥糞之外面者也。故下物色焦。放屁酸臭耳。宜投小承氣加減方。脈證既決。又何難焉。凡如此者。多由誤治。且諸所欲下者。必曰先與小承氣。則恐有大下傷人也。又屎尿如常。少腹硬痛。其人喜忘者。有畜血。桃仁承氣湯類。須量性稟施之。又宿食凝痰。胸中作苦惱者。併宜吐之。熊膽汁。瓜蒂散。淡鹽湯。參蘆湯。與之以指。或雞翎探喉中。卽吐出也。又伏飲之證。與五苓散。

其人至於壞證煩渴。漸爲水脹。須以吾門鯉魚煮汁治之。若惡其臭味。且不能多飲者。竟非此物所能治也。元氣強者。宜十棗湯。或大黃商陸芣苢通草牽牛子赤小豆等藥。隨證擇用。亦得有効。又白睛黃者。熱勢瀰漫。將發身黃。於五苓散方內。加茵蔯蒿。或丹青樹葉。則黃從尿去下也。若皮膚薄綳。茶褐色者。多難治矣。大凡腹中時滿時減。或腹脹按之易軟。或臍左右有動氣。或小水清白數少。或連日不食。臍腹坦然無壅滯不通之狀者。皆不可下也。只戒其誅伐無過之害耳。

白虎湯　石膏　知母　粳米　甘草

小承氣湯　大黃　厚朴　枳實

大承氣湯　大黃　厚朴　枳實　芒硝

桃仁承氣湯　大黃　芒硝　桃仁　桂枝　甘草

五苓散　茯苓　猪苓　朮　澤瀉　桂枝

十棗湯　芫花　甘遂　大戟　大棗

脫證治例

充張劑中。四逆主厥冷。理中主自利。此其大要也。許言兼證。或畏寒喜暗。只懶見人。或語聲輕微。顏色青白。或頭重手顫。神倦氣怯。或眼陷鼻笑。舌卷囊縮。凡兼如此數項。生機尚存一綫。故舍灸及參附等。更無他法。當籍者但得手足漸溫。自利隨止脈微出者。乃可生也。或反目上視。瞪目直視。或面煤唇紫。爪甲青黑。或屎尿失禁粒飲不入。或拈衣摸床。兩手撮空。或閉目踡足。啐啐不省。或口唇顫搖。頻嘔頻噦。或氣喘痰潮。脈細欲絕。此即脫之死證。或精神昏聵。頭面喜扇。或無熱無渴。舌結黑苔。或膚冷。脈道獨見熱勢。或短氣淚出。面腹虛滿。或在婦人。則產後日近。乳縮股慄者。皆是危篤之證。不可治也。凡瀉不但粥飲。直出藥汁。纔吞入咽。汩汩從腸奔下如箭者。今用理中原不爲過。其水瀉之益劇者。則須投五苓散。及利水藥。反利膀胱不化之氣。譬猶通支河水道。以禦急奔之勢。若小水淋澁。兩足浮腫。按之沒指。甚可畏焉。又戴思恭所謂利腸者。挾熱自利。糞色赤黃。及下腸間津汁垢膩。宜用順劑。尤禁澁藥。然至吳綬所謂漏底。則元氣暴脫。蚤以固腸爲要。否則轉氣趨下。少腹自利。漫無止期。卽桃花湯及赤石脂禹餘糧湯類可也。又蛔厥者。時煩時止。未爲死候。烏梅黑丸。諸殺蟲圓。宜以參薑湯送下之。若至胃中無穀氣。則謂藏結。亦同而不可治也。又除中者。元氣奔散。將假穀氣急哺卒啜。自取暫快耳。若脈細數。眼中無精彩。而暗濁慘淡者。則一團元氣。留連未斷。爲之少延殘喘。必當屬纊以待斂矣。

四逆湯 乾薑 附子 甘草

理中湯 人參 朮 乾薑 甘草

桃花湯 赤石脂 粳米 乾薑

赤石脂禹餘糧湯 赤石脂 禹餘糧

脈論

脈者。四診中之末。而其言不竢贅也。漢唐以來。方書取其一。舍其三。而一又未明。訛承掩藏。不肯剪革。是以本邦醫人。亦皆移於浮辭。可深嘆哉。凡四診之於病機也。彼此參伍。不可欠一。吾門於四診上。非惟加之按腹候背手足看法。且以鼻嗅知病人臭惡之氣。此可謂詳補古今未言及之缺典者矣。於是乎邪之淺深久近。證之輕重緩急。斷然無復可疑者也。夫脈元是血氣活潑充灌之勢。內非各開三口沸騰而出。則一藏一府。一陰一陽之患。更無顯於兩手掌後之理。而況有運氣支干分配假託之可言者乎。何也。有一病人。於玆暗坐室中。穴壁出手。嘿然不謂形色性情。試使歷幾醫人。切其脈道。而預以辨識何病何證者。則予未之或聞也。意其持脈卽驗輕重生死之一事。而絕無某病見某脈之定規也。略可知矣。先以中指探掌後高骨上爲關。得其關位。然後齊下臨禁二指。若人臂長。則疎排其指。臂短則密排其指。輕手得之曰舉。重手得之曰按。不重不輕。委曲求之曰尋。所謂三指停穩者。自然之行也。二指不足。四指有餘。仍執其中焉耳。古不稱關。總寓尺寸。故素問似以中附爲關位。關之前。去魚際爲一寸。

而鹽指之所下。因名曰寸。關之後去尺澤爲一尺。而禁指之所下。因名曰尺。原其關名肇於八十一難。此以三指揣按之次。猶兩州畫首之設一門也。又秦越人雖無明文。而不主喉傍跗上。獨取兩手掌後者。其見卓矣。蓋病脈之來。多不單至。然全屬大小浮沉遲數六脈而不大不小不浮不沉不遲不數。調匀和緩。意思欣欣。難以名狀者。謂之平脈。故緊弦細伏促結等脈。今之病者。雖多有之。亦無不自六脈而推焉。其他華人妄立脈名圖形韻語。以便記誦。而鹵莽滅裂。實不能自知者也。就其分呼。愈添蛇足。皆使後人以啓好異之心矣。方書論脈。非但七表八裏九道之謬名。而如素問之鼓搏喘橫。張機之惵卑榮章綱損縱橫逆順及奇經太素天和眞藏關格妊娠。五運六絕七獨等脈。皆是無用飯飣。不堪其煩也。畢竟脈者。惟察數與不數耳。脈數俗呼謂之脈進。卽病進也。殆可以一言蔽矣。不問男女老幼。不別外感內傷。若指下脈數。或兼見沉細。則輕者必重。重者必危。危者必死。甚可畏焉。又有脈傍行者。謂之反關。或有一手反關者。或有兩手反關者。或有反關得病。則順行復原位者。至於其六脈之見則一也。此得之於有生之初。而不可必爲病脈矣。大槩有證脈相符者。有脈證相左者。或元氣頓虛之證。其初脈病也多。或元氣漸虛之證。其初脈病也少。故後世舍三取一之人。如夫脈之不始病者。飄然自外。而遂致篤證矣。嗚呼。

学者朝研夕考。翻悟前迷。则可免乎连代沿习之歧蹊也。

陳存仁編校

皇漢醫學叢書

溫病之研究

源元凱著

溫病之研究

提要

本書上下兩卷。爲源元凱氏所述。昔自吳又可發明傷寒餘蘊。撰輯溫疫之論。深得仲景秘旨。功足羽翼長沙也。又可亦有餘蘊。略而未備。元凱氏闡發其義。而創上盈下虛之說。以生平歷驗。編述溫病之研究。發揮經旨之外。多本吳氏疫論。或辨其訛。或引其證。獨得精到之處。屢見不鮮。非特可補疫論之闕。亦足羽翼又可氏矣。又可論疫之常。本書論疫之變。變用常法。所難取效。焦神苦思。始得把握。逐悟邪入於胃。固宜大黃以取下。邪傳於腎。則宜附子以溫通。此卽彼之所謂上盈下虛之變治者也。於是詳因辨治。審證錄驗。稿甫成而人卒。後由其公子德輿付梓。今乃與論疫並行於世焉。

溫病之研究序

夫疫之爲病。古今不同。其變態區區不可枚舉也。長沙氏述素難作傷寒論。以救當世夭橫。然於溫病。但舉一端而已。千載之下。有又可氏出發明其餘論。以著溫疫論。可謂千古活眼。能羽翼長沙氏者也。生民到今。蒙其澤。誰敢不矜式之。雖然。又可氏亦有所略而不說。百年之後。發其餘論者誰。吾　先大夫溫恭府君也。天明戊申。疫氣流行。延門合戶。爲之死者。不可勝計。當時疫氣一變。而上盈下虛。屬少陰證者多。初尙依又可氏法而療之。不能獲效。於是焦神覃思。求有所以救濟。適讀嶺南衞生方。始有所發。乃用附子。往往起死回生焉。自此以往。療疫數百人。豁然貫通。左右逢原。遂詳指其所因。明辨治法。記所經驗。名曰溫病之研究。臨卒稿成。不肖德輿。恐其湮沒。欲與同社共之。命繡梓以播告四方。門生願與疫論並行于世。則於療疫。庶幾乎其無所過失矣。乃　先大夫之志也。嗚呼。可謂能羽翼又可氏者也矣。

文化辛未仲冬　　不肖德輿謹撰

溫病之研究目次

卷上

卷下

溫病之研究卷上

募原 募與膜通。慕各切。擧痛論作膜原。

瘧論曰。邪氣內薄於五藏。橫連募原。王冰曰。鬲膜之原系也。擧痛論曰。寒氣客於腸胃之間。膜原之下。血不得散。王冰曰。膜爲鬲間之膜。原爲肓之原。百病始生篇曰。虛邪傳舍於腸胃之外。募原之間。較此數語。膜原之地。指伏膂之內。腸胃之外。鬲膜之下。言之。又可氏曰。伏脊之內。附近于胃。正當經胃交關之所。是爲半表半裏。故熱淫之氣。浮越于三陽。易陷于胃。是以全篇亶主胃實而立論。他若戰汗、發黃、畜血、下利、二便癃閉諸症。亦爲係其變移。一語無放誕之文。咸出其經驗。能解病之肯綮。然而余歷眎近世之疫。邪之所舍。同在膜原。至其所傳。屬胃實證少。而上盈下虛。及少陰症最多。有異乎又可氏所論之規範者何也。雖曰邪之所湊。其氣必虛。豈當年下虛人寡。而今下虛人多。有此二傳證乎。夫風有世運而情無古今。私慾餐居。與其時相同。而所以其證異者。必非緣乎人事。乃厲氣之少變態也。攷之鍼經第一篇。曰。肓之原出於脖胦。按肓爲肓。甲乙經曰。氣海一名脖胦。一名下肓。在臍下一寸五分。奇病論曰。肓之原在臍下。○脖音勃。胦音坱。脖胦臍也。王啓玄曰。瘧論注。膂脈直行者。循膂伏行。謂之伏膂脈。併據此語。從膜原傳膂。行乎便道也。上盈下虛。乃分傳胃腎二藏也。又可氏謂九傳。而外如此甚者。有二傳焉。不可不講。若逢此等證。不論熱之多少。津液之涸竭。便將附子。引火歸原。逼腎爲要。苟不會到於此理。如無楫行舟。難矣哉。治今之疫耳。

余嘗講溫病之研究。讀至募原。曰。募音慕各切。與膜古通。一老醫先生。卒而厲聲曰。字書募音暮。無膜音。以余爲誤讀。傲然罵不休。余從容問其說。先生驟言曰。吾有祕說不敢語。遂不答。蓋難經曰。募俞原穴之事也。與此篇之義沒交涉。固不足道。曾以有受鄉訕。聊記席上顛末。解嘲耳。

又可氏曰。邪之舍膜原。氣壅火積。氣也火也。邪也。三者混一。化成邪熱。則氣消血熬。精神幾微。遂至殞命。故客邪貴乎早逐。半日不逐。有半日之蔽。一日不逐。有一日之蔽。乘其氣血未亂。肌肉未消。津液未耗。病人不至危殆。投劑不至掣肘。愈後亦易復舊。醫者。不過知邪之所在。早拔去病根耳。是千歲不易之確言。莫有間然焉。今云邪之離膜原。有二三日即潰者。有半月十數日不傳者。延纏日久。愈沉愈伏。多致不起。至于此。余始疑。半月十數日。其不傳之間。晏然以達源飲。勉希邪之離膜原。而不離。徒歷日之際。藏府愈壅塞。榮衛增鬱遏。邪火日熾。氣血津液。逐時煎耗。又可氏怖其煎耗。加大黄導邪陷胃家。俟其實。下而取之。是開門刼賊之義也。理亦不順於稟賦之厚者尚可。若遇有下焦一隅之虧者。恐生不測之害耳。然則俟自離膜原耶。不然有一術於此。及原邪無積陽之助。熱勢未熾大將瓜蒂以搜邪之巢窟。驅之使出。自初所入之門。卽與發散之義同。於理莫切焉。但未嘗試之。私思俶之已。適聽弟元隆行此法治疫之說。契合余夙所思。姑舉按証余說之不妄。

一老賈感疫。始憎寒。而壯熱無汗。嘔逆煩渴。舌胎滿白。請弟元隆治。與三消飲而不解。至于八九日。諸症增劇。病人更請曰。爲與吐劑。不吐不瘳。元隆曰。子甫過知命。血液已涸。非吐之所宜。不聽。固請不已。卒與獨聖湯。得快吐三次。大汗淋漓。衣被濕透。翌日熱解胎脫。諸症霍然而治。調理數日而愈。他日詰問所以請吐。乃曰。我不知也。發病二三日以來。神氣惛憹。無一所知覺。請吐亦譫語耳。老賈本無文。不辨醫事。而請吐不已。吐而得愈。蓋依冥護矣。又可氏記黄連條。所謂靈變同一軌耳。今就此按而視之。所謂膜原爲半表裏與導之内而下。不如吐而出之外之爲捷徑也。亦爲一手段。若遇邪勢之劇而不潰者。孰與托之達原。曠日稽留乎。足以補本論之遺。

下氣空虛。邪熱乘之。致小便閉塞者。又可氏以承氣療之。今所視之症。一無下症。下元虛憊。陽氣不施于膀胱而閉。其症雖多。有非茯苓四逆輩不治者。其症舌上乾燥而無胎。詳見于本條。

傳變不常

急証急攻

此証多在用力過度。常勞筋骨人。用力則筋骨先受傷。肌肉畜火。血液常熱。脉絡膹輿。大便燥結。皮肉緊薄。實爲陽藏人。疫邪一來。有肴其實。兩熱相搏。熇熇徑張。平分外之熱。粧飾出乎許多之變態。猶之燎原火加風。一時爲灰燼。一日三變。殆乎類此。余嘗視三日而斃者。即夜發讝語。二日神氣惛悶。三日狂躁。病勢之暴。頗如烈火。不可嚮近也。

熱邪散漫

邪離膜原。散漫於肌肉也。又可氏註誤。成無己去石羔專達肌表。知母石羔苦甘。以發散之語。以白虎爲辛凉發散之劑。清肅肌表氣分藥也。又可氏常以此意用白虎。故全篇至言白虎。輒有多少之差。夫邪之在肌肉也。向裏蒸胸腹。則煩渴。向外熏肌表。則大汗出。石羔能消肌肉之熱。熱消則渴已汗止而愈。知母消腹中散漫之熱。甘草和胃氣。粳米和石毒。又可氏

於此劑加生姜。幾乎畫蛇足

內壅不汗

內壅不汗者。下之便得汗而解。與服白虎。大汗而解義同。若其無下証者。可如之何。初於伏邪欲潰未潰之際。表有大熱。肌燥不汗者。得達原加柴胡。蒸蒸而振汗出而解。間又有屬少陰者。雖論云三陰不得有汗。而投附子。反得汗而解。附子者。通腎氣引火歸元。夫邪火之混同者。得附子。正邪分離。方發微汗而解。此亦時疫之一體也。不可不記。

下後脉浮

此條脉証如本論。宜柴胡清燥湯。轉樞潤燥。緩緩可解已。白虎不中與。若皮燥微煩。蒸蒸熱之難解者。此爲餘熱停於肌肉。宜竹葉石羔加減減石羔分兩去半夏加知母。與之。如用白虎類。牛刀割雞。恐却傷胃氣耳。又可氏誤會白虎。爲發散之劑。間有不合其矩規而似庸醫之爲。敢彈其一二解後進之紛。本論云。邪熱浮於肌表。當爲肌肉邪浮肌表。應見發熱惡寒。給亦用羌葛之類。今無寒熱証。則可非肌表。又云。身微熱。卽身無大熱也。白虎麻杏甘石越婢條。又云。白虎辛涼。除肌表散漫之邪熱。當爲白虎寒涼。除肌肉散漫之邪熱。此則無一味辛。何得言辛。肌表有三陽之經界。浮于太陽。則頭背熱。浮于陽明。則胸腹熱。浮于少陽。則胸脇熱。而餘所可徵言合浮于三陽。卽合病証猶熱有偏不可言之散漫也。至于肌肉。無有經絡之分界。邪入于此所。周身皆熱。是爲散漫之熱。又可氏於白虎。頗覺技癢耳。

下後脉復沉

下後脉沉而弱。發渴者。爲邪陷於少陰。經云。腎惡燥。渴自救耳。

邪氣復聚

又有得戰汗而解者。須與本條查看。

下後身反熱

下後雖身熱不休。脣舌乾燥。而脉弱食少不進。神惛不復者。爲邪尙在膜原。施及少陰。宜冷香飲子。

冷香飲子方

草菓　附子　陳皮　甘草　生姜

右五味照常煎服。丹溪心法。

下後脉反數

誤下之後。口燥舌乾而渴。其脉數若數疾。額上熱者。雖心腹硬滿而痛。數日不大便。小便稀而利者。此陰証之似陽。虛陽之奔騰。陰凝不流之所致。

乃屬下虛上盈。四逆加猪胆汁人尿主之。小便甚稀。神惽不省。茯苓四逆加前二味爲佳。但不因誤下。亦此証常居多。數族脈。下虛上盈証。並見于本條。

因証數攻

又有陰証似陽而數反復者。其証熱渴共甚。口舌乾燥而無胎。又有至生芒刺者。或頭痛。或下利。腹候無下証。脉數而無力。與加減眞武湯一二三日而熱解。渴休舌潤。錯語減咳痰輕。食增神蘇。一二日而前証復起。如此三五次而斃者。此屬陰証。雖熱解之際。仍宜與附子劑。勿忽諸。

周因之案中曲盡與承氣之趣。能得長沙之法。苟不度熱毒之微甚。諒精氣之多少。決正邪之勝敗。而制劑之輕重。雖証治相當。而恐招平伐天和。誅無辜之過。豈可不愼乎。　又云。有應用柴胡清燥湯。有應用犀角地黃湯。私觀時師之爲。有知用柴胡清燥者。於犀角地黃。乃非見血証之後。不敢與。類冓盜而後修門。不亦遲乎。學者須用心焉。

朱海中者証。四肢不舉。身臥如塑。目閉口張。舌上胎刺。問其所苦。不能答云云。其危不可言。而不死者何。第無煩躁譫語。無煩燥譫語。則神氣尚完。神氣尚完而死者未之有。况脉有神乎。與醉臥勿醒者。情態有同趣焉。又有少陰証。形狀幾相似。而舌無胎刺。但乾燥已。余嘗與眞武加減方而得效。又有脫氣而爾。神彩脈狀。大異可察。

病愈結存

一少婦溫疫熱解後。脈証俱平。唯大便不通。少腹沿横骨結塊。累累相連。如藤莢狀。按之不痛。無他妨害。飲食漸進。至三十七日方通。四五日塊盡而愈。

此條云。往來蛙聲之一証。因于中焦虛寒。下焦闔氣不通。詳見于下項本條。

下格

不拘大便之通否。時時作嘔。飲食不進。少得湯水。則嘔吐愈加。又有蚘厥証。詳見于下項本條。

下格大便不通。有陰陽二証。若無變無害者。只投本証之劑。勿拘於下格。津液既回。自潤下而愈。論曰。小便數者大便鞕。不更衣十日無所苦也。又曰。今爲小便數少。以津液當還入胃中。故知不久必大便也。然則大便不通。亦有因津液枯燥者也。概勿爲熱閉。妄投下劑。

一女子。溫疫瘥後。大便三旬不行。以其疫本屬陰証。無一可下之候。荏苒與補中湯臨時加減。之際。食漸進津液從回。大便得行而愈。

一男子。甫及強壯。輕疫之後。大便不通旬餘。常苦後重。醫與承氣麻人輩。愈不通轉加夯悶。以導藥挑之亦無功。更請治於余。診之得其脉大。大爲陰虧。証屬虛燥。脉証相應。雖飲食不進。動作尙未衰。乃處腎氣丸。作煬與之。已旬日。大便方行。小便從利而愈。

注意逐邪條

此篇說逐邪之旨趣。曲盡無遺恨。讀者貫透於此理。於瘵疫乎何有。非止瘵疫而已。百病皆然。

本論曰。原邪傳胃。蒸而爲結。大便當不行。又有蒸作極臭。狀如粘膠。至死不結。此因其人平素。大便不實也。余較之多人。非必因其人之平素。原邪入胃。驀然暴則無暇稽留於胃而蘊熱。驟然直下走。其色初焦黃。隨利隨薄。甚至下利完穀。以承氣逐邪則便止。有止而復下利者。餘邪復聚胃也。宜下之便止。如此至于再四者。胃氣憊敗而死。又有少陰証。非同日之談。但不可下之候。正在心下與舌上。以其人下走。熱不蒸上焦。故舌無胎。以其亡津液。邪熱獨存。舌上紅滑乾燥而已。又以其下利。心下必輭。但按腹有心下一點鞕痛。是毒之未盡也。並宜下之。毒盡而利止。

畜血

本論曰。畜血一証。盡因失下。亦有少陰証而下血者。其証初邪在膜原。其未離午後發熱。與達原飲。引日之際。精神恍惚。但欲寐。舌根白胎。唇口乾燥。腸鳴下利。或不利而微渴。小便不甚赤。發熱不止。手足時冷。全無下証。亦無畜血候。而下血如注。或如崩。作片婆娑者。是少陰証而下血也。經擧痛論。曰。寒氣百病始生篇作虛邪。客於腸胃之間。膜原之下。血不得散。血氣稽留。不得行息而成積。所謂膜原之下。卽鬲肓之原。爲少陰之地。衝脉屬焉。主行血。是以知原邪之傳少陰。逆走徑路也。陰証而下血。邪火相煽。暴其所屬也。由此視之。畜血之始。在邪舍膜原之際。方當此時。窮思挑撥。貴早使離膜原。早離膜原。則無傳少陰之憂。不傳少陰。固無畜血之害。若稽滯經日。及熱干血絡。留爲衃血。不宜不下。其已下也。能得免者。十一二三而已。

夫畜血之候。不論陰陽二証。迨合夜必發熱。或少腹急結。按之痛。較他處其熱稍盛。或其熱連右脇。大便數日不通是也。又大便利。亦有下血。論以小便利爲其候。本論云。不利亦有畜血。往往有不拘利不利。又以大便黑如漆爲其候。但見此候者。不俟時日。直下血。無暇預爲備。至于善忘喜笑如狂之証。常不多見。畜血候如此不多。間有不見定候。不意下血而不拯者。故於此一証。余未得其襟韓。聊擧所歷試一二條取証。

曾見有下血。如崩如注。連日弗止者。精神未亂。言語未錯。而卒不起。此因失血過多。原氣已敗。與產後脫血而死者一理。又有精神已亂。言語已錯。煩躁不寧。比之前症。危不可言而蘇者。雖係治之巧拙。實因原氣之虛實。又有下血連日而稀少。外有熱者。與吳氏茈胡湯加生地。而血止而愈者。夫下血証之發。必在躭挨延日。熱欲減不減。不食多時。精神已憊之際。便欲攻之。藏氣不勝其劑。如犀角地黃。雖能當其証。日暮途遠。倒施不及。若血下愈多。則至陽亡厥逆。而不濟於事。余依經云脾裏血急與單人參湯。以峀救中焦。中焦一蘇。則血隨收。其有熱者。副用童便清熱滋陰。而擇用犀角地黃。參附養榮輩。以收全效。近頃以此法數有効功。用攻擊劑。挽回者未之有。

單人參湯方　下血吐血過多。雖額上汗出。脈虛微而數。尚宜此劑。

人參一錢　以水二合半。煮取一合。分再服。

發黃疸是府病非經病也

舍弟詮曰。此論發黃初有其條目。此題發黃疸是府病非經病也之十字。蓋此本文。誤爲篇目也。此條意。因於小便不利。與胃家移熱也。然則病原不屬小腸膀胱。則屬於胃。雖黃見於外。非管於經。故謂疸是府病之二句。

爲此篇冒頭之語也。

黃曉峯本曰，舊論發黃。有從濕熱。有從陰寒者。是亦妄生枝節。學者未免有多歧之惑矣。夫傷寒時疫。既以傳裏皆熱病也。熯萬物者。莫過於火。是知大熱之際。燥必隨之。又何暇生寒生濕。辟若冰炭。是豈容並處耶。既無其証。焉有其方。智者所不信。　古方有三承氣証。便於三承氣，加茵蔯山梔。常隨証施治。方爲盡善。

此一條劉徐二本並闕。黃本獨有此一條。條末曰。此言爲吳君白珪之玷。而不說所以其爲玷。徐天章就黃之言。舉陰寒濕熱皆有發黃之說。適遺原文耳。劉方舟。未見黃本徐本。故於愚按一條云。重刻者駁正之論。不斥言其人爲誰。

按黃家從濕熱蒸成。又有陰黃証。雖黃口皃。猶能知之。況於又可氏乎。安不知此義。然謂無有此証者。乃就溫疫冒實上而論之也。故上文云。傷寒溫疫。皆熱病也。何暇生寒生濕。即論三承氣加茵蔯。其意自見。黃徐看原文。辭淺妄造雜駁之說。復使後學執迷焉。可歎。

所云。吳氏所論。乃陽明發黃。一途而已。又有邪陷三陰。則熱與陰化。亦爲陰黃。不可謂溫疫無陰黃。曾視下虛上實証發黃者。其証雖腹中硬滿。按之則痛。然勿遽治黄。宜急救下焦。下焦得復。而後治黄。未爲遲也。天明戊申正月晦。京師大火。嗣後洛中外。瘟疫大行。至于九十月。厲氣寖衰。尋黄疸行。槪以茵蔯五苓散治之。其證心下微滿。小便黄如蘗汁。已若小便短少。大便祕結。眼中黄黑色者。以茵蔯蒿湯下之。二三旬而得復常。醫宗金鑑曰。天行疫癘發黄。名曰瘟黄。死人最暴。是一種之黄。非今所記之比。

瘟疫胃實失下。暴身面發黄。眼中如金。於是與之承氣加茵蔯而不及。不日告赴。又可氏所云燥火發黄是也。蓋脾胃困極於熱。而所發。但見此證。每在瀕死之時。挽回實難。全因失下。治豈不愼耶。

邪在胸膈

此證與蚘厥易混。病在初起之際。爲邪留胸膈。在病闌之日。多屬蚘厥。但兼看寐證。則屬少陰證。槪鑒之爲据。更審脉證而莅之。可無大過矣。

辨明傷寒時疫

正誤中。駁冬傷於寒。春病瘟云。感冒輕者。尙當卽爲病。不能隱容。今傷寒非細事也。反能藏伏。過時而發耶。其說甚確也。於時疫更言。感久而後發。時疫何故感不卽發。久而後發。傷寒時疫等爲厲氣。以榮衞之行度。視內外爲一致。彼何感而即發。此何感久而後發。與正誤所說。逕庭矛盾。又可氏之言。似僻而不通矣。復更攷之。夫肌表者。一身之藩屛。而衞氣護之。雖毫芒刺膚。則痛而苦楚。不除不已者。護者之固。而不隱容也。護內亦如此。而容藏便不發。何也。今有誤呑骨核之類者。入腹不覺痛。經日之後。上吐下洩。而忘少害。是內有所受之壖地。容藏而不妨。以時而出也。以此視之。膜原表裏之分界。必有游地。邪乘其隙伏匿。陰養乎屈起之勢。故感而不覺。久而後發。或亦有之乎。

又可氏以傷寒。爲傷於非時之風寒。故不傳染誤也。又可氏所謂傷寒。陽明曰。中寒是也。夫傷寒者。疫厲之總稱。而與熱病相類。故難經曰。傷寒有五。有中風。有傷寒。有濕溫。有熱病。有溫病。其所苦各不同。又長沙曰。余宗族素餘二百。建安紀年。猶未十稔。其亡者三分有二。傷寒居其七。自非疫厲而傳染。安能如此其夥乎。長沙東南地。風氣和平。人生其地。而住其土。固習其風土。多少之寒燠。縱令能傷。豈人至于死耶。非使冀方人。移居于此之比。以此爲據。則又可氏所云。幾乎屬荒唐。

又可氏曰。風寒疫邪。與吾身之眞氣。勢不兩立。一有所着。氣壅火積。氣也。火也。邪也。三者混一。與之俱化。失其本然之面目。至是均爲邪矣。但以驅逐爲功。所云氣卽陽氣。充身而溫和者也。若一壅塞。則鬱爲火者陽之體也。其發爲熱者。火之象也。故熱之微甚。因邪之輕重。邪輕壅塞微。邪重壅塞甚。只將甚使壅塞者。以硝黃驅而除之。則鬱陽爲伸。而淫邪鼠竄。是視熱施治之襟轄也。但於少陰一證。罔可驅逐之證。勉以附子通督氣。引所混同之火。徑歸於原。則邪與藏相離。熱勢頓減。督氣日正。邪氣隨衰。於是捨附子。耑事滋陰。以收全效。彼逐邪以救正。此通督氣以屏邪。陰陽二證。治法之逈別。豈翅霄壤耶。

戰汗 按辨脈所云戰汗由血虛。吳氏所云。戰汗由表氣內陷。二說雖異。戰之理一也。然以瘧之戰慄視之。吳氏之說爲幾。

戰汗狀。原病中說之詳悉。宜查看。

凡戰汗候。伏邪已潰。欲離不離。表無大熱。裏無實證。但有肌熱。不增不減。數日不解。而津液微回。舌傍生潤。粥食不絕。脉狀帶數。如此者。多作戰汗而解。但此證不一而足。有至二三次。或五六次而方解。其間每隔五七日。勢緩者。有隔十餘日復發。病家不勝其戰。其熱其汗。有半途生疑。更醫取敗者。又有戰汗後。神氣當爽慧。反神疲食減。經旬日纔復故。故是戰汗最重而裏衰。法從瘧治。以清脾輩破膜原疏胃家。而得愈。又上盈下虛證。亦有戰汗者。翌日熱解。氣爽慧。洒然如洗。於是仍宜與眞武。冷香輩。以守眞護元爲要。勿拘戰汗。不爾以津液從汗泄。腎精轉耗。邪氣愈陷。午後氣分沉滯。神氣惛晦。言語不與人主當。荏苒罷弊。甚者氣高。奄忽而逝。

又可氏曰。厥不回。汗不出者。爲正氣脫。厥回無汗者。眞陽尚在。言一死一愈。而爲之不立治方。置之度外。舍而不顧也。余按經（陰陽應象論）。論腎曰。在變動爲慄。又（五運行大論）。曰。其性爲凜。據此視之。所以戰慄者。邪頓陷于腎也。腎氣實。則不受其邪。推而出之外。爲發熱大汗而解。若腎有虧。則無與邪相抗之力。腎氣與戰共衰。爲搐。爲痙而斃。故若逢此証。宜急與四逆輩。爵扶眞元。腎氣得通。厥回神蘇。漸復前証。至于此。仍與附子。以備他日之再戰。

自汗

第一論云。有汗無汗。存邪結之輕重。然亦因津液之多寡。凡瘟疫首尾。熱熱有汗者。爲津液有餘也。雖不亟解。竟易透表。無汗皮燥如灼。津液先虧也。必成裏証。或生局外之變。　瘟疫熱大半解。而汗出不止者。餘熱從汗解。勿拘于汗。宜茈胡清燥。茈胡養榮。諸湯擇用。若熱已解。食能進。而自汗盜汗者。新造榮衞。不勝穀氣也。殺穀則止。　又熱已解。食不進。肢體無力。汗出不止。脉數者。屬虛象。宜麥門冬飲。盜汗同法方。

麥門冬飲方

麥門冬　人參　五味子　黄耆　當歸　生地黄

右六味照常煎服。

邪入陰熱自滅。有汗亦應止。論曰。三陰不得有汗。而汗易出者。亡陽之兆也。雖唇舌乾燥。渴而大便不通。宜急與眞武四逆輩。時師畏此假熱証。不知敢行附子。所以世多冤魂也。

盜汗

難經曰。漏水下百刻。榮衛行陽二十五度。行陰亦二十五度。爲一周也。又可氏曰。人目張則衛氣行於陽。目瞑則衛氣行於陰。行陽謂升發於表。行陰謂斂降於内。難經所說。謂榮衛之常度。又可氏以寤寐發明此義。誠千古之確論。

狂汗傷寒陽明病。内有水寒。陽氣格而不通。則爲骨節痛。若能食者。水不勝穀氣。卒然狂汗而解。按傷寒狂汗。爲腹内事。吳氏以爲肌表事。亦發長沙之餘緒。

狂汗候頓發狂。躁煩瞋目。驚呼其狀可怖。但其証甚稀。不知此候者。瞠然無所措手足耳。

發斑按外臺傷寒發斑。係胃爛内熱。危甚。瘟疫發斑。因伏邪已潰。外出榮分爲易治。輕重之間。豈翅霄壤耶。

斑之所由發。詳於斑汗合論中。但斑每易内陷。急與舉斑湯。托之爲要。若毒内陷者。宜副用底里野加。

一人大發斑。其色濃紅。如緋桃花。三四十日不解。其際熱有潮汐。食有增減。體罷神倦。似勢難支。勉與舉斑湯。時副用半夏霍香湯。二閱月而全愈。所謂斑發。血分重濁。難化可知。　又有伏邪已潰。大半傳少陰。小半傳血分。外發斑。內下利善寐。於是舍斑護少陰。與眞武加當歸。若有熱。以生地代當歸。日後斑自消。而不爲害。

數下亡陰

陰証下利。多日不止。亦有兩目加澀。口舌乾燥。尚宜眞武。甚者副用童便。如白通加人尿猪胆湯。邪盡津液回。亦是一術。

解後宜養陰條

溫疫解後。餘熱動支飲。痰涎湧甚。胸膈不清者。與蔞貝養榮湯。不出五七貼而有效。及十餘貼無效者。非其証也。宜更張。　又有下虛証。客氣動膈。咳痰不休者。宜主用生姜附子。其証多大便下利。脉狀不實。

用參宜忌條

又可氏於人參。其意中焦無虛候者。斷不可與之。今實者再三投之。卽加變証云云。又可氏之所云太佳。可針砭乎時師之俗腸。但至于其謂人參行血裏之補藥。不能無論。欲說之。辭涉繁衍。姑置不記。所謂變証者。腹脹不食。嘔逆。趺腫。小便不利等是也。

一官娃甫四十餘。初患輕疫。誤治延日。幾乎一月。所請余診。身熱不食。唇燥舌燥。錯語困臥。大便滑。寸口脉微。趺陽微而不鼓。神彩甚衰。辭不治。固請。與之補中益氣湯加附子。頓奏奇効。熱減諸証良輕。向與前劑。至于五六日。前証復起。腹脹食減。趺腫更加。神氣惽憒。知是過用參附之所致。更與安心養血湯。亦不利。前後投藥旬日。而固辭。後月餘赴聞至。私考此非參附爲害。幾微神氣。固屬不治。偶藉參附之力。挽回餘氣。暫照殘光耳。

下後反痞

心胸卽心中。爲上焦。邪留上焦。無可下之理。又可氏指心下。言心胸。一家之常言。且心下痞証。長沙禁下之。若遇此証。能可審虛實。妄勿下之。

一老夫。溫疫得下証。下之諸証除去七八。精神稍蘇。言語略正。五六日。而心下更硬滿。按之痛。下証復具。雖老人不得不下。斟酌復下之。心下反逆滿。氣促急。投眞武加減湯。峻補連進。毫無寸効。精神日衰而死。

下後反嘔

又可氏云。下後反嘔爲胃寒。亦有屬蚘蟲。詳見于本條。飲家亦能發嘔。

一婦人。甫三十歲所。溫疫經日。身熱不已。唇口乾燥。喘咳卒甚。不食小便不利。脉滑而數。余與蔞貝養榮湯。一貼得効。二三貼。而唇舌生津。食進小便利。脉亦靜。忽發嘔時吐食。更與乾姜半夏湯。嘔吐不日而愈。按此婦。身體肥白。素爲飲家。故投此湯而愈。

奪液無汗

又有不汗下。以奪液而無汗者。津液素不充也。雖脉浮。不可強責其汗。假今與何藥。每無遺滋陰。爲上策。但於滋陰藥。有膩膈妨食者。亟却去勿與之。欲津液之回。莫善穀焉。苞于此際。百斤地黃不如一杯飯時。師不知此理。謂熱病不食其常事。有強滋陰。愈增不食。中焦先虧。變証百出。無遑於求津液而噬臍者。

補瀉兼施

循衣摸牀。撮空理線。筋惕肉瞤。肢體振戰。目中不了了等証。又可氏云。精神殆盡。邪火獨存。則致此証。將黃龍湯。冀回生於萬一。余說異之。至于此際。勿論於邪火。耑係乎神氣虛憊之極。言如雜病之無邪熱者。在瀕地之時。尚見此候。豈可言之邪火而攻之耶。如以石投卵。未有不潰者矣。故余臨此證。輙用眞武加減方。甘草以緩熱和胃。附子以引火歸原。勺藥養榮。生姜化飲回陽。茯苓定心煩。如此或有反日之功。然此証補瀉不及。兩無生理。與其仲黃龍而死。孰若服玄武而亡乎。似又可氏未會此理矣。又可氏又曰。云云等証。此皆大虛之候。將危之証也。急用人參養榮湯。虛候少退。速可屏去。余按証候甚危急。藥劑甚柔緩。主八分之人參。合之多味。以欲敵之。猶之以滕薛之兵。欲掩齊師。固無可勝之理。倉公曰。病重而劑輕不治。是也。又又可氏云。虛候少退。速可屏去。恐非經驗言矣。

停藥

或曰。此條云服承氣停藥。乃中氣大虧。天元幾絕。大凶之兆也。若不服承氣。恐不至于此。是非容易事。盍初商量其虛實。而後與之。與之之後。方知變用生薑人參。欲挽回焉。恐日晚途遠矣。吳氏所行。似未切矣。余曰。是失下証。不得已而攻之。傷寒陽明一條。猶有此症治。曰。陽明病。讝語發潮熱。脉滑而疾者。小承氣湯主之。因與承氣湯一升。腹中轉氣者。更服一升。若不轉氣者。勿更與之。明日又不大便。脉反微濇者。裏虛也。爲難治。是便停藥証。又可氏發其餘緒耳。夫潮熱讝語實也。爲大承氣証。然其脉滑而疾。滑爲內熱。疾爲衞氣失度。非胃實之正脉（以實若緊爲胃實脉）。亦非陰証之脉。以其近實。欲先與小承氣。視其眞實否。果見陰脉。故爲難治。是與承氣之後。就脉狀判之。長沙氏盍斷之於未與承氣之前。而於後判之。與此條義相同。不可尚責乎又可氏也。其用參姜者。所謂發餘緒也。余於此証。異乎二公之撰說。見於脉數疾條。

虛煩似狂

出爾。後學勿容易下手。

師纔診脉。將手縮去。此証間有之。未見其愈者。似非險証。實凶兆也。特標

嚮余療此証。始大熱下利純臭水。數日不止。食日減。遂至虛煩無寧刻。於是請治。余診之。身熱脉數。心下硬滿。按則痛。精神疲弊。邪熱膠固。此因失下。以不治辭。請不休。遂與大承氣湯。得下四五行。腹滿減。下利止。煩躁稍定。思食而不能食。翌日腹更滿而利。煩躁復發。復下三四行。諸証隨減。精神方蘇。口生穀氣。至夜諸証復起。隨起隨下。如此四五次。腹滿愈甚。一不見虛候而斃。有如此者。全因失下日多。精神先虧之所爲也。

肌熱略解。穀食稍進。而煩躁不定者。血液已涸。神不安乎舍。痿論曰。心主身之血脉。調經論曰。心藏神。實爲膏肓之患。尚撰用安神養血湯加辰砂。火府丹料。辰砂六一散等藥無效者多不起。

火府丹方

黃芩　　木通　　生地黃

右三味照常煎服。

辰砂六一散方

辰砂一錢五分　滑石六錢　甘草一錢

右三味爲細末，每服五分。一日服二三次。

神虚讝語

煩躁者，莫不讝語。讝語者，有不煩躁。然治法不相遠。又可氏之意，以爲鄭聲讝語，長沙兩立名色，暗斥長沙，是不讀古文之過也。長沙不兩立名色。故六經篇中，無復言鄭聲。余説出于傷寒論説。

奪氣不語

本論曰：唯向裏床睡，似寐非寐，似寤非寤，呼之不應。此正氣奪，與服藥不當，莫如靜守，虚回而神思自清云云。此儼少陰確証，非附子恐不回。若果正氣之奪，非容易事，豈唯靜守而回耶。曰服藥不當，故至于此。邪之在少陰，人參之力豈能至焉乎。猶短綆汲井，固所不及。但此一証，有能食而死者，乃屬除中。

温疫之寐與不語一類，皆因于少陰樞之不轉。根結篇曰：少陰爲樞折，則脈有所結而不通。而神氣不旺。附子之力，以通腎氣，則機樞轉，而精神爽慧。寐者寤焉，默者語焉耳。

妄投寒涼藥

疫邪之着於人身也。就其所着。驅而出之。一定之法也。其着膜原也。疏利之。外出于三陽也。發散之。浮越于分肉也。清解之。內傳於胃則下之。下入於腎則溫之。上聚於胸則吐之。又無表裏之確証。熱有休作。而難解者。芘胡以挑發之。是爲常法。時師不諳此法。又不悟苦寒專清熱。而無驅邪之能。以爲熱清則邪去。不識邪不去。卽熱不清之義。每每連連黃連解毒湯而無効。便加石羔。或白虎加黃連。只清熱之務。旣熱未消。旋隨傷胃氣。穀食愈不進。纏綿延日。氣竭血涸。途幽泉路。亦何限矣。豈可不憫耶。又可氏所論。鍼砭時師之膏肓百六十年于此。尙未有醫者。可長慨矣。本論。論妄投破氣補益劑之醫。夫莅溫疫。擬與是等藥。固無眼者也。不敢齒錄焉。

大便

邪之在表也。視証觀色。較諸脉狀。而可知而療之也。邪之在裏也。燥証觀色。參之脉狀。伍之腹候。亦可知所在。其知之也。皆係表察。故每多疑慮。動執迷誤。治亦不尠也。但於舌與大便小便此三者。徑可親視裏之體。寒熱虛實。莫不見於此。能諦此三証。昭昭乎。如照藏之鑑。洞腹之草。一一豎無遁形焉。死生吉凶。於是乎判。非唯溫病而已。爲百病之關轄。學者須覃思焉。

又可氏曰。協熱下利者。其人素大便不調。邪氣乘於胃。便作協熱下利。余數遇此證。平素大便實者。尙作此證。由此致之。伏邪之傳胃。暴則不能稽留於胃。驀然乘勢迸出也。故其色初焦黃。寢變正黃黃白。一如虛寒下利也。是熱勢急躁。不暇乎焦者而出。當下之。宜承氣湯。勿拘色之濃淡。臭之微甚。有得湯其色却焦黃。其臭復瓮惡。是因大黃盪滌邪熱。而除却腐穢。下止思食。則爲胃氣蘇。停湯勿與。

溫病初起。午後發熱數日。忽心下疼痛。而不痞鞕。下利臭穢。旣而腸鳴虛滿。小便稀少。脣乾舌潤。脉數而無力。趺陽少陰。脉不甚見。此爲協熱下利。但以一無下證。醫爲陰證。與之附子劑。毫無効驗。脉證自如。於是更方轉劑。延挺曠日之際。津液日竭。精氣日斃。耳聵舌燥。食減神惛。多臥。二便自利。或下血。遂至不濟。此固非陰證。必由失下也。初心下痛者。是伏邪之傳胃也。他不見下證。及藏氣未疲。津液尙存。急下之。恐不至于此。宜達原加大黃。若承氣湯。隨證撰用。利止食進。二三日後。有復下利。爲餘邪再傳胃。雖心下不甚痛。而見其機。急下之。耽閣移時日。舊斃復起。神脫氣竭。非前日之比也。

又協熱下利。有欲下而不可下者。其腹熱而軟。其脉數而弱。延挺日久。脣口乾燥。一無下証者。宜黃連阿膠湯。若此證在初起。而無下証者。宜四逆散。（二方並見傷寒論。）所謂無下証者。毒已從下利而消。餘熱之未解也。豈必承氣湯而已乎。

大腸膠閉。其狀意欲大下利。糞便則屎粘着於肛內。其所通却些少已。（此証於雜病、亦有爲難治。宜張子和木香檳榔丸。）

又可氏曰。溫病愈後。反腹痛裏急者。下焦別有伏邪。所發欲作滯下也。若果下焦有伏邪。初逐毒之時。藉其藥力而下爾。譬如破竹。迎刃自裂也。夫腸胃一路。何處伏留乎。今有此証者。乃大邪新除。腸胃尚薄弱。自易感時行氣。別所發之病也。但以裏無宿毒。雖病亦易解耳。

一羈客四十餘歲。輕疫新解後。大便不行半月。穀道夯悶。日夜不休。以狀如脾約証。醫連進麻仁丸。分毫無效。愈增下重。請余診之。其脈大而不實。（脈法大爲虛。不實卽弱。弱爲氣衰。）其舌白而無胎。（白而無胎爲陽微。）亦不能乾燥。不食時嘔。病屬少陰。不足。投六成湯。副用腎氣丸。諸証漸治。有故不竣事而辭去。夫此証與脾約。形態無異。但以脉狀。可別之矣。不通此義。取証舍脉。反與剛劑。徒使胃氣逆。遂至嘔不食而斃。夫脾約屬實。虛祕屬虛。霄壤之違。而其証相同。每易致誤。豈可不慎乎。

小便

又可氏曰。熱結膀胱。小便閉塞。而不及陰証。（陰証下更宜有陰証字。）亦有小便不利。甚至閉塞。夫膀胱腎之府。腎和則能出。今腎受邪。則戚促不施於膀胱。而膀胱爲死臟。容而不出。泄而不覺。有而如無。因腎氣之通否。經云。腎主二陰。是也。故小便閉塞。小便不利。雖利而稀。治在少陰。宜眞武去朮。腎氣一通。則膀胱得蘇。而小便便利。若尙難利者。外灸石門。從內外內陽。必利焉。此証間有。時師見其大便亦祕久不通。固無意投附子。妄引開北得南風之譬。以大黃下之。速死於倏忽。亦不尠也。豈不愾哉。

小便閉塞。不論陰陽二証。必少腹結塊。其塊日漸腫大。有至于臍上。每苦急迫。但陰証不急迫而苦。如無害者也。醫藥得法。雖小便利。結塊未消盡。爲腎氣尙不全復。服附子勿懈。塊盡腎復。但此証神氣惛憒者。煩躁不寧者。腹滿加噦者。皆屬不治。

又有初小便不利。卒至于一日夜。僅一二行。通則利二三合。是膀胱律液滿而自泄也。與遺尿同趣。非腎氣通而利也。併宜眞武去朮。又有陰証而小便數急淋痛者。伏邪傳腎及膀胱也。治以附子劑通少陰。以益元散解膀胱熱。不得純用猪苓輩。疏泄膀胱。恐日後有助下利之弊。

一婦人陰証。神氣惛悶。小便閉塞。數日不通。小腹結塊。大如氣毬。醫以手術。按而出之。卒脫氣而死。

一貴妃陰証。神氣恍惚。大便十數日不行。已至腹滿。小便亦不利。一醫欲下之。但以無胃實証。且腹中時爲水聲。余固持不攻。已而小便快利。得二三合。則便額上出冷汗。淋漓欲流。四肢逆冷。急投四逆湯。回陽而愈。

右件二則。尋常所不見。姑記具參攷。

前後虛實

先實後虛。又可氏概爲失下。血液搏盡証。亦有未然者。伏邪欲潰之際。熱勢日張。殆爲胃實狀而不實。隱然該見少陰証。此爲上盈下虛。終不可攻之。

脉厥宜與後條查看。

脉厥神色不敗。言動自如。別無怪証。此三句着眼處。如此而脉厥。果是陽証也。舌無胎。腹不硬不痛。尿不甚赤而脉厥。果是陰証也。故下條云。須以神氣形色。病証相參。以決安危是也。

體厥

體厥一証。施幼聲醫案中。論之詳悉。又有藏結亦體厥。厥陰篇曰。傷寒脉微而厥。至七八日膚冷。其人躁無暫安時者。此爲藏結。夫藏結者。無陽証而體厥。至其困極則體厥。陽証隱焉。二者皆躁煩。殆乎難辨別。但此証常無。有所逢亦甚稀。其候難明言。特就煩躁上論之。偏在躁擾無甯刻。與有安靜之時而已。

伏邪傳少陰

所謂伏邪傳少陰者。初熱勢日張。微渴微煩。或大便下利。如協熱利狀。或大便祕而不通。而無所苦。心下似滿非滿。似鞕不鞕。按之似痛亦不覺。小便微赤而稀疎。或癃閉不通。勢如欲旦夕傳胃狀。而奄忽見善眠証。欲嘔不嘔。欲吐不吐。是少陰之確証也。人視其善眠。以爲邪勢折。醫亦安焉不省。概投茈胡劑。延捱引日。遂至于危殆。若果邪勢之折。當精神微蘇。口思食飲。諸証隨衰。今熱不減。利不止。舌增乾燥。胎雖薄不脫。神氣恍惚。如有如無。於是急不通腎氣。水源先涸。眞氣內憊。恐有噬臍之悔矣。宜加減眞武湯茯苓四逆湯輩。

下虛上盈

所謂伏邪分傳于胃腎二臟。名爲上盈下虛。其証上中二焦。大熱大渴。口燥舌乾。黑胎生芒刺。或無胎。耳聾不食。煩燥譫語。是逆頭痛如破。鼻衄如綫是邪傳于胃也。亦至夜間。大便滑泄。小便稀疎。日夜僅行一二。時時腹痛爲水聲。或爲往來蛙鳴。惛惛善眠。手足時厥。是邪傳于腎也。二藏証兼見者。假令大熱短氣。心下鞕急。與附子無辭。二藏証該見。其脉沈弦而數。或數疾如急喘。如此脉証。最爲難治。就上欲攻胃。則有害于腎。欲回下虛。反助上實。將虛實兼療乎。王叔和所云神丹甘遂。合而飲之也。言巧似是。其理實違。夫病有淺深。治有先後。能得其法。便有一舉兩得者。夫下虛不溫。腎氣不通。則上實不降。上實不降。則大熱不減。亦非參附養榮輩緩劑之可救。故捨附子。無如之何而已。余竊考之。伏邪本雖甚。分傳之上下二臟。則熱勢不專一。自易制之理也。雖然。上熱反劇於胃家實。熇熇然勢不可當何也。夫邪入於少陰。腎氣動而不甯。上有感招之實熱。少陰之火。隨而奔騰。混同爲一。以張分外之熱。但陰火之性。煽而揚之。延蔓之速。猶燎原之火。不可嚮近也。故欲治之。所謂先平治腎氣。引火歸原。則壯熱頓半減。胃中唯餘五分之客熱。使其勢孤弱。自易化耳。是以余於眞武湯中。去朮加甘草。以療此証。所以然也。夫壯熱之氣。苦寒以清之。爲治之常法。唯有於溫疫少陰証。並上盈下虛。便用常法。反激而不服。其弊逮下虛之所。轉增虛候。於是甘以緩之。則激者下降。烈焰自熄。即柔能勝剛之義也。

加減眞武湯方

茯苓　芍藥　附子　生姜　甘草

右五味以水二合煮取一合冷服若熱甚津液涸竭者加熊胆童子小便服之

甘草降火芍藥養榮又二味勠力以和胃氣茯苓利小便治心煩生姜化飲回陽（所以不用乾姜嫌其燥熱也）附子通腎氣引火歸原歸原則津液隨生邪氣自化其所以冷服責一以潤上之二焦一以停藥力不下走但此劑雖有甘草芍藥以滋辛熱猶恐有抱薪投火之弊故至津涸者加胆汁童便以護燥清熱亦長沙之遺意耳

瘖啞

松峯說疫劉秉錦曰失瘖者舌仍能轉運而喉中寂然無聲也與舌強不能言者自難混呼矣瘟病無聲十不救一所謂熱病瘖啞不言三四日不得汗出者死也此証總由瘟邪入藏熱氣衝塞燔灼所致余攷經文（宣明五氣篇）曰邪搏陰則爲瘖又（脈解篇）曰內奪而厥則爲瘖俳此腎虛也腎脈俠舌本邪入腎經脉不流故瘖不得言也吳劉二氏以爲心氣耗損而然劉又舉病因數條果然也否但值此証常不多故適值亦不經意逢變方噬臍不

知者仍恝然不介意。豈可不講乎哉。

數疾脈

數疾脈狀如奔馬。又如急湍。脈法曰。脈數疾。衞氣失度。浮滑之脈數疾。發熱汗者。此爲不治。夫衞氣失度。藏府經絡。四肢百骸。無所不失度。猶之天之日月星辰。纏度之有差。纏度之有差。因北極之機樞有變動也。衞氣之失度。乃下元之失守也。豈此容易之事乎。故得此脈者。病輙爲難治。譬之自鳴鐘。去其雌墜。則大小諸輪。一時急轉。輷然雄墜直下。下盡至地則休。及其未至地。以雌墜掛下之。復更諸輪瑟瑟轉。常度行無舒疾。雄墜之下亦平也。所謂雌墜者。下元之守也。諸輪之轉者。榮衞之行度也。雄墜之直下者。脈之數疾也。至地則休者。其人死也。及其未至地。以雌墜掛之者。投附子以回下元之陽也。能及其時。則營衞復常。脈息得度。數疾之退。乃雄墜之平也。世醫不會到此理。隨証與茈胡投承氣。反能殺人。余每遇此脈。輙舍証取脈。候脈狀之復。而後隨餘証療之。或回生於九原下。

招陰

溫疫陰証。偶有招陰器不休者。於失下証亦有。比比皆死。但至見此証。精神已惛懞。詰問不得何故所爲然。近頃一兒染疫。六七日。煩躁讝語。神惛不甯。頻招陰。坐臥不休。余診之。少陽攣結。連於少腹。按之至横骨傍則壓額。如痛難堪狀。而所招便止。放手復招。體作隨手。照餘証。與加減眞武湯。八九日而熱解。神少蘇。所招漸止。於是問其所以招。兒曰。皴痛不招不堪。故招。始知此藏結証。所云脇下痛連少腹。入陰筋者死。是也。余嘗療幾人不治。斯兒獨得生者。非吾之力也。蓋因精氣未散。混然天機完固也。聊記備後案。

溫病之研究卷下

雜氣論

方書云。天行時行病。而不言其所行之氣。爲何等氣。又可氏乃言之雜氣。雜氣中。有一種之猛烈。言之厲氣。往哲所未闡發。卓犖確論也。然唯謂六氣之外。別有雜氣。其爲氣也。無所可求。無象可見。而不言其氣之爲何物。其起從安所。則汎然幾乎河漢之言已。蓋雜氣之起。當復有因焉。因明而百雜氣可辨也。余讀左氏（昭四年。）申豐曰。冬無愆陽。（冬溫）夏無伏陰。（夏寒）秋無苦雨（甘霖）春無淒風。（寒）雷出不震。（霆）無菑。霜雹癘疾不降。（癘惡氣也。）民不夭札。（短折爲夭。夭死爲札。）据是觀之。疫癘之行。因六氣之不和。鄭玄曰。癘疫。氣不和之疾。疫癘之氣。卽風寒雨暘。不正之氣所化成。非六氣之外。別有一種之癘氣者。醫和曰。淫生六疾。淫過也。過度失常。卽不正。不正卽淫邪。淫邪之行。變幻不一。而足雜氣之作疾。變態無限。惡莫所不抵。故所謂雜氣者。卽六氣不正之所釀成。非六氣外別有一氣也。故方其發也。多挾時令之氣。又可氏言之借時氣而發。難經（五十八難。）舉五傷寒。曰有風溫。有濕溫。長沙氏作傷寒論曰。中風。中寒。風濕相搏。周官曰。四時癘疫。春時有痟首疾。夏時有痒疥疾。

秋時有瘧寒疾。冬時有嗽上氣疾。皆以帶專令之氣。致有許多之名色。是古義也。故謂雜氣者。六氣不正之氣。非別有一種。亦足以証。兵荒之後。疫癘大行何也。夫一氣之不和。尚有雜氣行焉。況如兵亂凶荒。由陰陽之氣。亂不調燮。且餓莩不斂。死亡無訟。怨魂殘氣。充塞其地。能合不和氣。發爲癘氣。子產曰。鬼有所歸。則不爲癘。其治在君子。醫巫次之。雜氣之一篇。又可氏究力。曲盡乎雜氣之情態。無得而可間然矣。但至于大麻。鶴膝。歷節。老人中風。腸風。厲癘。癰疔。流注。丹毒等之疾。以衆人所病。其証相同。言之雜氣之所謂。然其病各顯然。有因而後發。不可言之雜氣。若以衆人其証相同。言之雜氣乎。如虛勞勞瘵。亦言雜氣所爲可乎。乃矯曲過正。駟不及舌也。又云。瓜瓤溫。探頭溫。疙瘩溫。幸而幾百年來。罕有之証。余於他書。未嘗見此病名。近於清人劉松峯雜疫論中。始見載瓜瓤疙瘩之証。治須查看。備不虞。

蚘厥

蚘厥之一證。又可氏所說。在胃實之際。兼見蚘厥也。故治胃熱。蚘厥自愈。是發傷寒論之餘緒也。余頃年屢遇此證。從胃寒來者居多。其證不異厥陰篇所云。夫溫病及熱稍解。乃飲食應進。有忽發嘔反不食。是屬蚘厥。其證兩頰潮紅。下唇鮮紅而乾。時心煩臂熱。或發熱呻吟。時靜默不語。或腹痛腹熱。心下妨悶。時唾涎沫。其脉數而弦。若浮大。是其證候也。雖口舌乾燥。大便幾日不行。宜陶氏安蚘湯。與湯數日。假令無其効。勿錯慮於其間。是蟲氣之盛。而藥力之未達也。有旬日方有効者。又有不過一二三貼。而有効者。若腹痛不已。投劑無効者。宜甘草粉蜜湯救急。

此證每於熱稍減之際而發。有與升陽散火湯證相似。幾乎難別者。余常以舌胎之有無撿之。百無一失。理中安蚘湯方。

甘草粉蜜湯方

人參　朮　茯苓　山椒　烏梅　乾姜　甘草

右七味照常煎服。今加甘草。乃蟲得甘則動。動者易制。椒梅以殺之。卽烏梅以蜜丸之意也。若手足微冷。加附子。

呃逆

呃逆古曰噦是也。（又可氏亦似被註誤李陶等。）又可氏云。寒熱皆令呃逆。但治本證。其呃自止是也。巢源（卷九）熱病噦候曰。伏熱在胃。則令人胸滿。胸滿則氣逆。氣逆則噦。若大下已後。飲下多胃內虛冷。亦令噦也。今按不唯胃冷。屬陰證最多。又可氏所識者。吳人每見於胃實之際噦者。亦以爲胃冷治之也。噦有寒熱之別。應將餘證參攷。自勿錯誤之失爾。

溫疫下證。具投承氣下之。煩狂已定。忽有發噦。以其脉無力。更與四逆湯。凡十有餘貼而止。以其無卽効。勿半途換劑。非劑之不應。病深藥未徹其處也。

少陰證發噦。與四逆輩而不止者。宜天樞氣海灸之。溫疫發噦。不論寒熱。其證甚重。宜勿忽諸。故經曰。病深者其聲噦。是也。又有兼見腹鳴。爲往來蛙聲。其證極危。

腹鳴

腹鳴與轉氣。其證自異也。轉氣屬實。雷鳴屬虛寒。攷之經論。無一屬實。其甚者。爲往來蛙聲。是因中焦不運。下焦不通。其狀腹內閣閣盈盈如蛙鳴。從呼吸上下。時與呼氣偕迸出。其聲濁惡而長。謂之硬氣。此因上焦不歸。上焦不歸。下焦不通。固莫可治之理。但其不至與呼氣偕迸泄。食之不絕者。或可挽回矣。

一男子。熱稍解。腹無宿結。心下膨悶。時爲往來蛙聲。飮食倶減。小便不利。其脉無力。是欲爲下利也。與補中湯（出濟世方。）加附子而愈。

一武弁。甫下強仕。以縱酒多慾。陰素大虧。適感溫疫。十有餘日。而及熱半解。精神隨衰。食亦日減。小便稀逼。忽發噦不止。以勢危篤。請治於余。視其脉弱而無神。可維特辭。以逆施不及固請。與四逆湯加人參無效。忽兼見往來蛙聲證。以無他策。增重劑而投之每日所與之附子凡二十有餘錢。參姜稱此。連日無寸效。附上見腫而斃。聊記證治。以具參酌云。

論食

溫疫有首尾能食者。有從初不食者。以不食者。較能食者。其能食者。不唯胃氣和而已。津液潤澤。熱自易化。不食者。津液日涸。藏府熯燥。難治之理也。但如少陰證。間有略能食。一日不斷者。特勿恃食。忽本證焉。胃氣不逼。則真氣先竭。精神恍惚。言語錯亂。遂至不濟。雖食無益也。

此篇須論除中證。古云消中是也。蚘蟲證。不舉此二證。吳氏之闕典也。夫如蚘蟲證。抵熱略解之際。諸證亦減却。飲食稍進。唯腹中微熱不減。尚時發。忽惡食不食。或心煩乾嘔而不受。強與之嘔而困悶。一二旬不食。終亡害。值此等證。不論熱之多寡。宜安蚘湯加附子。又如除中證。只食而能飢。飢而能食。雖食而津液不回。瘦弱不復。復熱不除。大便不利。或利而不止。日漸罷弊。是由脾胃之衰憊。值此等證。不問熱之劇易。宜理中輩。傷寒論論之諦矣。

論飲卽論渴也。

又可氏曰。如不欲飲冷。當易百滾湯與之。乃至不思飲。則知胃和矣。凡渴欲飲者。以邪熱之焄蒸。津液爲之涸。腹裏如湯焅。故渴而自救耳。其好冷水。固常事也。今畏冷好熱飲。恐以熱助熱。不可以不辨。夫傷寒溫疫之渴。概屬于陽明少陰之二證。其屬陽明者。必好冷水冰雪。白虎承氣證是也。又心下有留飲。津液爲不化生。藏府失液而渴。其有熱者好冷水。無熱者好煖水。不特好冰水。乃留飲卽滯水也。五苓證是也。又經曰。腎惡燥。今邪熱歸于少陰。則邪熱與陰化。下利亡津液。遂成虛寒。故渴引熱飲。而自救耳。假令其不下利。亦有渴者。以腎氣不通。津液不施也。將附子回陽。則腎氣得通。而五液並溉。熱渴自止。故渴好熱湯者。屬少陰也。

清熱

又可氏曰。時疫首尾。一於爲熱。獨不言清熱者。是知因邪而發熱。但能治其邪。不能治其熱。而熱自已。邪之與熱。猶形影相依。形亡而影未有獨存者。又可氏此論。實不易之確論。孰敢間然焉。但其所謂治邪。言以汗吐下三法。攻之也。然間有可攻之證。而熇熇大熱。蒸蒸身熱。或時有休作。熱仍不解。不可如之何也。時師逢此證。概投升陽散火。茈白諸湯而不解。更與黃連解毒。白虎加黃連輩。妄事清熱。愈清愈熱。荏苒移時日。其際大便不祕卽滑利。或小便不稀卽癃閉。或內衄吐紅。不食日重。精神疲弊恍惚。言語不與人主當。是雖時師罪。然無可攻之證。則不由淸熱。將何處索道乎。時師之務淸熱。未可言無謂也。但診候不諦。故無效而已。苟診候諦。乎可無大過矣。

夫風寒與溫疫。等是爲熱邪。有一所感。其處必熱。診熱之輕重。以知邪之所在。若風寒之邪。始着太陽。故頭背熱甚。而胸腹熱微。若溫疫之邪。橫着膜原。故兩脇熱甚。而及胸腹。午後勢漸張。以與太陽不相涉。頭背熱反輕。是溫疫與風寒之別也。不識此形勢。而臨病家。失之於初。則病中生許多之禍也。及邪之入裏也。診猶有若此者。假令內蓄風毒。外必不仁。內結癰膿。外必甲錯。見於外者。必根於內。推而擴之。診大表。可知邪之所在。古之法也。知邪之所在。考之脈證。瞭然歷歷可視。見而爲制劑。藥無虛發。雖不中而不遠矣。

胸中有熱者。虛里動而臂熱

胃實者。腹中熱。心下鞕滿而痛。

少陽有熱者。右脇下熱。其經拘急。若連少腹。膨然微滿者。或下血。

胸腹及周身大熱。若無大熱。無甚發作。煩渴好冷水。舌上白胎。其脈洪大。若微洪大。不論有汗無汗。爲熱在肌肉。

額骨熱如灼。少腹熱不甚。若微冷。爲下虛上盈。

四肢厥逆。腹中反熱者。爲陽氣縮退。

是診熱之大略也。所謂某處熱。唯某處熱。非言他處無熱。較之他處特某處殊甚而已。啻診候不切。幾乎難得矣。是余積年覃思。私所得也。

嚮余療女孺。甫五歲。係溫疫。六七日視之。證屬陽明。心下鞕滿壯熱。按之輒啼。因知其痛。與小承氣湯加甘草。至夜再診。大便未利。然心下已軟。熱大減。微思食。但少腹熱反甚。是胃中之燥屎。已降腸中也。雖未得利。知不竢朝必利。其夜果得下二行。不日而愈。夫燥屎在胃。則心下壯熱。已降腸中。則少腹熱甚。蓋小兒皮肉薄弱。邪之所在。玲瓏可鑑。至于大人。肌肉敦厚。雖不如此瑩徹。而於理無二。則能通其義。或有得焉矣。

又按法治之。熱仍不解。反求之少陰。得附子方解者。間復有之。詳見于少陰條。

應下諸證

舌白胎　疫邪在募原。舌上白胎。是其正候也。傷寒邪傳少陽。亦白胎。胎無二等。是熱病之所爲。何以別之。少陽白胎。其證往來寒熱。疫邪白胎。

便渴而無惡寒是也。又陰證之極。有白胎滑如豬肪。

舌黑胎　固屬胃實。下後硬黑。變軟黑。是其常事。若下後。神不蘇。舍（寐）為餘邪入少陰。又上盈下虛。亦見黑胎。與胃實無異。

舌黑無胎　又可氏曰。此經氣。非下證也。妊娠多見此。陰證亦有此。並非下證。所謂經氣。在經之邪熱。不能透發于外。却內蒸于胸中也。此證數欲漱。而不欲飲。治法宜芘胡劑。

妊娠多見此者。內多蓄血液。為外熱所蒸。變見其色也。猶地黃以酒蒸之。其色便黑。治法同經氣。

陰證。見此者。腎氣之困。見其色也。猶瘀熱在脾。便發黃。而有甚於此。又見離離灰黑色。乃腎氣之傾也。並非附子劑。不能挽回矣。

舌黑乾燥　伏邪日久。不離募原。則邪熱熏胸中。與心火相併。鬱為大熱。津液涸竭。則白胎老作焦黑色而乾燥。恰與胃實之舌相似。而無胎為異。且以腹無胃實候。應別之。

又有蚘動。蟲氣熏膈。見此候。應就本條求之。

舌芒刺　此候不係于疫之輕重。人之老少。延捱引日。津液素涸者。舌上乾燥。易生芒刺。治法。雖欲為主生津潤燥。而為餘證所拘。無暇專行滋陰也。苟非慧悟于匕劑者。多失平機會。悔而不及矣。

舌裂　上盈下虛。亦見此候。

舌短　舌硬　舌卷　陰陽二證。俱見此候。多易取敗。

白沙胎　下利傷津液。亦見此候。

舌紅滑　以大便下利。不暇熱熏胸中。故無胎。以下利亡津液。熱毫不除。故紅滑乾燥。宜急下之。失下必死。又伏邪陷於少陰。所云舌黑乾燥隨消。亦變作紅滑色。宜加減眞武湯。

舌兩道白胎　邪尙在募原

唇燥裂　唇焦色　唇口皮起　並屬胃熱。固當下。又上盈下虛。亦見此候。唇口皮起。陰證常多見此候。

口臭　因胃熱溽宿飮。宜下。

鼻孔如烟煤　又可氏曰。此疫毒在胃。下下勿辭。古人以爲肺絕。見此證必死。仍應較餘證。審諦發藥。又有臥床日久。燈烟煤黑者。宜再審勿忽棄。

齒衄　鼻衄　胃實之溢於經也。宜下之。又上盈下虛。亦見此證。宜降火。但鼻衄有連日不止。至于一二三升者。勿怪。裏熱從血解。與汗解同理。血

已止。專主養榮。又力役行旅。總勞身體者。係疫或爲鼻衄。鼻衄者多死

所以然者。本因強力傷腎也。

口燥渴　此證不獨陽證而已。陰證亦每見此證。經曰。腎惡燥。邪陷少陰。五液不生。故口燥渴自救。時師不曉此義。槪投清熱藥。徒延時日。過事不尠。

目赤　咽乾　氣噴如火　上盈下虛。亦見此證。小便赤黑。涓滴作痛。

小便極臭　並熱迫下焦。脉沈實而數爲裏實並可下。但無力者。未可下。

揚手擲足　卽躁煩。有虛實之分。宜較餘證而定之。槪躁煩屬眞氣幾微。尙有可治者。至身不寕危。

潮熱　譫語　二證並見屬胃實。固可下。又有神虛譫語。詳見于本條。

善大息　短氣　屬胃實。此證心下必滿。並可下。上盈下虛。亦見此證。

心下滿　心下高起如塊　心下痛　腹脹滿　腹痛按之愈痛　心下脹痛　並胃實之正候。固可下。但脉無力數疾。並不可下。又陰證大便不通。小便稀。亦能脹痛。不可下之。二便利。而脹痛自已。又下後下證減。而按之心下仍痛者。有水結。有積聚。不可槪爲胃實。

腹皮貼背　此以胃實失下。累日不食。胃氣失養。邪毒獨存。脹滿頓除。反

作仰瓦狀。形勢甚危。似難施下。務急下之。或免鬼籙。但腹軟者。屬虛。

頭脹痛　頭熱　耳鳴　上盈下虛。亦有此三證。

小便閉　陰證每多此證。詳于本條。又有神怯恍惚。小便閉者。宜道赤散。但遺失者。不治。

大便閉　陰證每多此證。詳于本條。又雖閉至一二旬。而不下重。無害於小便。愼勿下之。律液回而自通。

大腸膠閉　協熱下利　熱結傍流　並詳於本條。

四逆　脉厥　體厥　並失下者。間至于此。但煩躁無寧刻者不治。又不下後。有見此證者。宜四逆輩。不及者死。詳見于本條。

發狂　此證特見于白虎證。其他槪煩躁譫語之甚。乃作狂狀也。

應補諸證

又可氏曰。虛證散在諸篇。此不再贅。余檢閱諸篇。至說陰證。乃僅僅匆匆而已。此主張陽證。務唱下劑。至迄陰證。故省略之。求其意。乃曰。瘟疫無陰證。故不附載。此以當年所行之疫。與今時之疫。其證有霄壤之違。詳見于下項條。今採摘類聚乎陰證。上盈下虛證。虛脫證。以便參閱。

陰證

善寐　仲景云。少陰爲病。但欲寐。以此證所見平穩。人皆以爲熱消病減。晏然不悚疑。安知少陰之始證。而陰險從此生。又邪在少陽。亦有眠者。其他無有此證。但病愈善寐者。不繫焉。

唇口乾燥而無胎　唇口皮起　並津液不至咽。

舌紅滑　邪熱入少陰。上併手少陰。則五液乾燥。上焦仍熱。故舌見紅滑。又見於前應下證中。

舌黑沙胎　發渴　並虛火之妄動也。詳于口燥渴條。

大熱而腹軟　大熱舌無胎　並診腹大熱如灼。婁時按之。手却覺熱輕。此係虛火妄動。若手不覺熱輕。仍宜以脉參較。

夜間大便滑泄　此因內陽守乏。夫至夜陽氣漸退。陰氣隨長。宜以下利之時刻。度虛寒之微甚。

下利厥逆　此證既具在傷寒論。更不附懸。

噦逆　腹中蛙聲　並屬虛寒。各見于本條。

小便稀　小便閉　小便遺　大便閉　此皆因陽氣不充於下焦也。只將眞武輩。俟陽氣還回。不勞而自利。若強欲利。用行氣利水藥。不唯無益。反招害。

脉沈數而弱　浮數而弱重按如無　見此脉者。屬陰證。况於微弱乎。雖熱甚不可下。

脉數疾　其狀如奔馬。如急喘。此衞氣失度也。得此脉者。雖諸陽證具。非附子實下焦。而不治。詳見于本條。

上盈下虛證

諸證附見於應下條中弁本條。其他三證具左。

頭眴熱　下焦不治。虛火奔騰之所致。

短氣息疏大　吸氣不至腎。

周身大熱。少腹熱輕或冷。

虛脫證

如撮空理線。微喘盼視。髮根搔癢等。五藏絕證。人皆常所諳。更不附載。今舉所數經過證一二三。以具參攷。

白痦　時師誤言白疹。此證因衞氣衰而偶有治者。但精神日虛憊不治。

診脉牽手縮去　此證所見雖微。而未見得生。

痦不得言　見此證必死。詳見于本條。

屈膝仰臥　此證係真氣虛微。多不治。猶魚之將死。仰浮于水上。

下血如崩　此證男子每十七八死。婦人每十五六生。此以女子陰有餘也。

躁煩無寧刻　必死。但四肢不厥者。頭安於枕上者。或可挽回。又熱略解食稍進。而煩躁不治者。爲邪乘心。雖不至無寧刻。而必死。

論陰證世間罕有

天明壬寅年。東西諸國。溫疫大行。其死亡者。不可勝殫。京師亦行。其證概屬胃家實。先之余刻溫疫論。從此法療。多得全活。然世鮮傳本。雖有余刻。而輕視不敢讀。人皆以傷寒法。發汗爲要。汗出熱仍不解。愈更增取汗。是以津液先涸。未至胃實。煩躁至死。亦不爲不多。是吳又可之所懼也。無幾何。東奧西肥之徒。各馳書謝曰。頃溫病大行。依吳氏法治之。其易如探囊中物。皆先生之賜也。余益信又可氏之有功於溫疫。時師亦稍稍知取而讀之。遂大布行。久之。或爲余語曰。一人係疫。百療無效。服附子理中湯。得愈有諸。初余冷笑不肯也。適値腸澼病。以苦寒攻之。證候反劇。更投桂枝人參湯。脉腹俱和而愈。夫腸澼亦病屬熱。治尙如此。特於溫疫。未嘗無此理。每値溫疫難瘥證。診而不諦。思而不得。中心憒憒焉。後讀嶺南衞生方。於瘴瘧條。私心略領之。有感乎或語。

天明戊申春正月。京師大火。十萬之家。頓爲燒土。人民落胆。徬徨於道路。無身可依。或竄居於陋巷僻地。或假寓於倉庫之存。苟且圖生者。十居其九。誠可務恤也哉。未幾何。瘟疫稍行。至四五月盛行。其證如胃家實。而有所微見陰證。仍用大黄死。用附子則生。與嶺外之瘴瘧。趣相類。示後年年。所視之疫證。治略相同。但屬大黄證。每十不過二三。多用附子以免危。與所謂胃實證。霄壤懸隔。初見伏邪證。非敢有異。今證之徑庭。何其甚邪。皃德輿曰。蓋邪有剛柔也。猶熱病有中風傷寒。俱感于太陽。隨其所傳。百證變見。疫邪亦有剛柔。俱着于膜原。隨其所傳。百證變見。但剛邪勢劇。同氣相感。傳於陽明。柔邪勢緩。不能傳胃。同類相聚。徑入于少陰。下虚上盈。猶傷寒有兩感證。剛柔相半也。吴氏言瘟疫無陰證。非吴氏之過。顧其時柔邪尚不行。吴氏未視疫有陰證也。此說雖無據於古。而於理未可擠根之。又余嘗歷觀。伏邪之傳胃。每不多引日。是邪離膜原之速。而輕悍也。其陷于少陰。欲離膜原。而不離。稽滯多日。方見陰證。是邪重濁也。指之言剛邪。言柔邪。似不可爲河漢言。據此求之。治術亦有可爲矣已。

寛政辛亥年。從客臈瘟疫稍行。有陰證有陽證。有上盈下虚證。於一門内。虚實並行。以常慣陰證。動易執迷致誤。非能講究。而了然乎胸坎。安得緩急相應乎。

余一時療疫。大小三次。因歲氣有不同。如今所記。總係經驗。苟有所違於法。不死必危。吉凶直見。非如雜病之可左右也。讀者其思之。又可氏曰。隨其證治之。勿臆度其虛爲陰證驟溫補可也。至曰與房慾何與焉。未可也。經曰。藏於精者。春不病溫。又（玉版論要篇）曰。病溫虛甚死。又可氏於四損證。置之度外。亦由精不足也。余久歷視病形。似不死而死。多在多慾人。少慾者。雖失下羈遲。尚有得生。學者應留意焉。謂與房慾不與。揉曲過正也。

又可氏曰。眞陰者。始則惡寒而不發熱。四肢逆冷。其脉沈細。急投附子湯回陽。王履所云。直中傷寒是也。余按此證。是中寒之急證。猶暑時之霍亂也。吳王以此係傷寒溫疫。似經實相失。夫傷寒溫疫。當漸次傳裏而作陰證。未聞有如此之陰證。

又可引捷要法曰。陰陽二證。以小便赤白爲據。萬不失一。若夫如此。於別陰陽乎。何難之有。以余所診視之。雖陰證小便仍赤。所以然者。本因熱邪之所內陷。與藏氣相搏。盪摩冲擊之際。津液滯其氣而下。故其色每赤。但赤有濃淡已。若上盈下虛。其色尤甚。於其際欲區別。固爲難。若竢其清白。方爲陰證。豈翅遲三十里而已乎。

舍病治弊

一醫看此條，縱飲冷水，大熱頓解，脫然而愈。適值大渴證，今恣飲水，至二十餘盞，而渴止，則腹中暴脹，發喘而死。此輕視長沙與水禁之過也。

輕疫誤治條

傷寒論平脉篇，脉浮而大條云，久久爲痂癩，太陽篇，傷寒吐下後條云，久而成痿，陽明篇，陽明病，若中寒者條云，欲作固瘕，如此等證，皆因誤治成痼疾。又可氏於此篇，發其餘緒，示雖輕疫，不可忽視。余嘗視瘟疫差後，發狂者，爲虛勞者，應査看下項，主客交條。

肢體浮腫

下後比熱稍解，稍知食味，有蹈上微腫，其人或微頭痛，此陽明氣逼，非虛候也。飲食調理，不藥自愈。

服寒劑反熱

氣爲邪阻，抑鬱爲火，火邪混同，發作大熱，此邪本也，火末也，邪退氣自通，火消熱自清，故邪不除，無熱清之理，但邪非汗下不除，今無可汗可下之證，無邪可逐之路，不得已以苦寒淸熱爲務，不唯熱不淸，反抑遏胃氣，氣益不伸，火更屈曲，所以反熱也，此又可氏之意，善道淸熱之無益，而不置治方。其意在下而取之。若遇其無下證者。將如之何也。欲汗下以驅邪。無可逐之證。欲苦寒以清熱抑遏胃氣。欲養榮以勝熱粘膈不受。此余所疑而不决也。療多人之間。若值下焦一隅之有闕者。輙本甘下火之語。主用甘草附子降火和胃。引火歸原。大熱過半減却。神氣少蘇。所餘小半之邪熱。此自易化。談笑可治耳。

知一

論感疫而熱。與飲酒而醉。其趣卽一。宛然好比喻。語曰。能近取譬。是之謂也。

四損

吳氏曰。四損。言正氣。眞血。眞陰。眞陽之毀損。當此之際。忽又加疫。邪氣雖輕。並爲難治。以正氣先虧。邪氣自陷。故諺有云。傷寒死下虛人。所云眞陽虧損。邪氣陷。死下虛並言邪氣陷少陰也。又云。氣不足以息。言不足以聽。卽汲汲少氣也。欲言而不能。卽瘖而無聲也。並屬下虛證。　所云。四肢厥逆。下利清穀。肌體惡寒。恆多泄瀉。至夜益甚。口鼻冷氣。卽是少陰證。感邪雖重。反無發熱燥渴胎刺等證。今視少陰證。多兼此等證。但舍此等証特通腎氣爲佳。又云。陰凝不化。卽腎氣不通也。邪留而不行。卽不傳於他也。　余按。於四損中。

除亡血家之外。總是少陰證也。自指陰證。不言陰證。而謂溫疫無陰證。又云。陰證散見諸篇。其言不一定。竊以似吳氏於己心有所不安。以不置治方。是以世讀溫疫論者。不知溫疫有陰證。而過人最多。是所以余鄭重論辨也。

吳氏曰。眞血不足者。卽亡血虛家也。眞陰不足者。卽津液乾涸也。津液屬腎。血屬心。雖所治異位。至於榮養四肢百骸。乃血液無貳。今血液乾涸。熱邪乘之。藏府經絡。一時乾焦。滋陰養榮。無暇施及。神氣飄蕩而死。但有眞陽一點之資者。或回生於萬一。

勞復　食復

一少婦罹疫。以壻家少看護。移病於外家。而請治余。診證屬失下。越二十日。邪熱已解。脉證俱平。唯血氣未復。余囑父母曰。古語云。病如少愈看護勿懈。頃之。少婦坐不堪曠閑。請行藥拜舅姑。遂去宿壻家。翌晡發大熱煩渴口舌乾燥。不食。病勢日加重。藥無寸効。六七日而逝。又一男子病脚氣新瘥。但脉數未平。傍人曰。彼宿有合巹約定。壻在近。而難愆期。奈之何。余曰。外臺云。脚氣因腎虛。今娶必死耳。不聽遂娶。其夜衝心而死。女勞之復。如此其急。豈可不愼乎。

一婦人甫廿有五病疫爲下虛上實證。四十餘日。而邪熱已解。飲食漸進。時至過飽。制之不肎。一日大喫食肉。卒發大腹痛。四肢厥逆。頭汗淋漓。六脉虛微。急與四逆加人參湯。數貼方回陽。續大熱復發。飲食大減。諸如前日證。更與茈胡清燥湯。十有五日。纔復舊觀。食復證有如此甚者。

溫瘧

前條二則。一論瘧疾數日而見疫證。一證疫熱已解而見瘧狀。此條所論。乃瘧而見下證。即瘧疫兼證耳。不可別建溫瘧之目。

一婦歲四十餘病瘧。七八發。用劫法截之。六七日後。復更發熱。勢甚于前日。連發數日。發無定期。或一日再發。及其發也。兩脚指頭厥痛。號呼動傍人。不可觸近。已及其醒。痛亦隨減。診之。舌上黑胎。大便難不食。脉微欲絕。或沈伏不應。此瘧兼微疫。失下之所致。殆爲脉厥。與知母湯。（見顧體廣類集。）加鱉甲大黃。取下日二三行。至六七行。瘧勢隨減。痛亦隨已。旬有餘日而愈。

溫疫脚氣兼證

溫疫十餘日。一夜心下大痛。下利三四行。嗣後痛減。而下利不止。小便日減。脚漸痺痛。經數日復熱加重。唇舌乾燥。胸腹大滿。兩脚不舉。神氣惛憹。二便遺失。脉沈數而弱。趺陽少陰。伏而不應。時師與桂附劑。數日無効。請余診之曰。此證因下利。下焦衰弱。脚氣乘其虛也。是爲瘟疫脚氣兼證。今雖表無大熱毒。引毒已薄心。危在旦夕。若不忍坐視。莫如用紫雪。倖有利。熱毒並解。爲一舉兩得矣。病家怖而不服。不日而逝。又向視梅毒脚氣兼證。衝心氣急。旦不待夕。余將紫雪救燒髮之急。不得全效。然延命數日。若及未瀕死。或得回天之功爾。以其則不遠。附言于此。

斑黃並發

松峯疫說。舉斑黃並發證治。其證先發黃。旋卽發斑。以其人素弱。用托裏舉斑湯。茵蔯五苓散。於二方中採擇與之。已服一劑。次早發戰汗。而後斑黃並退。豁然而愈。隨名其方曰斑黃雙解散。茵蔯猪苓茯苓澤瀉梔子生地黃甘草芎藥當歸以上九味。余未視此證。或可有之證。故採錄以備參酌。若此證有于實家。以茵蔯蒿湯取一下。瘀熱以行。斑毒自透徹。如所云搏足鳥之論。

婦人時疫

吳氏曰。婦人時疫。與男子無二。但其所異者。獨爲熱入血室。故全篇就傷寒熱入血室三條。演其義而已。

妊娠時疫

經（六元正紀論）曰。婦人重身毒之。有故無殞。亦無殞。通篇依此義立論。吳氏云。用當其證。見大黃爲安胎之聖藥。孫眞人以大黃置補藥之第一。（千金翼）又可氏之言有所祖。

小兒時疫

通篇委曲盡時情。　飛霞幼幼集成。論搐全依此篇。以擴充義理。頗有可觀者。

主客交

三甲散。從大黃䗪蟲丸拈出。但䗪蟲丸。逐瘀爲主。破結滋陰爲次。三甲散破結滋陰爲主。逐瘀爲次。蓋又可氏煅鍊之方。可與䗪蟲丸並駕也。又可氏云。男女因他病。肌肉消爍。邪火獨存。此際感疫。醫家易誤診失治。逡巡曠日。則客邪雖輕。尚膠固于血脉。主客交渾。遂作痼疾。乃謂成虛勞病也。余每值此證。度輕重深淺。隨證撰用此二方。其未至勞極間奏殊效。

正名

仲景祖述熱論。而作傷寒論。業已曰熱。曰寒。至發熱而渴。不惡寒證。表裏證該見。無更可目焉。夫寒熱陰陽之偏氣。陰帶陽曰冷。陽帶陰曰溫。即有表裏相兼之義。取以命之曰溫病。蓋非有他義矣。

九傳

又可氏於此條。詳論伏邪有九傳。其要不過外傳于三陽。內傳于胃之二途。以歷年余所診考之。於二途外。又有二途。有伏邪徑傳于腎。有半傳于胃。半傳于腎。名曰下虛上盈。其傳胃者。大黃可下而取。傳腎者。附子可通而回。至下虛上實。乃用大黃。則胃熱可瀉。而滋損腎氣。復用附子。則腎氣可通。而增助胃熱。然則附子大黃併用乎。外臺云。神丹甘遂。合與之類也。故於此二途。下虛上盈。尤爲難治。經評熱病論。曰陰陽交者死。此證亦可謂也。證治詳見于本條。

正誤

傷寒例以下。諸子不認溫疫之眞。冥搜摸索。爲空誤妄說。恐註誤來學。喻嘉言摘而鞭笞諸前。吳又可從而刑諸後。以二公之明。千載之滯義。一時如洗冤。仲景再出。必以龍圖見矣。

陳存仁編校

皇漢醫學叢書

雲莽秋吉著

溫疫論私評

温疫論私評

提要

原書爲明末吴有性又可氏所著。論温疫之爲病。非風非寒非暑非經。天地間別有一種異氣。與傷寒有霄壤之判。然其所謂温疫。實則傷寒之陽明病。亦即傷寒之一證耳。蓋明清鼎革之際。熱疫流行。邪犯少陽。遽陷陽明。吴氏目擊此證。遂立病論無表。邪着膜原之論。專主承氣攻下之法。自經南豐秋吉氏之評論。則棄瑕顯瑜。益彰其義。元堅序謂達原三消二方外。臨證處方。深得仲景之祕。足以羽翼仲景。全書體例。一仍其舊。所引諸說。則注出處。天文地理制度名物。亦各加細釋。而評於本行者。加圈圍以分之。藥品功效。載附録以審之。卷首有丹波元堅、筱崎弼氏、及吴又可原序。末附門人之跋一首。

溫疫論私評序一

自古學者。挾其所長。自命一家者。往往欲持己見。以印定後人眼目。而不知立言之弊。或流而爲偏也。如吳又可溫疫論是已。唯善讀者。淘而汰之。替否而獻可。則未始無益矣。劉松峯著類編。於其敘次紛錯。字句謬戾者。細加是正。而至其說當否。則置而不論。舒馳遠撰摘錄。雖於達原飲等。稍加辨駁。然大抵語焉未詳。則俱未爲善讀吳氏書者也。余常慨于斯。將就吳氏書中辨析其能羽翼仲景者。與其悖于仲景之旨以誤後人者。述爲一書。事務倥偬。有志不果。頃者南豐秋吉文卿著溫疫論私評。刊印問世。請余弁言。披而閱之。於吳氏之所偏。必逐一一辨訂之。於吳氏之所長必詳加表章其說。往往與愚見相符。而其精確。非劉舒二氏之所及。眞爲善讀者。則余亦擱筆勿復煩辨已。抑嘗攷之。當明清鼎革之際。熱疫暴行。遽犯少陽陷陽明。吳氏特目擊此等證。遂立溫疫無表證。邪著膜原及陰證世間罕有之說。且不察仲景就證而命名之義。又不知仲景所謂傷寒。是外邪之凡名。而溫疫實包在其中。肆然別樹旗幟。開後人歧誤之端。此余之所云立言之弊。流而爲偏者矣。然除達原三消二方外。臨病處方。深得仲景不傳之祕。則卓然足以羽翼仲景。文卿所謂彼此對照。反覆玩味。當如合符契者。蓋亦謂此也。文卿之書出。而後學知所取捨。則不啻吳氏書之應用無愆。而仲景之旨。亦有因以燦然者。則其益于人。固不淺鮮云。

嘉永二年己酉春三月江戶丹波元堅茝庭撰于存誠藥室

序二

良醫之治疾。猶名將之平賊。胸有成算固也。然其所以立功者。在我氣盛。先挫賊膽。山陽詠毛利氏曰。當時眼已無二氏。終使十州供旗牙。吾雲庵之臨病客也。未診脈候。眼已無二豎。以我元氣助彼元氣。病魔安得不降伏乎哉。雲庵余通家也。累世業醫。天性豪爽。英氣壓人。弱冠始出鄉入京師。乃能起衆醫束手之病。見於其師家。爾後駸駸致今日名望之盛矣。頃者。諸門人將刻其所著溫疫論私評。使余一言。余不解醫。然不讀焉。而知其一一明快中窾。魏武註孫子。他人所不能及者。以實事證之也。雲莽之評。其必有如此者矣。是爲序。

嘉永紀元歲在戊申秋八月小竹散人筱崎弼撰幷書

原序

夫溫疫之爲病。非風非寒非暑非濕。乃天地間別有一種異氣所感。其傳有九。此治疫緊要關節。奈何自古迄今從未有發明者。仲景雖有傷寒論。然其法始自太陽。或傳陽明。或傳少陽。或三陽竟自傳胃。蓋爲外感風寒而設。故其傳法與溫疫自是迥別。嗣後論之者紛紛。不止數十家。皆以傷寒爲辭。其於溫疫證則甚略之。是以業醫者所記所誦。連篇累牘俱係傷寒。及其臨證。悉見溫疫。求其眞傷寒。百無一二。不知屠龍之藝雖成而無所施。莊子列禦寇篇。朱泙漫學屠龍於支離益。三年技成。而無所用其功。言苦學無益也。未免指鹿爲馬矣。史記秦紀。趙高持鹿獻於二世。曰馬也。云云。

余初按諸家咸謂春夏秋皆是溫病。而傷寒必在冬時。然歷年較之。溫疫四時皆有。及究傷寒。每至嚴寒。雖有頭疼身痛。惡寒無汗發熱。總似太陽證。至六七日失治。未嘗傳經。每用發散之劑。一汗而解。間有不藥亦自解者。並未嘗因失汗以致發黃譫語狂亂胎刺等證。此皆感冒膚淺之病。非眞傷寒也。傷寒感冒。均係風寒。不無輕重之殊。究竟感冒居多。傷寒希有。況溫疫與傷寒。感受有霄壤之隔。今鹿馬攸分。益見傷寒世所絕少。仲景以傷寒爲急病。倉卒失治。多致傷生。因立論以濟天下後世。用心可謂仁矣。然傷寒與溫疫均急病也。以病之少者。尚諄諄告世。至於溫疫多於傷寒百倍。安忍反置勿論。或謂王安道溯洄集。張仲景傷寒立法考之說。瘟疫之證。仲景原別有方論。歷年既久。兵火湮沒。即傷寒論。或係散亡之餘。王叔和立方造論。謬稱全書。由此觀之。瘟疫之論。未必不由散亡也明矣。崇禎辛巳。疫氣流行。山東。濟南府也浙省。杭州府也南北兩直。南北兩直隸也。蓋明制分於天下。置十三省。以隸屬州郡。兩京傍近者。直隸於京師。故曰之直隸州。感者尤多。至五六月益甚。或至闔門傳染。始發之際。時師誤以傷寒法治之。未嘗見其不殆也。或病家誤聽七日當自愈。不爾十四日必瘳。因而失治。有不及期而死者。或有妄用峻劑。攻補失敍而死者。或遇醫家見解不到。心疑膽怯。以急病用緩藥。雖不即受其害。然遷延而致死。比比皆是。所感之輕者。尙獲僥倖。感之重者。更加失治。枉死不可勝計。嗟乎。守古法不合今病。以今病簡古書。原無明論。是以投劑不效。醫者傍遑無措。病者日近危篤。病愈急。投藥愈亂。不死於病。乃死於醫。不死於醫。乃死於聖經之遺亡也。吁。千載以來。何生民不幸如此。余雖固陋。靜心究理。格例也其所感之氣。所入之門。所受之處。及其傳變之體。平日所用歷驗方法。詳述於左。以俟高明者正之。

昔崇禎壬午仲秋姑蘇洞庭吳有性書於淡淡齋

凡例

一此書淸康熙間儀眞劉方舟所校梓也。我明和間荻野台州始飜刻之。原有又可氏裔孫天都吳尙中序。曰書成垂百年。豈無知此書者。世無傳書。書亦未經人讀。由此觀之。是係其原稿明矣。方舟或得之於尙中。亦未可知也。以塵埋年久。不能無舛訛。今集類書。以是正之。

一篇目序次。雖有如錯置者。不敢恣移易。仍循舊貫。

一篇中文義乖戾不可讀者。不妄改竄之。校照諸本。折衷取捨。蓋亦存舊之意也。

一要語要論。弁字眼。加傍批以便記誦。

一引用諸說。塡古出處。字義文理。至天文地理。制度名物。各加細註。使童子易知焉。

一私評接于本行間。恐溷原文也。加圓兒以分之。

一如藥品効功。載于附錄以審之。

一讀此書者。勿眩氣餧而錯本義。勿執盜辭而僨條理。要須知吳氏善用長沙之方法。渾沌圓轉。有形而無常形。縱橫順逆。無方而有定規。運用得妙而變化不窮矣。

阪本棟謹識

溫疫論私評目次

卷上

卷下

溫疫論私評卷上

明　延陵吳又可先生著　　日本鎮西　雲莽秋吉質文卿氏　評

男　椿莽孚子和輯梓

原病

病疫之由。昔以為（傷寒例）非其時有其氣。春應溫而反大寒。夏應熱而反大涼。秋應涼而反大熱。冬應寒而反大溫。得非時之氣。長幼之病相似。以為疫。余論則不然。夫寒熱溫涼。乃四時之常。因風雨陰晴。稍為損益。假令秋熱必多晴。春寒因多雨。較之亦天地之常事。未必多疫也。傷寒與中暑。感天地之常氣。疫者感天地之厲氣。在歲運有多寡。在方隅有厚薄。在四時有盛衰。此氣之來。無論老少強弱。觸之者即病。（猶飲酒者多少皆醉）邪從口鼻而入。（王慈谿明醫雜著）則其所客。內不在臟腑。外不在經絡。舍於夾脊之內。去表不遠。附近於胃。乃表裏之分界。是為半表半裏。即鍼經（素問瘧論）所謂橫連膜原是也。胃為十二經之海。十二經皆都會於胃。故胃氣能敷布於十二經中。而榮養百骸。毫髮之間。靡所不貫。凡邪在經為表。在胃為裏。今邪在膜原者。正當經胃交關之所。故為半表半裏。其熱淫（隨其腠理而侵潰也）之氣。浮越（發也）於某經。即能顯某經之證。如浮越於太陽。則有頭項痛。腰痛如折。如浮越於陽明。則有目痛。眉稜骨痛。鼻乾。如浮越於少陽。則有脇痛耳聾寒熱嘔而口苦。大概觀之。邪越太陽居多。陽明次之。少陽又其次也。邪之所着。有天受有傳染。所感雖殊。其病則一。凡人口鼻之氣。通乎天氣。本氣充滿。邪不易入。本氣適逢虧欠。呼吸之間。外邪因而乘之。昔有三人冒霧早行。（博物志）空腹者死。飲酒者病。飽食者不病。疫邪所着。又何異耶。若其年氣來之厲。不論強弱。正氣消衰者。觸之即病。則又不拘于此矣。其感之深者。中而即發。感之淺者。邪不勝正。未能頓發。或遇饑飽勞碌。憂思氣怒。正氣被傷。邪氣始得張溢。營衛運行之機。乃爲之阻。吾身之陽氣。因而屈曲。故爲熱。其始也。格（音隔）陽於内。不及於表。故先凛凛惡寒。甚則四肢厥逆。陽氣漸積。鬱極而通。則厥回而中外皆熱。至是但熱而不惡寒者。因其陽氣之通也。此際應有汗。或反無汗者。存乎邪結之輕重也。即使有汗。乃肌表之汗。若外感在經之邪。一汗而解。今邪在半表半裏。表雖有汗。徒損眞氣。邪氣深伏。何能得解。必俟其伏邪漸潰。表氣潛行於内。乃作大戰。精氣自内。（胃中）由膜原以達表。振戰止而復熱。此時表裏相通。故大汗淋漓。衣被濕透。邪從汗解。此名戰汗。當即脈靜身涼。神清氣爽。劃然而愈。然有自汗而解者。但出表爲順。即不藥亦自愈也。伏邪未潰。所有之汗。止得衛氣漸通。熱亦暫減。逾時復熱。午後潮熱（熱之勢。如潮之進退。故名。）者。至是鬱甚。陽氣與時消息也。自後加熱而不惡寒者陽氣之積也甚惡寒或微或甚因其人之陽氣盛衰也其發熱或久或不久或晝夜純熱或黎明稍減因其感邪之輕重也疫邪與瘧彷彿瘧不傳胃惟疫乃傳胃始則皆先凜凜惡寒既而發熱又非若傷寒發熱而兼惡寒也至于伏邪動作方有變證其迹或從外解或從內陷從外解者順從內陷者逆更有表裏先後不同有先表而後裏者有先裏而後表者有但表而不裏者有但裏而不表者有表裏偏勝者有表裏分傳者有表而再表者有裏而再裏者從外解者或發斑或戰汗狂汗自汗盜汗從內陷者胸膈痞悶心下脹滿或腹中痛或燥結便秘或熱結傍流或協熱下利或嘔吐惡心譫語唇黃舌黑胎刺等證因證而知變因變而知治此言其大略詳見脈證治法等條

質按傷寒時疫一病而二名也醫家名之傷寒世俗呼之時疫其實一已其爲病感天地之厲氣沿門闔境相同而流行傳染者固無論也長沙傷寒論自敍曰卒然遭邪風之氣嬰非常之疾又曰余宗族素多向餘二百建寧紀年以來猶未十稔其死亡者三分有二傷寒十居其七若其不流行不傳染者何爲死者之甚多也按後漢書五行志曰自建寧四年至光和二年相去僅九年大疫三流行與仲景自序相應由是觀之曰傷寒曰時疫一病而二名者可得而知也素問熱論曰今夫熱

病者。皆傷寒之類也。可知指疫曰傷寒。所從來古矣。王叔和作傷寒例。不知傷寒爲熱病之總司。徒泥其名義。求之四時之氣。以傷冬時寒者。爲傷寒。以感非時氣者。爲時行氣。吳氏立說排之。疫上冒一溫字。謂非傷寒者。亦非也。蓋吳氏所謂溫疫者。卽長沙所謂陽明病也。吳氏所謂厲氣者。卽長沙所謂邪風之氣也。按素問瘧論曰。邪氣內薄於五藏。橫連膜原也。又王慈谿明醫雜著曰。有一種天行溫疫熱病。多發春夏之間。沿門闔境相同者。此天地之厲氣也。又曰。春秋時月。人感山嵐瘴霧毒氣。發寒熱。胸膈煩悶。不思飲食。此毒氣從口鼻入內也。吳氏蓋本于此等說。舉長沙溫病之目。掇陽明內外之證。入爐錘。變面目。雜已獨得之見。以著溫疫論。明覈詳悉。殆無餘蘊。使人不知其點化之痕。而主張口鼻膜原之說者。蓋亦不得已也。夫鼻從喉通于肺。口從咽達于胃。凡邪氣從鼻而入。則當外在經。而汗之不解。從口而入。則當內在胃。而下之不愈。乃曰。從口鼻而入。伏于膜原。去表不遠。附近于胃。獨奈口鼻間。無別有一竅以通膜原。乃槪言口鼻。以搪塞焉。蓋以其初陽明外證。汗下共無益。故其立說如此。學者所不可不知也。

溫疫初起

溫疫初起。先憎寒而後發熱。日後但熱而無憎寒也。初得之一二三日。其脈不浮不沉而數。晝夜發熱。日晡益甚。頭疼身痛、此時邪在挾脊之前。腸胃之後。雖有頭疼身痛。此邪熱浮越於經。不可認爲傷寒表證。輒用麻黃桂枝之類。強發其汗。此邪不在經。汗之徒傷表氣。熱亦不減。又不可下。此邪不在裏。下之徒傷胃氣。其渴愈甚。宜達原飲。

達原飲

檳榔二錢　厚朴一錢　草菓仁五分　知母一錢

芍藥一錢　黃芩一錢　甘草五分

右用水二鍾。煎八分。午後溫服。

按檳榔能消能磨。除伏邪爲疎利之藥。又除嶺南瘴氣、厚朴破戾氣所結。草菓辛烈氣雄。除伏邪盤踞。三味協力直達其巢穴。使邪氣潰敗、速離膜原。是以爲達原也。熱傷津液。加知母以滋陰。熱傷營氣。加白芍以和血。黃芩清燥熱之餘。甘草爲和中之用。以後四味。不過調和之劑。如渴與飲。非拔病之藥也。凡疫邪游溢諸經。當隨經引用。以助升泄。升發也如脇痛耳聾寒熱嘔而口苦。此邪熱溢于少陽經也。本方加柴胡一錢。如腰背項痛、此邪熱溢于太陽經也。本方加羌活一錢。如目痛眉稜骨痛。眼眶痛鼻乾不眠。此邪熱溢于陽明經也。本方加乾葛一錢、證有遲速輕重不等。藥有多寡緩急之分。務在臨時斟酌。所定分兩大略而已。不可執滯、間有感之輕者。舌上白胎亦薄。熱亦不甚。而無數脈。其不傳裏者。一二劑自解。稍重者必從汗解。如不能汗。乃邪氣盤踞於膜原。內外隔絕。表氣不能通於內。裏氣不能達於外。不可強汗。或加發散之藥。便欲求汗。誤用衣被壅遏。或將湯火熨蒸。甚非法也。此時無游溢之邪在經。三陽加法不必用。宜照本方可也。感之重者。舌上胎如積粉滿布無隙。服湯後不從汗解。而從內陷者。舌根先黃。漸至中央。邪漸入胃。此三消飲證。若脈長洪而數。大汗多渴。此邪氣適離膜原。欲表未表。此白虎湯證。如舌上純黃色。兼之裏證。爲邪已入胃。此大承氣證也。有二三日卽潰而離膜原者。有半月十數日不傳者。有初得之四五日淹淹。五六日後。陡然勢張者。凡元氣勝者。毒易傳化。元氣薄者。邪不易化。卽不易傳。設遇他病久虧。適又微疫能感不能化。安望其傳。不傳則邪不去。邪不去則病不瘳。延纏日久。愈沉愈伏。多致不起。時師誤認怯證。日進參芪。愈壅愈固。不死不休也。

質按。傷寒論。太陽上篇第六章云。太陽病發熱而渴。不惡寒者。名溫病。又陽明篇第四章云。陽明病外證云何。答云。身熱汗自出。不惡寒。反惡熱也。又問。病有得之一日。不發熱而惡寒者。何也。答云。雖得之一日惡寒。將自罷。卽自汗出而惡熱也。吳氏乃取義而易文。爲溫疫初起之證。曰先憎寒而後發熱。日後但熱而無憎寒也。由此觀之。可知爲陽明外證也。又曰。下之徒傷胃氣。其渴愈甚。夫愈之爲言逾也。其初雖不曰渴。有渴可知也。

傳變不常

疫邪爲病。有從戰汗而解者。有從自汗盜汗狂汗而解者。有無汗竟傳入胃者。有自汗淋漓。熱渴反甚。終得戰汗方解者。有胃氣壅鬱。必用下。乃得戰汗而解者。有表以汗解。裏有餘邪。不因他故。越三五日。前證復發者。有發黃因下而愈者。有發黃因下而斑出者。有竟從發斑而愈者。有裏證急。雖有斑。非下不愈者。此雖傳變不常。亦疫之常變也。有局外之變者。男子適逢淫慾。或向來下元（腎命門）空虛。邪熱乘虛陷於下焦。氣道不施。以致小便閉塞。小腹脹滿。每至夜卽發熱。以導赤散。五苓五皮之類。分毫不效。得大承氣一服。小便如注而愈者。或素有他病一隅之虧。邪乘宿昔所損而傳者。如失血崩帶。經水適來適斷。心痛疝氣。痰火喘急。凡此皆非常變。大抵邪行如水。惟注者受之。傳變不常。皆因人而使。蓋因疫而發舊病。治法無論某經某病。但治其疫。而舊病自愈。

質按吳氏以建言者。其旨與長沙異。長沙舉傷寒。而括陰陽二證。建六經而標病位。所謂傳者。謂自經傳經也。故有合病併病之名焉。吳氏所論專主陽明。故分病位爲三部。曰表曰裏曰中。蓋以經爲表。以胃爲裏以膜原爲中。曰邪氣伏于膜原。自此而傳于表裏也。故傳于表者。邪發于肌表也。傳于裏者。邪陷于腸胃也。此其所以與長沙異也。又曰化曰潰者。邪毒已敗壞。由元氣振盪之勢。欲向表裏諸竅。而分離也。又曰熱淫之氣。浮越某經者。長沙所謂合病併病也。或言異而義同。或言同而義異。至如特舉太陽麻黃之證。指之爲傷寒。曰傷寒與溫疫別途。最爲甚矣。學者不可不辨也。

急證急攻

溫疫發熱一二日。舌上白胎如積粉。早服達原飲一劑。午前舌變黃色。隨現胸膈滿痛。大渴煩燥。此伏邪卽潰。邪毒傳胃也。前方加大黃下之。煩渴少減。熱去六七。午後復加煩燥發熱。通舌變黑生刺。鼻如煙煤。此邪毒最重。復瘀到胃。急投大承氣湯。傍晚大下。至夜半熱退。次早鼻黑胎刺如失。此一日之間而有三變。數日之法一日行之。因其毒甚。傳變亦速。用藥不得不緊。設此證不服藥。或投緩劑。羈遲二三日必死。設不死。服藥亦無及矣。嘗見溫疫二三日卽斃者。乃其類也。

表裏分傳

溫疫舌上白胎者。邪在膜原也。舌根漸黃至中央。乃邪漸入胃。設有三陽現證。用達原飲三陽加法。因有裏證。復加大黃。名三消飲。三消者。消內消外。消不内不外也。此治疫之全劑。惟毒邪表裏分傳。膜原尚有餘結者。宜之。

三消飲

檳榔　草菓　厚朴　芍藥

甘草　知母　黄芩　大黄

葛根　羌活　柴胡

薑棗煎服。

熱邪散漫

溫疫脈長洪而數。大渴復大汗。通身發熱。宜白虎湯。

白虎湯

石膏一兩　知母五錢　甘草五錢　炒米一撮

加薑煎服。

按白虎湯。辛涼發散之劑。清肅肌表氣分藥也。蓋毒邪已潰。中結漸開。邪氣分離膜原。尚未出表。然内外之氣已通。故多汗。脈長洪而數。白虎辛涼解散。服之。或戰汗。或自汗而解。若溫疫初起。脈雖數未至洪大。其時邪氣盤踞於膜原。宜達原飲。誤用白虎。既無破結之能。但求清熱。是猶揚湯止沸也。若邪已入胃。非承氣不愈。誤用白虎。既無逐邪之能。徒以剛悍而伐胃氣。反抑邪毒。致脈不行。因而細小。又認陽證得陰脈。妄言不治。醫見脈微欲絕。益不敢議下。日惟雜進寒涼。以爲穩當。愈投愈危。至死無悔。此當急投承氣。緩緩下之。六脈自復。

質按。白虎辛涼消熱。固非發散之劑。得之而汗者。以折其伏熱也。蓋藥投于其機。而營衛運行得宜。正氣鼓散其邪也。猶於柴胡承氣之戰汗。柴胡承氣。豈發散之劑乎哉。學者當思焉。長沙曰。服桂枝湯。大汗出後。大煩渴不解。脈洪大者。又曰太陽病。若吐若下後。七八日不解。熱結在裏。表裏俱熱。時時惡風。大渴。舌上乾燥而煩。欲飲水數升者。又曰。傷寒無大熱。口燥渴。心煩。背微惡寒者。又曰傷寒。脈浮。發熱無汗。其表不解者。不可與白虎湯。渴欲飲水。無表證者。又曰。若渴欲飲水。口乾舌燥者。可見表證不解者。及胃實者。雖有煩渴。幷非白虎證也。

內壅不汗

邪發於半表半裏。一定之法也。至於傳變。或出表。或入裏。或表裏分傳。醫見有表復有裏。乃引經論。先解其表。乃攻其裏。此大謬也。嘗見以大劑麻黃連進。一毫無汗。轉見煩躁者。何也。蓋發汗之理。自內以達表。今裏氣結滯。陽氣不能敷布於外。即四肢未免厥逆。又安能氣液蒸蒸以達表。譬如縛足之鳥。乃欲飛升。其可得乎。蓋鳥之將飛。其身必伏。先足縱而後揚翅、方得升舉。此與戰汗之義同。又如水注閉其後竅。則前竅不能涓滴。與發汗之義同。凡見表裏分傳之證。務宜承氣先通其裏。裏氣一通。不待發散。多有自能汗解。

質曰。吳氏欲斥經論而張己說。然已曰內壅不汗。則所謂表證。豈太陽之證耶。所謂發汗。豈肌表之汗耶。若果爲太陽證歟。下之甚非法。雖吳氏亦必不下也。學者當思之。

下後脉浮

裏證下後。脉浮而微數。身微熱。神思或不爽。此邪熱浮於肌表。裏無壅滯也。雖無汗。宜白虎湯覆盃（靈樞邪客篇。覆杯則臥。汗出則已矣。）則汗解。下後脉浮而數。原當汗解。遷延五六日。脉證不改。仍不得汗者。以其人或自利經久。或素有他病先虧。或本病（本者此也。猶本月本年之本也。）日久不痊。或反覆數下。以致週身血液枯涸。故不得汗。白虎辛涼除肌表散漫之熱邪。加人參以助週身之血液。於是經絡潤澤。元氣鼓舞。腠理開發。故得汗解。

質曰。血液枯涸不得汗者。豈可概與白虎加人參乎。甚哉。吳氏之偏見也。

下後脉復沈

裏證脉沈而數。下後脉浮者。當得汗解。今不得汗。後二三日。脉復沈者。膜原餘邪。復瘀到胃也。宜更下之。更下後。脈再浮者仍當汗解。宜白虎湯。

邪氣復聚

裏證下後脈不浮。煩渴減。身熱退。越四五日。復發熱者。此非關飲食勞復。乃膜原尚有餘邪隱匿。因而復發。此必然之理。不知者。每每歸咎於病人誤也。宜再下之。即愈。但當少與。愼勿過劑。以邪氣微也。

下後身反熱

應下之證。下後當脈靜身涼。今反發熱者。此內結開。正氣通。鬱陽暴伸也。即如爐中伏火。撥開雖焰。不久自息。此與下後脈反數義同。若溫疫將發。原當日漸加熱。此時胃尙無邪。誤用承氣。更加發熱。實非承氣使然。乃邪氣方張分內之勢也。但嫌下早之誤。徒傷胃氣耳。日後傳胃。再當下之。又有藥煩者。與此懸絕。詳載本條。

下後脈反數

應下失下。口燥舌乾而渴。身反熱減。四肢厥。欲得近火擁被。此陽氣伏也。既下厥回。去爐減被。脈大而加數。舌上生律。不思水飲。此裏邪去。鬱陽暴伸也。宜柴胡清燥湯。去花粉知母加葛根。隨其勢而升泄之。此證類近白虎。但熱渴既除。又非白虎所宜也。

因證數攻

溫疫下後二三日或一二日舌上復生胎刺邪未盡也再下之胎刺雖未去而鋒芒已軟然熱渴未除更下之熱渴減胎刺脫日後更復熱又生胎刺更宜下之余里周因之者患疫月餘胎刺凡三換計服大黄二十兩始得熱不復作其餘脈證方退也所以凡下不以數計有是證則投是藥醫家見理不透經歷未到中道生疑往往遇此證反致擔閣但其中有間日一下者有應連下三四日者有應連下二日間一日者其中寬緩之間有應用柴胡清燥湯者有應用犀角地黄湯者至投承氣某日應多與某日應少與其間不能得法亦足以悮事此非可以言傳貴乎臨時斟酌

朱海疇者年四十五歲患疫得下證四肢不舉身臥如塑目閉口張舌上胎刺問其所苦不能答因問其子兩三日所服何藥云進承氣湯三劑每劑投大黄兩許不效更無他策惟待日而已但不忍坐視更祈一診余診得脈尚有神下證悉具藥淺病深也先投大黄一兩五錢目有時而小動再投舌刺無芒目漸開能言三劑舌胎少去神思稍爽四日服柴胡清燥湯五日復生芒刺煩熱又加再下之七日又投承氣養榮湯熱少退八日仍用大承氣肢體自能少動計半月共服大黄十二兩而愈又數日始進糜粥調理兩月平復凡治千人所遇此等不過三四人而已姑存案以備參酌耳

病愈結存

瘟疫下後，脈證俱平，腹中有塊，必在少腹左邊按之則疼，自覺有所阻而膨悶，或時有升降之氣，往來不利，常作蛙聲，此邪氣已盡，其宿結宿昔結糞尚未除也。此不可攻，攻之徒損元氣，氣虛益不能傳送，終無補於治結，須飲食漸進，胃氣稍復，津液流通，自能潤下也。嘗遇病愈後，食粥半月，結塊方下，堅黑如石。

下格格音隔。言下部阻隔不通也。

瘟疫愈後，脈證俱平，大便二三旬不行，時時作嘔，飲食不進，雖少與湯水，嘔吐愈加，此爲下格，益下既不通，必返于上。設誤認翻胃，乃與牛黃狗寶，及誤作寒氣，藿香丁香二陳之類，誤也。宜調胃承氣熱服，頓下宿結及溏糞，粘膠惡物，臭不可當者，嘔吐立止，所謂欲求南風，須開北牖是也。嘔止慎勿驟補，若少與參芪，則下焦復閉，嘔吐仍作也。此與病愈結存彷彿，彼則妙在往來蛙聲一證，故不嘔而能食，可見毫釐之差，遂有千里之異。按二者，大便俱閉，脈靜身涼，一安一危者，在乎氣通氣塞之間而已矣。

注意逐邪勿拘結糞

瘟疫可下者，約三十餘證，不必悉具，但見舌黃心腹痞滿，便於達原飲加大黃下之，設邪在膜原者，已有行動之機，欲離未離之際，得大黃促之而下。實爲開門袪賊之法。即使未愈。邪亦不能久羈。二三日後。餘邪入胃。仍用小承氣。徹其餘毒。大凡客邪貴乎早逐。乘病人氣血未亂。肌肉未消。津液未耗。未至危殆。投劑。人不致掣肘。見于家語屈節篇 愈後亦易平復。欲爲萬全之策者。不過知邪之所在。早拔去病根爲要耳。但要諒人之虛實。度邪之輕重。察病之緩急。揣邪氣離膜原之多寡。然後藥不空投。投藥無太過不及之弊。是以仲景。自大柴胡以下。立三承氣。多與少與。自有輕重之殊。勿拘于下不厭遲之說。應下之證。見下無結糞。以爲下之早。或以爲不應下之證。誤投下藥。殊不知承氣本爲逐邪而設。非專爲結糞而設也。必俟其糞結。血液爲熱所搏。變證迭起。是猶養虎遺患。史記項羽本紀語 醫之咎也。況多有溏糞失下。但蒸作極臭。或如敗醬。或如藕泥。至死不結者。但得穢惡一去。邪毒從此而消。脈證從此而退。豈徒孜孜糞結。而後行哉。假令經枯血燥之人。或老人血液衰少。多生燥結。或病後血氣未復。亦多燥結。在經所謂不更衣十日。無所苦。有何妨害。是知燥結不致損人。邪毒之爲損命也。要知因邪熱致燥結。非燥結而致邪熱也。但有病久失下。燥結爲之壅閉。瘀邪鬱熱。益難得泄。結糞一行。氣通而邪熱乃泄。此又前後之不同。總之邪爲本。熱爲標。結糞又其標也。能早去其邪。安患燥結也。假令滯下。痢也 本無結糞。初起質實。頻數窘急後重也 者。宜芍藥湯加大黃下之。此豈亦因結糞而然耶。乃爲逐邪而設也。或曰。得毋爲積滯而設與。余曰非也。邪氣客於下焦。氣血壅滯。泣（泣音丘。與澁通。血凝不消也。素問云。寒氣客于背俞之脈。則血脈泣。）而爲積。若去積以爲治。已成之積方去。未成之積復生。須用大黃逐去其邪。是乃斷其生積之原。營衛流通。其積不治而自愈矣。更有虛痢。又非此論。或問。脈證相同。其糞有結。有不結者。何也。曰。原其人病至大便當即不行。續得蘊（鬱也）熱。益難得出。蒸而爲結也。一者。其人平素大便不實。雖胃家熱甚。但蒸作極臭。狀如粘膠。至死不結。應下之證。設引經論初頭硬後必溏。不可攻之句。誠爲千古之弊。

大承氣湯

大黃五錢　厚朴一錢　枳實一錢　芒硝三錢

水薑煎服。弱人減半。邪微者。各復減半。

小承氣湯

大黃五錢　厚朴一錢　枳實一錢

水薑煎服。

調胃承氣湯

大黃五錢　芒硝二錢五分　甘草一錢

水薑煎服。

按三承氣湯。功用彷彿。熱邪傳裏。但上焦痞滿者。宜小承氣湯。中有堅結者。加芒硝。輭堅而潤燥。病久失下。雖無結糞。然多粘膩極臭惡物。得芒硝則大黃有蕩滌之能。設無痞滿。惟存宿結。而有瘀熱者。調胃承氣宜之。三承氣功效。俱在大黃。餘皆治標之品也。不耐湯藥者。或嘔或畏。當爲細末蜜丸湯下。

質按。吳氏所尤長。在用三承氣。而其說功用甚粗。今審其分量。較之元方大有不同。且不審水率煮法及服量。但曰水薑煎服。方中如芒硝。若與諸藥同煮。其效大減。故古方皆湯成之後內之。更上火微沸令消。服之。吳氏則齊煮之。然則所謂三承氣者。增損長沙之方。所自定者。宜哉。其說不精也。既曰證有遲速。輕重不等。藥有多寡緩急之分。所定分兩大略而已。務在臨時斟酌。此乃隨意取捨增損。雖示運用之妙。亦似無紀律者。

蓄血

蓄血便血。不論傷寒時疫。盡因失下。邪熱久羈。無由以泄。血爲熱摶。留于經絡。敗爲紫血。溢于腸胃。腐爲黑血。便色如漆。大便反易者。雖結糞得瘀瘀血也而潤下。長沙曰。陽明證。其人喜忘者，必有蓄血。屎雖鞕大便反易。其色必黑。結糞雖行。眞元已敗。多至危殆。其有喜笑如狂者。此胃熱波及於血分。血乃心之屬。血中留火。延蔓心家。故有是證矣。仍從胃治。發黃一證。胃實失下。表裏壅閉。鬱而爲黃。熱更不泄。搏血爲瘀。凡經氣不鬱。不致發黃。熱不干血分。不致畜血。同受其邪。經與血分。同受其邪也。故發黃而兼畜血。非畜血而致發黃也。但畜血一行。熱隨血泄。黃因隨減。嘗見發黃者。原無瘀血。有瘀血者。原不發黃。所以發黃。當咎在經瘀熱。若專治瘀血誤也。胃移熱於下焦氣分。小便不利。熱結膀胱也。移熱於下焦血分。膀胱畜血也。小腹硬滿。疑其小便不利。今小便自利者。責之畜血也。然小便不利。亦有畜血者。非小便自利。便爲畜血也。胃實失下。至夜發熱者。熱留血分。更加失下。必致瘀血。初則晝夜發熱。日晡益甚。既投承氣。晝日熱減。至夜獨熱者。瘀血未行也。宜桃仁承氣湯。服湯後。熱除爲愈。或熱時前後縮短。再服再短。畜血盡而熱亦盡。大勢已去。亡血過多。餘焰尙存者。宜犀角地黃湯調之。至夜發熱。亦有瘅瘧。有熱入血室。皆非畜血。並未可下。宜審。

質按。傷寒論太陽中篇。舉畜血兼發黃者。以小便利與不利。辨抵當茵陳。二方之證。今此篇亦舉發黃者。明畜血與發黃病由各異。以發長沙餘蘊也。夫小腹卽膀胱部。故小便不利者。小腹必鞕滿。今小便自利。故責之畜血也。然畜血之證。在一七二七者。元氣仍支持。或爲可治。越三七者。眞元已敗。膀胱麻痺。不尿閉則必遺矢。爲難治矣。故吳氏曰。小便不利，亦有畜血者，非小便自利，便爲畜血也。蓋亦審其亥矣也。

桃仁承氣湯

大黄　芒硝　桃仁　當歸

芍藥　丹皮

照前煎服。

質按：元方有桂枝甘草，無當歸芍藥丹皮。吳氏泥於太陽隨經之語，且嫌桂枝之辛熱，故增損之。

犀角地黄湯

地黄一兩　芍藥三錢　丹皮二錢　犀角二錢研碎

右先將地黄，溫水潤透，銅刀切作片，石臼内搗爛，再加水如糊，絞汁聽用。其滓入藥同煎，藥成去滓，入前汁合用。

按傷寒太陽病不解，從經傳府，熱結膀胱，其人如狂，血自下者愈。血結不行者，宜抵當湯。今溫疫初無表證，而惟胃實，故腸胃畜血多，膀胱畜血少。然抵當湯，行瘀逐畜之最者，無分前後二便，並可取用。然畜血結甚者，在桃仁力所不及，宜抵當湯。蓋非大毒猛厲之劑，不足以抵當，故名之。然抵當證，所遇亦少，此以備萬一之用。

抵當湯

大黃五錢　蝱蟲二十枚炙乾研末　桃仁五錢研如泥　水蛭炙乾爲末五分

照常煎服。

質曰。長沙審於脈與證。略於臟腑經絡。故病在裏者。不必謂在某藏某府。單謂臟謂裏謂內也。其在表者。亦不必謂在某經某脈。單謂經謂表謂外也。如曰內寒外熱。救裏攻表。在經動經。胸中腹中。臟寒臟燥。臟無他病。爲熱入血室。爲熱結膀胱。爲蚘上而入膈。心下有水氣。寒結胞門之類。可以觀也。今小腹急結。若鞕滿者。小腹卽膀胱之部。蓋膀胱之腑。主足太陽經。故謂熱隨經入腑耳。吳氏拘泥其辭。以爲區區說。謂抵當桃仁之證。膀胱實有畜血者。不亦迂也哉。

發黃

黃疸是腑病。非經病也。瘟邪傳裏。遺熱下焦。小便不利。邪無輸泄。經氣鬱滯。其傳爲疸。身目如金者。宜茵蔯湯。

茵蔯湯

茵蔯一錢　山梔二錢　大黃五錢

水薑煎服。

按茵蔯。爲治疸退黃之專藥。今以病證較之。黃因小便不利。故用山梔。除小腸屈曲之火。瘀熱既除。小便自利。當以發黃爲標。小便不利爲本。及論小便不利。病原不在膀胱。乃係胃家移熱。又當以小便不利爲標。胃實爲本。是以大黃爲專功。山梔次之。茵蔯又其次也。設去大黃。而服山梔茵蔯。是忘本治標。鮮有功矣。或用茵蔯五苓。不惟不能退黃。小便閒亦難利。

質曰。發黃之論。既審于畜血篇。故在此甚略之。專說茵蔯之方意。審證之標本。以分品味之甲乙。亦何等捷徑。

邪在胸膈

瘟疫胸膈滿悶。心煩喜嘔。欲吐不吐。雖吐而不得大吐。腹不滿。欲飲不能飲。欲食不能食。此疫邪留於胸膈。宜瓜蒂散吐之。

瓜蒂散

瓜蒂 二分五釐　赤豆 二分五釐

右細末。以淡豆豉二錢。用水二合。煎取一合。去滓。以藥末攪之。頓服。溫覆須臾。不吐。更服。吐之未盡。煩滿尚存者。與鹽湯。探而吐之。

質曰。凡吐方。必兼汗下。其法。服藥之後。更飲溫湯數甌。須溫覆。俟溫溫欲吐。使病者端坐。以紙捻若羽翮之類。探而吐之。不吐者。復進溫湯而探之。仍不吐者。使之起立。旋轉循環徐步。須臾必吐。以吐黃色苦辣液爲度。吐過不止者。與冷水一碗。不吐盡者。與鹽湯而探之。須百方吐之。失期不吐。必下利。竟亦無益也。

辨明傷寒時疫

或曰。子言傷寒與時疫。有霄壤之隔。今用三承氣。及桃仁承氣。抵當茵蔯諸湯。皆傷寒方也。既用其方。必同其證。子何言之異也。曰。夫傷寒必有感冒之因。或單衣風露。大成論頭痛門云。新沐之後。當風露臥。或強力入水。或臨風脫衣。或當簷出浴。隨覺肌膚粟起。既而四肢拘急。惡風惡寒。然後頭疼身痛。發熱惡寒。脈浮而數。脈緊無汗。爲傷寒。脈緩有汗。爲傷風。至于時疫初起。原無感冒之因。忽覺凜凜。以後但熱而不惡寒。然亦有有所觸因而發者。或飢飽勞碌。或焦思氣鬱。皆觸動其邪。是促其發也。但不因所觸。無故自發者居多。促而發者。十中之一二耳。且傷寒之邪。自毫竅而入。時疫之邪。自口鼻而入。傷寒感而卽發。時疫多感久而後發。傷寒感邪在經。以經傳經。時疫感邪在內。内溢於經。經不自傳。傷寒感發甚暴。時疫多淹纏二三日。或漸加重。或淹纏五六日。忽然加重。傷寒初起。以發表爲先。時疫初起。以疎利爲主。傷寒投劑得汗而解。時疫發散雖汗不解。傷寒投劑可使立汗。時疫汗解。俟其内潰。汗出自然。不可以期。傷寒解以發汗。時疫解以戰汗。傷寒汗解在前。時疫汗解在後。傷寒發斑則病解。時疫發斑則病衰。傷寒不傳染。時疫能傳染。各自不同。其所同者。傷寒時疫。皆能傳胃。至是同歸於一。故皆用承氣湯輩。導邪而出。要之傷寒時疫。始異而終同也。但傷寒之邪。自肌表一經傳裏。如浮雲之過太虛。原無根蒂。惟其傳法。始終有進而無退。故下後皆能脫然而愈。時疫之邪。始則匿于膜原。根深蒂固。發時與營衞交併。客邪經由之處。營衞未有不被其傷者。因其傷故名曰潰。然不潰則不能傳。不傳則邪不能出。邪不出則疾不瘳。故時疫下後。多有未能頓解者。蓋疫邪。每有表裏分傳者。因有一半向外傳。則邪留於肌肉。一半向內傳。則邪留於胃家。邪留於胃。故裏氣結滯。裏氣結。表氣因而不通。於是肌肉之邪。不能即達於肌表。下後裏氣一通。表氣亦順。向鬱於肌肉之邪。方能盡發於肌表。或斑或汗。然後脫然而愈。傷寒下後無有此法。雖曰終同。及細較之。而終又有不同者矣。或曰。傷寒感天地之正氣。瘟疫感天地之戾氣。氣既不同。俱用承氣。又何藥之相同也。曰。風寒疫邪。與吾身之真氣二者。勢不兩立。一有所着。則氣壅火積。氣也。火也。邪也。三者混一。與之俱化。失其本然之面目。則均爲之邪矣。但以驅逐爲功。何論邪之同異也。譬初得傷寒。爲陰邪。閉藏而無汗。傷風爲陽邪。開發而多汗。始有桂枝麻黃之分。原其感而未化也。傳至少陽。並用柴胡。傳至胃家。並用承氣。至是亦無復有風寒之分矣。推而廣之。是知瘟邪傳胃。治法無異。

質按。長沙自序曰。卒然遭邪風之氣。嬰非常之疾。未嘗謂四時之氣也。而至論其病。則曰脈證如此者。名爲中風。名爲傷寒。其論病由。不過如此。名爲二字。可以觀也。叔和泥於傷寒之名義。求之四時之氣。吳氏亦由其說。曰傷寒感天地之正氣。瘟疫感天地之戾氣。今復曰傷寒必有感冒之因。或單衣風露云云。其果如此。冬時之寒。亦爲邪風氣乎。邪風之氣。豈可謂之正氣邪。富貴之人。焉有觸此因者。不知傷寒特爲貧賤之病乎。不通之論也。且曰傷寒必有感冒之因。時疫原無感冒之因。傷寒感而卽發。其發甚暴。時疫感久而後發。既曰時疫無感冒之因。來而不覺。感而不知。試問何由知其自口鼻而入。感久而後發乎。若論受邪之原由。則不過以理推之。於傷寒亦如此。不特瘟疫也。又曰。傷寒感邪在經。瘟疫感邪在內。又曰。傷寒投劑可使立汗。瘟疫汗解。俟其內潰。汗出自然。不可以期。蓋吳氏所謂傷寒者。卽太陽麻黃之證。故發汗而愈者多。若夫瘟疫初起。固爲陽明外證。故桂麻之類。發之不愈。傳入于胃者多。其理當然也。然傷寒有發汗不解。遂入于胃者。瘟疫有發汗而愈者。故達原飲方後曰。其不傳裏者。一二劑自解。稍重者。必從汗解。又曰。但出表爲順。又曰。大概觀之。邪越太陽許多。陽明次之。少陽又其次也。可見其初宜解表。俟邪氣傳胃而下之。但是陽明外證。不宜桂麻之類。此乃其所以苦心製達原飲也。若曰必無表證。則三陽加法何爲而設之也。既曰。傷寒汗解在前。瘟疫汗解在後。而其初有外證者。必以三陽加法。在後多用白虎。白虎豈發汗藥乎哉。此所謂汗出自然者。猶傷寒柴胡證。戰汗而解者。與桂麻之汗解。不可同日而論矣。蓋長沙之法。先解表後攻裏。俟邪毒盡傳于胃。而後下之。故得一勦而盡焉。吴氏則不然。見僅入于胃。輒直下之。故已傳之邪去。而未傳之邪復聚。竟有至再下三下。或屢下者。此銳於戰而不能俟機會者也。

發斑戰汗合論

凡疫邪留於氣分。解以戰汗。留於血分。解以發斑。氣屬陽而輕清。血屬陰而重濁。是以邪在氣分。則易疎透。邪在血分。恒多膠滯。陽主速而陰主遲也。所以從戰汗者。可使頓解。從發斑者。當圖漸愈。

瓆曰。夫邪無常形。由着處而現證。猶水之由地而變形也。邪酷則搏血。血敗則爲斑疹。病亦爲重也。故發斑愈早。則其病愈重。是其所以難瘳也。吴氏由氣血而論汗與斑。以陰陽清濁判分離遲速。蓋又漢人氣習矣。其實未必如此也。

戰汗

瘟疫伏邪中潰。忽得戰汗。邪氣輸泄。當卽脈靜身凉。煩渴頓除。若至二三五日後。陽氣漸積。不待飲食勞碌。而有反覆者。蓋一半已解表。一半復傳裏也。下之卽解。其表裏分傳者。裏氣壅閉。非汗下不可。汗下之未盡。日後復熱。當復下復汗。下後煩渴減。腹滿去。或思飲食而知味。裏氣和也。倘身熱未除。脈近浮。此邪氣怫鬱於經表未解也。當得汗解。如未得汗。以柴胡清燥湯和之。復不得汗者。從漸解也。勿強發其汗。應下失下。氣消血耗。既下欲作戰汗。但戰而不汗者危。以中氣虧微。但能降陷。不能升泄也。次日當期復戰。厥回汗出者生。厥不回汗不出者死。以正氣脫不勝邪也。戰而厥回無汗者。眞陽尚在。津液枯涸也。可使漸愈。戰而不復。忽痉者必飲。痉者身如尸。牙關緊。目上視。凡戰不可擾動。但可溫覆。擾動則戰而中止。次日當期復戰。戰汗後。復下後。越二三日。反腹痛不止者。欲作滯下也。無論已見積未見積。宜芍藥湯。

芍藥湯

芍藥一錢　當歸一錢　檳榔二錢

厚朴一錢　甘草七分

水薑煎服。裏急後重。加大黃三錢。紅積倍芍藥。白積倍檳榔。

自汗

自汗者。不因發散。自然汗出也。伏邪中潰。氣通得汗。邪欲去也。若脈長洪而數。身熱大渴。宜白虎湯。得戰汗方解。裏證下後。續得自汗。二三日不止。甚則四五日不止。身微熱。熱甚則汗甚。熱微汗亦微。此屬實。乃表有留邪也。邪盡汗止。不止者。宜柴胡以佐之。表解則汗止。設有三陽經證。當用達原飲三陽加法。與協熱下利投承氣同義。表裏雖殊。其理則一。若誤認爲表虛自汗。輙用黃芪實表及止汗之劑。則誤矣。有裏證。時當盛暑。多作自汗。宜下之。白虎證自汗。詳見前。若面無神色。唇口刮白。表裏無陽證。喜熱飲。稍冷則畏。脈微欲絕。忽得自汗。淡而無味者。爲虛脫。夜發則晝死。晝發則夜亡。急當峻補。補不及者死。大病愈後數日。每飲食及驚動卽汗。此表裏虛怯。宜人參養榮湯倍黃芪。

盜汗 寳曰：盜汗。古謂之寢汗。後世名之盜汗。蓋取於盜乘於人之不知義也。

裏證下後。續得盜汗者。表有微邪也。若邪甚。竟作自汗。伏邪中潰。則作戰汗矣。凡人目張則衛氣行於陽。目瞑則衛氣行於陰。行陽謂升發於表。行陰謂斂降於內。今內有伏熱。而又遇衛氣。兩陽相搏。熱蒸于外。則腠理開而盜汗出矣。若內伏之邪一盡。則盜汗自止。設不止者。宜柴胡湯以佐之。時疫愈後。脈靜身凉。數日後。反得盜汗及自汗者。此屬表虛。宜黃芪湯。

柴胡湯

柴胡三錢 黃芩一錢 陳皮一錢
甘草一錢 生薑一錢 大棗二枚

古方用人參半夏。今表裏實。故不用人參。無嘔吐。不用半夏。

黃芪湯

黃芪三錢　五味子五分　當歸一錢

白朮一錢　甘草五分

照常煎服。如汗未止。加麻黃浮根一錢五分。無有不止者。然屬實常多。屬虛常少。邪氣盛爲實。正氣奪爲虛。虛實之分。在乎有熱無熱。有熱爲實。無熱爲虛。若顛倒誤用。必有實實虛虛之誤。臨證當慎。

質曰。以熱之有無。辨證之虛實。恐未盡也。

狂汗

狂汗者。伏邪中潰。欲作汗解。因其人稟賦充盛。陽氣衝擊。不能頓開。故忽然坐臥不安。且狂且躁。少頃大汗淋漓。狂躁頓止。脈靜身涼。霍然而愈。

發斑

邪留血分。裏氣壅閉。則伏邪不得外透而爲斑。已下之。內壅一通。則衛氣亦從而疏暢。必出表爲斑。則毒邪亦從而外解矣。若下後斑漸出。不可更大下。設有下證。少與承氣。緩緩下之。若復大下。中氣不振。斑毒內陷則危。宜托裏舉斑湯。

托裏舉斑湯

芍藥　當歸各一錢　升麻五分　白芷

柴胡各七分　　川山甲二錢塗黃土泥炒黃去土爲粗末

水薑煎服。下後斑漸出。復大下斑毒復隱。反加循衣摸牀。撮空理線。脈漸微者危。本方加人參一錢補。補不及者死。若未下而先發斑者。設有下證。少與承氣。須從緩下。

質曰。此篇承發斑戰汗論而起。宜與彼篇照見。

數下亡陰

下證以邪未盡。不得已而數下之。間有兩目加澀。舌反枯乾。津不到咽。唇口燥裂。緣其人所稟陽藏。素多火而陰虧。今重亡津液。宜清燥養榮湯。設熱渴未除。裏證仍在。宜承氣養榮湯。

質曰。此證當從緩緩治之。若欲速除其邪。則邪盡而人斃。

解後宜養陰忌投參朮

夫疫乃熱病也。邪氣內鬱。陽氣不得宣布。積陽爲火。陰血每爲熱摶。暴解之後。餘焰尚在。陰血未復。大忌參芪白朮。得之反助其壅鬱。餘邪留伏。不惟目下淹纏。日後必變生異證。或周身痛痹。或四肢攣急。或流火結痰。或遍身瘡瘍。或兩腿攢痛。或勞嗽涌痰。或氣毒流注。或痰核穿漏。皆驟補之爲害也。凡有陰枯血燥者。宜清燥養榮湯。若素多痰。及少年平時肥盛者。投之恐有膩膈之弊。亦宜斟酌。大抵時疫愈後。調理之劑。投之不當。莫如靜養節飲食爲第一。

質曰。下後陽脫者。間又有薑附證。况於參朮乎。要在審其證。不可偏執也。若謂熱病不可溫藥。傷寒亦不可溫藥乎。不通之論也。蓋吳氏所謂溫疫者。卽爲陽明病。故溫藥之證稀耳。然至于血液已被熱搏。更經汗下。陰陽亡奪者。仍以參芪爲戒。豈其不偏見耶。

清燥養榮湯

知母　天花粉　當歸身　芍藥

地黃　陳皮　甘草

加燈心煎服。表有餘熱。宜柴胡養榮湯。

柴胡養榮湯

柴胡　黃芩　陳皮　甘草　當歸

芍藥　生地　知母　天花粉

薑棗煎服。裏證未盡。宜承氣養榮湯。

承氣養榮湯

知母　當歸　芍藥　生地

大黃　枳實　厚朴

水薑煎服。痰涎湧甚。胸膈不清者。宜蔞貝養榮湯。

蔞貝養榮湯

知母　花粉　貝母　瓜蔞實

橘紅　芍藥　當歸　紫蘇子

水薑煎服。

用參宜忌有前利後害之不同

凡人參所忌者，裏證耳。邪在表及半表半裏者，投之不妨。表有客邪者，古方如參蘇飲、小柴胡湯、敗毒散是也。半表半裏者，如久瘧挾虛，用補中益氣，不但無礙，而且得效。即使暴瘧邪氣正盛，投之不當，亦不至脹，爲無裏證也。夫裏證者，不特傷寒、溫疫傳胃，至如雜證氣鬱、血鬱、火鬱、濕鬱、痰鬱、食鬱之類，皆爲裏證。投之即脹者，蓋以實塡實也。今溫疫下後，適有暫時之通，即投人參，因而不脹，醫者、病者以爲用參之後，雖不見佳處，然不爲禍，便爲是福。乃恣意投之，不知參乃行血裏之補藥，下後雖通，餘邪尚在，再四服之，則助邪塡實，前證復起，禍害隨至矣。間有失下以致氣血虛耗者，有因邪盛數下及大下而挾虛者，遂投人參，當覺精神爽慧，醫者、病者皆以爲得意，明後日再三投之，即加變證。蓋方下後，始則胃家乍虛，沾其補益而快，殊弗思餘邪未盡，恣意投之，則漸加壅閉，邪火復起，愈投而變證愈增矣。故前後利害之不同者，有如此。

質曰。此篇宜與乘除之論照見。乃知吳氏之精細。又曰時疫與瘧。共有表裏之證。證候雖相以。其病迥異。故時疫若失治。有頃刻而死者。瘧疾雖失治不死。且有不藥亦自愈者。不可同日而論也。

下後間服緩劑

下後或數下。膜原尚有餘邪。未盡傳胃。邪熱與衞氣相併。故熱不能頓除。當寬緩兩日。閉餘邪聚胃。再下之。宜柴胡清燥湯緩劑調理。

柴胡清燥湯

柴胡 黄芩 陳皮

甘草 花粉 知母

薑棗煎服。

下後反痞

疫邪留於心胸。令人痞滿。下之痞應去。今反痞者虛也。以其人或因他病先虧。或因新產後。氣血兩虛。或稟賦嬌怯。因下益虛。失其健運。客氣留止。故令痞滿。今愈下而痞愈甚。若更用行氣破氣之劑。轉成壞證。宜參附養榮湯。

質曰。此篇宜與長沙瀉心湯條參考。今下之反痞者。胃中虛。客氣留止也。長沙甘草瀉心湯條曰。此非結熱。客氣上逆也。固爲不可下。而反下之。令其益痞者誤也。若夫下後。心下如痞。舌上乾燥無胎。脈浮虛而數。發熱汗多者。問變畜血證。爲難治。

參附養榮湯

當歸一錢　芍藥一錢　生地三錢　人參一錢

附子炮七分　乾薑炒一錢

照常煎服。果如前證。一服痞當如失。倘有下證。下後脈實。痞未除者。再下之。此有虛實之分。一者有下證。下後痞即減者爲實。一者表雖微熱。脈不甚數。口不渴。下後痞反甚者爲虛。若潮熱口渴。脈數而痞者。投之禍不旋踵。

賀曰。遽然下之。而後論其虛實。豈不暴耶。蓋亦吳氏偏于下之弊也。

下後反嘔

疫邪留於心胸。胃口熱甚。皆令嘔不止。下之嘔當去。今反嘔者。此屬胃氣虛寒。少進粥飲。便欲舌酸者。宜半夏藿香湯。一服嘔立止。穀食漸加。

半夏藿香湯

半夏一錢五分　真藿香一錢　乾薑炒一錢　茯苓一錢

廣陳皮一錢　白朮炒一錢　甘草五分

水薑煎服。有前後一證。首尾兩變者。有患時疫。心下脹滿。口渴。發熱而嘔。此應下之證也。下之諸證減去六七。嘔亦減半。再下之脹除。熱退渴止。向則數日不眠。今則少寐。嘔獨轉甚。此疫毒去而諸證除。胃續寒而嘔甚。與半夏藿香湯。一劑而嘔卽止。

質按。長沙曰。嘔多者。雖有陽明證。不可攻之。此證治法。當在大小柴胡之間。未可始遽下之也。蓋亦吳氏專下之弊矣。然早知其誤。而急救之者。乃所以警悟過人也。

奪液無汗

溫疫下後脈沈。下證未除。再下之。下後脈浮者。法當汗解。三五日不得汗者。其人預亡津液也。一人患疫。得下證。日久失下。逐日下利純臭水。晝夜十數行。乃致口燥脣乾。舌裂如斷。醫者誤按仲景協熱下利法。因與葛根黃連黃芩湯。服之轉劇。邀予診視。乃熱結傍流。急與大承氣一服。去宿糞甚多。色如敗醬。狀如粘膠。臭惡異常。是晚利頓止。次日服清燥湯一劑。脈尙沈。再下之。脈始浮。下證減去。肌表僅存微熱。此應汗解。尙不得汗。然裏邪既盡。中氣和平。所以飲食漸進。半月後忽作戰汗方解。蓋緣下利日久。表裏枯燥之極。飲食半月。津液漸回。方得汗。所謂積流而渠自通也。可見脈浮身熱。非汗不解。血燥津枯。非液不汗。昔人以（靈樞營衛生會篇）奪血無汗。今以奪液亦無汗。血液雖殊。枯燥則一也。

質曰。夫液泌於血。血生於飲食。今下利經久。飲食不消。血何由生。況血液被熱搏。承氣復下之。宜矣其不得汗也。

補瀉兼施與先瀉後補合論

證本應下。躭閣失治。或爲緩藥羈遲。火邪壅閉。耗氣搏血。精神殆盡。邪火獨存。以致循衣摸牀。撮空理線。筋惕肉瞤。肢體振戰。目中不了了。皆緣應下失下之咎。邪熱一毫未除。元神將脫。補之則邪毒愈甚。攻之則幾微之氣。不勝其攻。攻不可。補不可。補瀉不及。兩無生理。不得已。勉用陶氏黃龍湯。此證下亦死。不下亦死。與其坐以待斃。莫如含藥而亡。或有回生於萬一者。

質曰。應下而失下。邪盛神奪。凶兆交見。補瀉不及。兩無生理。當此時。用黃龍湯。猶討君側惡僥倖萬一耳矣。然黃龍之功。畢竟在承氣。如參地當歸。豈暇立功哉。

黃龍湯 陶節菴。傷寒六書方。治心下硬痛。下利純清水。譫語發渴。身熱者。曰是非內寒而利。因燥屎結實。乃下利所飲湯藥也。其意同于長沙。治少陰病。下利清水。云云之證。用大承氣。吳氏治熱結傍流。以大承氣。

大黃　厚朴　枳實　芒硝

人參　地黃　當歸

照常煎服。

按前證實爲庸醫躭閣。及今投劑。補瀉不及。然大虛不補。虛何由以回。大實不瀉。邪何由以去。勉用參地以回虛。承氣以逐實。此補瀉兼施之法也。先瀉後補之法。則純用承氣。下證稍減。神思稍甦。續得肢體振戰。怔忡驚悸。心内如人將捕之狀。四肢反厥。眩暈鬱冒。項背強直。併前循衣摸牀撮空等證。此皆大虛之候。將危之證也。急用人參養榮湯。虛候少退。速可屏去。蓋傷寒溫疫。俱係客邪。爲火熱燥證。人參固爲益元氣之神品。但偏於益陽。有助火固邪之弊。當此又非良品也。不得已而用之。

質曰。客邪之病。豈可概爲熱證也。長沙何爲立三陰之目。此吳氏偏一之見。不通之論也。

人參養榮湯

人參　麥冬　遼五味

地黄　歸身　芍藥

知母　陳皮　甘草

照常煎服。

如人方肉食。而病適來。以致停積在胃。用大小承氣連下。惟是臭水稀糞而已。於承氣湯中。但加人參一味服之。雖三四十日所停之完穀及完肉。於是方下。蓋承氣藉人參之力。皷舞胃氣。宿物始動也。

質曰。吳氏勇敢武斷。而反有此精細處。可謂英雄細心矣。

藥煩

應下失下。眞氣虧微。及投承氣下咽。少頃額上汗出。髮根搔痒。邪火上炎。手足厥冷。甚則振戰心煩。坐臥不安。如狂之狀。此中氣素虧。不能勝藥。名爲藥煩。凡遇此證。急投薑湯卽止。藥中多加生薑煎服。則無此患矣。更宜均兩三次服。以防嘔吐不納。

質曰。此證與狂汗相似。然彼則因邪氣將出于表。稟賦充盛而不得速汗也。此則熱實于胃久之。眞氣虧微。不能勝藥也。自有表裏虛實之分。可以辨也。

停藥

服承氣。在腹中不行。或次日方行。或半日仍吐原藥。此因病久失下。中氣大虧。不能運藥。名爲停藥。乃天元幾絕。大凶之兆也。宜生薑以和藥性。或加人參以助胃氣。更有邪實病重劑輕。亦令不行。

虛煩似狂

時疫坐臥不安。手足不定。臥未穩則起坐。纔着坐卽亂走。纔抽身又欲臥。無有寧刻。或循衣摸牀。撮空撚指。師至方診脈。將手縮去。六脈不甚顯。尺脈不至。此平時斲喪。根源虧損。因不勝其邪。元氣不能主持。故煩躁不寧。

固非狂證。其危有甚于狂也。法當大補。然有可急下者。或下後厥回。尺脈至。煩躁少定。此因邪氣少退。正氣暫復。微陽少伸也。不二時。邪氣復聚。前證復起。勿以前下得效。今再下之。速死。急宜峻補。補不及者死。此證表裏無大熱。下證不備者。庶幾可生。辟如城郭空虛。雖殘寇而能直入。戰不可。守不可。其危可知。

質曰。此證脈細數。若大而虛者。共爲難治。小便不利。若遺失者。膀胱麻痺也。必死。

神虛譫語

應下稽遲。血竭氣耗。內熱煩渴譫語。諸下證具。而數下之。渴熱並減。下證悉去。五六日後。譫語不止者。不可以爲實。此邪氣去。元神未復。宜清燥養榮湯加辰砂一錢。鄭聲譫語。態度無二。但有虛實之分。不應兩立名色。

質按。長沙曰。夫實則譫語。虛則鄭聲。鄭聲重語也。吳氏曰。鄭聲譫語。態度無二。但有虛實之分。不應兩立名色。何其拘強也。夫重語者。以精神虛憊。喜忘故也。爲非實證。譫語者。以神識錯亂。妄想故也。爲有實。又有虛。

奪氣不語

時疫下後。氣血俱虛。神思不清。惟向裏牀睡。似寐非寐。似寤非寤。呼之不應。此正氣奪。與其服藥不當。莫如靜守。虛回而神思自清。語言漸朗。若攻之。脈必反數。四肢漸厥。此虛虛之禍。危在旦夕。凡見此證表裏無大熱者宜人參養榮湯補之。能食者。自然虛回。前證自除。設不食者。正氣愈奪。虛證轉加。法當峻補。

老少異治

三春旱草。得雨滋榮。殘臘枯枝。雖灌不澤。凡年高之人。最忌剝削。設投承氣。以一當十。設用參朮。十不抵一。蓋老年榮衛枯澀。幾微之元氣易耗而難復也。不比少年氣血生機甚捷。其勢浡然。但得邪氣一除。正氣隨復。所以老年慎瀉。少年慎補。何況誤用也。萬有年高稟厚。年少賦薄者。又當從權。勿以常論。

質曰。不曰忌補忌瀉。曰慎補慎瀉。慎字可深味矣。

妄投破氣藥論

瘟疫心下脹滿。邪在裏也。若純用青皮枳實檳榔。諸香燥破氣之品。冀其寬脹。此大謬也。不知內壅氣閉。原有主客之分。假令根於七情鬱怒。肝氣上升。飲食過度。胃氣填實。本無外來邪毒客氣相干。止不過自身之氣壅滯。投木香砂仁豆蔻枳殼之類。上升者即降。氣閉者即通。無不見效。今疫毒之氣。傳於胸胃。以致升降之氣不利。因而脹滿實爲客邪。累及本氣。但得客氣一除。本氣自然升降。脹滿立消。若專用破氣之劑。但能破正氣。毒邪何自而泄。脹滿何由而消。治法非用小承氣弗愈。既而腸胃燥結。下既不通。中氣鬱滯。上焦之氣。不能下降。因而充積。即膜原或有未盡之邪。亦無前進之路。於是表裏上中下三焦皆阻。故爲痞滿燥實之證。得大承氣一行。所謂一竅通。諸竅皆通。大關通。而百關盡通也。向之所鬱於腸胃之邪。由此而下。腸胃既舒。膜原設有所傳不盡之餘邪。方能到胃乘勢而下也。譬若河道阻塞。前舟既行。餘舟連尾而下矣。至是邪結並去。脹滿頓除。皆藉大黃之力。大黃本非破氣藥。以其潤而最降。故能逐邪拔毒。破結導滯。加以枳朴者。不無佐使云爾。若純用破氣之品。津液愈耗。熱結愈固。滯氣無門而出。疫毒無路而泄。乃望其寬胸利膈。惑之甚矣。

妄投補劑論

有邪不除。淹纏日久。必至尫羸。庸醫望之。輒用補劑。殊不知無邪不病。邪氣去。正氣得通。何患乎虛之不復也。今投補劑。邪氣益固。正氣日鬱。轉鬱轉熱。轉熱轉瘦。轉瘦轉補。轉補轉鬱。循環不已。乃至骨立而斃。猶言服參幾許。補之不及。天數也。病家止誤一人。醫者終身不悟。

質按。此篇不舉治法者。審于補瀉兼施篇也。

妄投寒涼藥論

疫邪結於膜原，與衛氣併固，而晝夜發熱，五更稍減，日晡益甚，此與瘅瘧相類。但瘅瘧熱短，過時如失，明日至期復熱，今溫疫熱長，十二時中首尾相接，寅卯之間，乃其熱之首尾也。即二時餘焰不清，似乎日夜發熱，且此時也，邪結膜原，氣併爲熱，胃本無病，誤用寒涼，妄伐生氣，此其誤者一。及邪傳胃，煩渴口燥，舌乾胎刺，氣噴如火，心腹痞滿，午後潮熱，此應下之證。若用大劑芩連梔蘗，專務清熱，竟不知熱不能自成其熱，皆由邪在胃家，阻礙正氣，鬱而不通，火亦留止，積火成熱，但知火與熱，不知因邪而爲火熱。智者必投承氣，逐去其邪，氣行火泄，而熱自已。若概用寒涼，何異揚湯止沸。每見今醫好用黃連解毒湯、黃連瀉心湯，蓋本素問熱淫所勝，治以寒涼，（至真要大論。作熱淫所勝，平以鹹寒。）以爲聖人之言，必不我欺。况熱病用寒藥，最是捷徑，又何疑乎。每遇熱甚，反指大黃能泄而損元氣，黃連清熱，且不傷元氣，更無下泄之患，且得病家無有疑慮，守此以爲良法。由是凡遇熱證，大劑與之，二三錢不已，增至四五錢，熱又不已，晝夜連進，其病轉劇，至此技窮力竭，反謂事理當然。又見有等（有等即有一等之略語，蓋謂有一等甚者也）日久，腹皮貼背，乃調胃承氣證也。况無痞滿，益不敢議承氣，唯類聚寒涼，專務清熱，又思寒涼之最者，莫如黃連，因而再倍之，日近危篤，有邪不除，耽誤至死，猶言服黃連至幾兩，熱不能清，非藥之不到，或言不治之證，或言病者之數也。他日凡遇此證。每每如是。雖父母妻子。不過以此法毒之。蓋不知黃連苦而性滯。寒而氣燥。與大黃均爲寒藥。大黃走而不守。黃連守而不走。一燥一潤。一通一塞。相去甚遠。且疫邪首尾以通行爲治。若用黃連。反招閉塞之害。邪毒何由以泄。病根何由以拔。既不知病原。焉能以愈疾耶。

問曰。間有進黃連而得效者。何也。曰。其人正氣素勝。又因所受之邪本微。此不藥自愈之證。醫者誤投溫補。轉補轉鬱。轉鬱轉熱。此以三分客熱。轉加七分造熱也。客熱者。因客邪所鬱。正分之熱也。此非黃連可愈。造熱者。因誤投溫補。正氣轉鬱。反致熱極。故續加煩渴不眠譫語等證。此非正分之熱。乃庸醫添造分外之熱也。因投黃連。於是煩渴不眠譫語等證頓去。要之黃連。但可清去七分無邪造熱。又因熱減而正氣即回。所存三分有邪客熱。氣行即已也。醫者不解。遂以爲黃連得效。他日藉此概治客熱。則無效矣。又以昔效而今不效。疑其病原本重。非藥之不到也。執迷不悟。所害更不可勝計矣。

問曰。間有未經溫補之誤。進黃連而疾愈者。何也。曰。凡元氣勝病爲易治。病勝元氣爲難治。元氣勝病者。雖誤治。未必皆死。病勝元氣者。稍誤。未有不死者。此因其人元氣素勝。所感之邪本微。是以正氣有餘。足以勝病也。雖少與黃連。不能抑鬱正氣。此爲小逆。以正氣猶勝。而疾幸愈也。醫者不解竊自邀功。他日設遇邪氣勝者。非導邪不能瘳其疾。誤投黃連。反招閉塞之害。未有不危者。

質曰。凡邪氣在于表者。非汗不解。實于胃者。非下不瘥。此二者。芩連梔蘗。不能清其熱也。非寒涼不能治疫熱也。蓋藥各有所主治。譬如桂枝麻黃之一治於太陽。白虎承氣之同證於陽明。桂枝自有桂枝之證。麻黃自有麻黃之證。白虎不能徹胃實之邪焉。承氣不能清在裏之熱結焉。其一於太陽也。同於陽明也。而所主治。各自不同。於芩連梔蘗之清熱。亦猶如此耳。苟審所主治而投之。何藥不奏效。豈獨大黃治疫熱乎哉。吳氏欲痛矯時弊。矯枉而過直也。學者不可不察焉。

大便

熱結傍流。協熱下利。大便閉結。大腸膠閉。總之邪在裏。其證不同者。在乎通塞之間耳。

協熱下利者。其人大便素不調。邪氣忽乘於胃。便作煩渴。一如平時泄瀉。稀糞而色不敗。其色但焦黃而已。此伏邪傳裏。不能稽留於胃。至午後潮熱。便作泄瀉。子後熱退。泄瀉亦減。次日不作潮熱。利亦止。爲病愈。潮熱未除。利不止者。宜小承氣湯。以徹其餘邪。而利自止。若利止。二三日後。午後忽加煩渴。潮熱下泄。仍如前證。此伏邪未盡。復傳到胃也。治法同前。

質按。吳氏所謂協熱利者。卽長沙陽明病。大小承氣之證也。蓋伏邪傳裏。與胃氣協合。而下利之義也。長沙所謂協熱利者。太陽病桂枝之證。胃本無邪。由數下之。徒令胃氣虛寒。利下不止。表裏不解也。故以人參湯理中。加桂枝以救表。蓋協與挾通。所謂協熱者。裏寒挾表熱之義也。雖同名協熱。其證乃有虛實之分。不可同日而論。

大便閉結者。疫邪傳裏。內熱壅鬱。宿糞不行。蒸而爲結。漸至梗硬。下之結糞一行。瘀熱自除。諸證悉去。

熱結傍流者。以胃家實。內熱壅閉。先大便閉結。續得下利純臭水。全然無糞。日三四度。或十數度。宜大承氣湯得結糞而利立止。服湯不得結糞。仍下利臭水及所進湯藥。因大腸邪盛。失其傳送之職。知邪猶在也。病必不減。宜更下之。

質曰。熱結傍流者。內熱燥結。傍流下臭水之義也。

大腸膠閉者。其人平素大便不實。設遇疫邪傳裏。但蒸作極臭之物。如粘膠然。至死不結。愈蒸愈閉。以致胃氣不能下行。疫毒無路而出。不下卽死。宜大承氣湯下之。但得粘膠一去。下證自除。霍然而愈。

質曰。病同于協熱下利。但有通塞之異而已。

瘟疫愈後。三五日。或數日。反腹痛裏急者。非前病原也。此下焦別有伏邪

所發。欲作滯下也。發於氣分則爲白積。發於血分則爲紅積。氣血俱病。紅白相兼。邪盡利止。未止者。宜芍藥湯。方見前戰汗條

質曰。此非特異病源。餘邪不盡者。間亦變爲他病也。屢見爲滯下瘧疾及脚氣者。蓋其變雖不一。共由餘邪未盡。氣血虛耗。腠理易閉塞也。

溫疫愈後。大便數日不行。別無他證。此足三陰不足。以致大腸虛燥。此不可攻。飲食漸加。津液流通。自能潤下也。覺穀道夯負擔用力也。欲力去也。悶。宜作蜜煎導。甚則宜六成湯。

質曰。此章宜與病愈結存。及下格篇照見。

病愈後。脈遲細而弱。每至黎明五更也或夜半後。便作泄瀉。此命門眞陽不足。宜七成湯。或亦有雜證屬實者。宜大黃丸出于外臺溫病門勞復條下之立愈。此證萬中之一耳。

六成湯

當歸一錢五分　白芍藥一錢　地黃五錢

天門冬一錢　肉蓯蓉三錢　麥門冬一錢

照常煎服。日後更燥者。宜六味丸少減澤瀉。

質按。補足三陰不足。故名六成。六者水成數。卽天一生水。地六成之之義也。

七成湯

破故紙炒鎚碎三錢　熟附子一錢　遼五味八分

白茯苓一錢　人參一錢　甘草炙五分

照常煎服。愈後更發者。宜八味丸倍加附子。

質按。補命門眞陽。故名七成。七者火生數。卽天二生火。地七成之之義也。

小便

熱到膀胱。小便赤色。邪到膀胱。干於氣分。小便膠濁。邪從小便分離干於血分。溺血畜血。留邪欲去。小便數急。膀胱不約。小便自遺。膀胱熱結。小便閉塞。

質曰。吳氏分邪之與熱。而明本之與標。其說極細矣。蓋亦原長沙。長沙黃連湯之條曰。胸中有熱。胃中有邪氣。腹中痛欲嘔吐也。蓋遺尿與尿閉。俱有虛實之分。不可概論也。

熱到膀胱者。其邪在胃。胃熱灼於下焦在膀胱。但有熱而無邪。惟令小便赤色而已。其治在胃。

質曰。傳變不常條云。與導赤散五苓五皮之類。分毫無效者。得大承氣一服。小便如注而愈。可以參考。

邪到膀胱者。乃疫邪分布下焦。膀胱實有之邪。不止於熱也。從胃家來。治在胃。兼治膀胱。若純治膀胱。胃氣乘勢擁入膀胱。非其治矣。若腸胃無邪。獨小便急數。或白膏如馬遺。遺者。尿也。漢書東方朔傳。遺殿上。其治在膀胱。宜猪苓湯。

猪苓湯　邪干氣分者宜之。

猪苓二錢　澤瀉二錢　滑石五錢

甘草八分　木通一錢　車前二錢

燈心煎服。

桃仁湯　邪干血分者宜之。

桃仁三錢研如泥　丹皮一錢　當歸一錢

赤芍一錢　阿膠二錢　滑石五錢

照常煎服。小腹痛。按之硬痛。小便自調者。畜血也。加大黄三錢。甚則抵當湯。藥分三等。桃仁湯。桃仁加大黄。抵當湯也。隨其病之輕重而施治。

賓曰。小便膠濁及溺血者。宜長沙猪苓湯。若兼畜血有。宜桃仁湯。劇者大黄牡丹湯。其效優于抵當湯遠矣。

前後虛實

病有先虛後實者。宜先補而後瀉。有先實後虛者。宜先瀉而後補。所謂先虛後實者。或因他病先虧。或因年高血弱。或因先有内傷勞倦。或因新産亡血過多。或舊有吐血及崩漏之證。時疫將發。即觸動舊疾。或吐血。或崩漏。以致亡血過多。然後邪熱漸漸加重。以上並宜先補而後瀉。瀉者謂疎導之劑。併承氣下藥。概而言之也。凡遇先虛後實者。此萬不得已。而投補劑一二帖。後虛證少退。便宜治疫。若補劑連進。必助疫邪。禍害隨至。所謂先實後虛者。疫邪應下失下。血液爲熱搏盡。原邪尚在。宜急下之。邪退六七。急宜補之。虛回五六。愼勿再補。多服則邪熱復熾。下後畢竟加添虛證者。方可補。若以意揣度其虛。不見虛證。誤用補劑。貽害不淺。

質曰。此篇示逐機法。宜與乘除及補瀉兼施篇。爲一類見。

脈厥

溫疫得裏證。神色不敗。言動自如。別無怪證。忽然六脈如絲。微細而輭。甚至於無。或兩手俱無。或一手先伏。察其人。不應有此脈。今有此脈者。皆緣應下失下。內結壅閉。營氣逆于內。不能達於四末。此脈厥也。亦多有過用黃連石膏諸寒之劑。強遏其熱。致邪愈結。脈愈不行者。醫見脈微欲絕。以爲陽證得陰脈。爲不治。委而棄之。以此誤人甚衆。若更用人參生脈散輩。禍不旋踵。宜承氣緩緩下之。六脈自復。

質曰。余每遇此證。輒診脈於尺澤及腋下。必大而實。或滑而數。

脈證不應

表證脈應浮。不浮者亦有可汗而解者。以邪氣微。不能牽引正氣。故脈不應。裏證脈應沈。不沈者亦有可下而解者，以邪氣微不能抑鬱正氣，故脈不應。陽證見陰脈，有可生者，神色不敗，言動自如，乃禀賦脈也。再問平日無此脈，乃脈厥也。下後脈實，亦有病愈者，但得證減，復有實脈，乃天年脈也。夫脈不可一途而取，須以神氣形色病證，相參以決安危爲善。

質曰：夫脈者，以吾之氣，接渠之氣，以我神揣彼神，得之於心而應之於手，彼我權衡，以決安危也。吳氏之言，可以爲診理要訣矣。古曰：知其要者，一言而達，蓋吳氏之謂夫。

張崑源之室，年六旬，得滯下，後重窘急，日三四十度，脈常歇止，諸醫以爲雀啄脈，必死之候，咸不用藥。延予診視，其脈參伍不調，或二動一止，或三動一止而復來，此澁脈也。

質按：此脈近於結若代，豈可以澁名耶？澁反于滑，往來澁滯也。年高血弱，下利膿血，六脈短澁，固非所能任，詢其飲食不減，形色不變，聲音烈烈，言語如常，非危證也。遂用芍藥湯加大黃三錢，大下純膿成塊者兩碗許，自覺舒快，脈氣漸續，而利亦止。數年後，又患傷風，咳嗽痰涎湧甚，診之又得前脈，與杏桔湯二劑，嗽止脈調，方知此婦凡病俱作此脈。大抵治病，務以形色脈證參考，庶不失其大段，方可定其吉凶也。

陽證陰脈。身冷如冰。爲體厥。

施幼聲賣卜頗行。年四旬。稟賦肥甚。六月患時疫。口燥舌乾。胎刺如鋒。不時太息。咽喉腫痛。心腹脹滿。按之痛甚。渴思冰水。日晡益甚。小便赤澁。得涓滴則痛甚。此下證悉備。但通身肌表如冰。指甲青黑。六脈如絲。尋之則有。稍按則無。醫者不究裏證熱極。但引陶氏節菴全生集。以爲陽證。但手足厥逆。若冷過肘膝。便是陰證。今已通身冰冷。比之冷過肘膝更甚。宜其爲陰證一也。宜陶氏以脈分陰陽二證。全在有力無力中分。今已脈微欲絕。按之如無。比之無力更甚。宜其爲陰證二也。陰證而得陰脈之至者。復有何說。遂主附子理中湯。未服。延予至。以脈相參。表裏互較。此陽證之最者。下證悉具。但嫌下之晚耳。蓋因內熱之極。氣道壅閉。乃至脈微欲絕。此脈厥也。陽鬱則四肢厥逆。況素稟肥盛。尤易壅閉。今亢陽已極。以至通身冰冷。此體厥也。急投大承氣湯。囑其緩緩下之。脈至厥回。便得生矣。其妻聞一曰陰證。一曰陽證。天地懸隔。疑而不服。更請一醫。指言陰毒。須灸丹田。其兄疊延三醫續至。皆言陰證。乃進附子湯。下咽如火。煩躁頓加。逾時而卒。

質曰。陰證冷過肘膝多死。今至通身冰冷。而不死者。此所謂熱厥也。有白虎證。又有承氣證。長沙曰。脈滑而厥者裏有熱也。白虎湯主之。又曰。

厥深者，熱亦深，厥當下之。

乘除（算法：添算曰乘，減算曰除）

病有純虛純實，非補卽瀉，何有乘除？設遇既虛且實者，補瀉間用，當詳孰先後，孰從少從多，可緩可急，隨其證而調之。

吳江沈青來之室，少寡，素多鬱怒，而有吐血證，歲三四發，吐後卽已，無有他證，蓋不以爲意也。三月間，別無他故，忽有小發熱，頭疼身痛，不惡寒而微渴。若惡寒不渴者，乃感冒風寒；今不惡寒微渴者，疫也。至第二日，舊證大發，吐血倍常，更加眩暈，手振煩躁，種種虛躁，飲食不進，且熱漸加重。醫者病者但見吐血，以爲舊證復發，不知其爲疫也。故以發熱認爲陰虛，頭疼身痛認爲血虛，不察未吐血前一日已有前證，非吐血後所加之證也。諸醫議補，問予可否。余曰：失血補虛，權宜則可。蓋吐血者，內有結血，正血不能歸經，所以吐也。結血牢固，豈能吐乎？能去其結，於中無阻，血自歸經，方冀不發。若吐後專補，內則血滿，既滿不能歸，血從上溢也。設用寒涼，尤誤。投補劑亦只顧目前之虛，用參暫效，不能拔去病根，日後又發也。況又兼疫，今非昔比。今夙疾因傷而發，血脫爲虛，邪在爲實，是虛中有實，如投補劑，始則以實塡虛，霑其補益，既而以實塡實，災害立至。於是暫用人參二錢，以茯苓、歸、芍佐之。兩劑後，虛證咸退，熱減六七。醫者病者皆謂用參得效。均欲連進。余禁之不止乃恣意續進。便覺心胸煩悶。腹中不和。若有積氣求噯不得。此氣不時上升。便欲作嘔。心下難過。遍體不舒。終夜不寐。喜按摩椎擊。此皆別加有餘之變證也。所以然者。止有三分之疫。只應三分之熱。適有七分之虛。經絡枯澀。陽氣內陷。故有十分之熱。分而言之。其間是三分實熱。七分虛熱也。向則本氣空虛。不與邪搏。故無有餘之證。但虛不任邪。惟懊憹鬱冒眩暈而已。今投補劑。是以虛證減去。熱減六七。所餘三分之熱者。實熱也。乃是疫邪所致。斷非人參可除者。今再服之。反助疫邪。邪正相搏。故加有餘之變證。因少與承氣。微利之而愈。按此病。設不用利藥。宜靜養數日。亦自愈。以其人大便一日一行。則知胃氣通行。邪氣在內。日從胃氣下趨。故自愈。間有大便自調而不愈者。內有灣糞隱曲不行。下之得宿糞極臭者。病始愈。設邪未去。恣意投參。邪乃益固。日久不除。醫見形體漸瘦。便指爲怯證。愈補愈危。死者多矣。

賓曰。夫惡寒而不渴者。感冒也。渴而不惡寒者。疫也。在其初宜審焉。蓋惡寒者。爲太陽之主證。渴者。爲陽明之主證也。

溫疫論私評卷下

明 延陵吴又可先生著 日本鎮西 雲莽秋吉質文卿氏 評

男 椿莽孚子和輯梓

雜氣論

日月星辰。天之有象可睹。水火土石。地之有形可求。昆蟲草木。動植之物可見、寒熱溫涼。四時之氣。往來可覺。至于山嵐瘴氣、嶺南毒霧。咸得地之濁氣。猶可以察。而惟天地之雜氣。種種不一。亦猶天之有日月星辰。地之有水火土石。氣交之中有昆蟲草木之不一也。草木有野葛巴豆。星辰有羅計熒惑。（五雜俎。天部曰。金木土水火。五星之外。又有四餘星。一曰紫氣。二曰月孛。三曰羅喉。四曰計都。而羅計二星。人多忌。）昆蟲有毒蛇猛獸。土石有雄硫硇信、萬物各有善惡之不等。是知雜氣之毒亦然。然氣無形可求。無象可見。況無聲復無臭。何能得睹得聞。人惡得而知其氣也。其來無時。其着無方。衆人有觸之者。各隨其氣而爲諸病焉。其爲病也。或時衆人發頤。或時衆人頭面浮腫。俗名爲大頭瘟是也。或時衆人咽痛。或時音啞。俗名爲蝦蟆瘟是也。或時衆人瘧痢。或爲痺氣。或爲痘瘡。或爲斑疹。或爲瘡疥疔瘇。或時衆人目赤腫痛。或時衆人嘔血暴下。俗名爲瓜瓤瘟。探頭瘟是也。或時衆人瘿痎。俗名爲疙瘩瘟是也。爲病種種。難以枚舉。

大約病偏于一方。延門合戶。衆人相同。皆時行之氣。卽雜氣爲病也。爲病種種。是知氣之不一也。蓋當其時。適有某氣。專入某臟腑經絡。專發爲某病。故衆人之病相同。非關臟腑經絡。或爲之證也。不可以年歲四時爲拘。蓋非五運六氣所卽定者。是知氣之所至無時也。或發于城市。或發于村落。他處安然無有。是知氣之所着無方也。疫氣者亦雜氣中之一。但有甚于他氣。故爲病頗重。因名之厲氣。雖有多寡不同。然無歲不有。至于瓜瓤瘟。疙瘩瘟。緩者朝發夕死。急者頃刻而亡。此又在諸疫中最重者。幸而幾百年來罕有之。不可以常疫並論也。至於發頤咽痛。目赤斑疹之類。其時村落中偶有一二人所患者。雖不與衆人等。然考其證。甚合某年某處衆人所患之病。纖悉相同。治法無異。此卽當年之雜氣。但目今所鍾不厚。所患者希少耳。此又不可以衆人無有。斷爲非雜氣也。况雜氣爲病最多。而舉世皆誤認爲六氣。假如誤認爲風者。如大麻風鶴膝風。痛風歷節風。老人中風。腸風厲風之類。槪用風藥。未嘗一效。實非風也。皆雜氣爲病耳。至又誤認爲火者。如疔瘡發背癰疽。腫毒氣毒流注。流火丹毒。與夫痘麻斑疹之類。以爲痛癢瘡瘍。皆屬心火。投芩連梔柏。未嘗一效。實非火也。亦雜氣之所爲耳。至於誤認爲暑者。如霍亂吐瀉。瘧痢暴注。腹痛絞腸痧之類。皆誤認爲暑。作暑證治之。未嘗一效。與暑何與焉。至於一切雜證。無因而生者。並皆雜氣所成。蓋因雜氣來而不知。感而不覺。惟向風寒暑濕所見之氣求之。既已錯認病原。未免誤投他藥。劉河間作原病式。蓋祖五運六氣。百病皆原於風寒暑濕燥火。謂爲病者。無出此六氣。實不知雜氣爲病。更多於六氣。六氣有限。現在可測。雜氣無窮。茫然不可測。專務六氣。不言雜氣。豈能包括天下之病與。

質曰。夫疫役也。衆人均等之謂也。偶有一二人患輕微之證者。以與某年某處衆人所患。其證相同也。直指謂疫。然則時疫與他病。其證相同者。亦可謂非時疫。然其實即疫也。不得不謂之疫。謂疫則違名義。不謂則失其實。於此乎吾常病于病名之無益于治。而或紊其實也。無已則倣長沙。以六經包括萬病歟。

論氣所傷不同

所謂雜氣者。雖曰天地之氣。實由方土之氣也。蓋其氣從地而起。有此氣則有是病。譬如所言天地生萬物。然亦由方土之産也。彼植物藉雨露而滋生。動物藉飲食而頤養。必先有是氣。然後有是物。推而廣之。有無限之氣。因有無限之物也。但二五（陰陽五行）之精。未免生尅制化。是以萬物各有宜忌。宜者益而忌者損。損者制也。故萬物各有所制。如猫制鼠。如鼠制象之類。既知以物制物。即知以氣制物矣。以氣制物者。蟹得霧則死。棗得霧則枯之類。此有形之氣。動植之物。皆爲所制也。至於無形之氣。偏中於動物者。如牛瘟羊瘟。雞瘟鴨瘟。豈但人疫而已哉。然牛病而羊不病。雞病而鴨不病。人病而禽獸不病。究其所傷不同。因其氣各異也。知其氣各異。故謂之雜氣。夫物者氣之化也。氣者物之變也。知氣可以制物。則知物之可以制氣矣。夫物之可以制氣者。藥物也。如蜒蚰解蜈蚣之毒。貓肉治鼠瘻之潰。此受物之氣以爲病。還以物之氣制之。至于受無形雜氣爲病。莫知何物之能制矣。惟其不知何物之能制。故勉用汗吐下三法以當之。嗟乎。即三法且不能盡善。況能知物乎。能知以物制氣。一病足有一藥之制病已。不煩君臣佐使品味加減之勞矣。

質曰。雜氣論。及論氣所傷不同之二篇。是吳氏精神之所匯。猶書之有禹貢洪範。足以覘其學識深高。瘟疫一篇文字蓋自此而出矣。所論辨。雖不脫拗理之習。亦多所發明。格致之功。超于金元諸子遠矣。學者須熟讀精思。必將有大所得也。

論氣盛衰

其年疫氣盛行。所患皆重。最能傳染。即童輩皆知其爲疫。至於微疫。反覺無有。蓋毒氣所鍾。有厚薄也。其年疫氣衰少。里閭所患者。不過幾人。且不能傳染。時師皆以傷寒爲名。不知者固不言疫。知者亦不便言疫。然則何以知其爲疫。蓋脈證與盛行之年。所患之證。纖悉相同。至於用藥取效。毫無差別。是以知溫疫。四時皆有。常年不斷。但有多寡輕重耳。疫氣不行之年。亦有微疫。衆人皆以感冒爲名。實不知爲疫也。設用發散之劑。雖不合病。然亦無大害。疫自愈。實非藥也。即不藥亦自愈。至有稍重者。誤投發散。其害尚淺。若誤用補劑。及寒涼。反成痼疾。不可不辨。

蚘厥

疫邪傳裏。應下失下。邪氣盛于內。四肢厥冷。胃熱如沸。蚘動不安。下既不通。必反于上。蚘因嘔出。此常事也。但治其胃。蚘厥自愈。每見醫家。妄引經論。臟寒蚘上入膈。其人當吐蚘。又云。胃中冷必吐蚘之句。便用烏梅圓。或理中安蚘湯。方中乃細辛附子乾薑桂枝川椒。皆辛熱之品。投之如火上添油。殊不知疫證表裏上下皆熱。始終從無寒證者。不思現前事理。徒記紙上文辭。以爲依經傍註。坦然用之無疑。因此誤人甚衆。

質曰。拘泥文辭。不曉事理。貴耳而賤目者。古今讀書家通弊。不特醫事也。又曰吐死蛔者。屬熱。吐活蛔者。多屬胃寒。死蛔色白。活蛔微紅色。

呃逆

胃氣逆則爲呃逆。吳中稱爲冷呃。以冷爲名。遂指爲胃寒。不知寒熱皆令呃逆。且不以本證相參。專執俗語爲寒。遂投丁茱薑桂。誤人不少。此比執辭害義者。尤爲不典。治法各從其本證而消息之。如見白虎證。則投白虎。見承氣證。則投承氣。膈間痰閉。則宜導痰。如果胃寒。丁香柿蒂散宜之。然不若四逆湯功效殊捷。要之但治本證。其呃自止。他可以類推矣。

質曰。呃逆者。膈膜之痙攣也。有虛實之分。宜從本證而治之。概爲胃寒誤矣。故吳氏辨駁之。

似表非表似裏非裏

時疫初起。邪氣盤踞於中。表裏阻隔。裏氣滯而爲悶。表氣滯而爲頭疼身痛。因見頭疼身痛。往往誤認爲傷寒表證。因用麻黃桂枝香蘇葛根敗毒。九味羌活之類。此皆發散之劑。強求其汗。妄耗津液。經氣先傷。邪氣不損。依然發熱。更有邪氣傳裏。表氣不能通于內。必壅於外。每至午後潮熱。熱甚則頭脹痛。熱退則已。此豈表實者耶。以上似表。誤爲表證。妄投升散之劑。原邪愈實。火氣上升。頭疼轉甚。須下之。裏氣一通。經氣降而頭疼立止。若果感冒頭疼。無時不痛。爲可辨也。且有別證相參。不可一途而取。若汗若下後。脈靜身涼。渾身肢節反加痛甚。一如被杖。一如墜傷。少動則痛苦號呼。此經氣虛營衛行澁也。三四日內經氣漸回。其痛漸止。雖不藥必自愈。設妄引經論。以爲風濕相搏。一身盡痛。不可轉側。遂投疎風勝濕之劑。身痛反劇。以此誤人甚衆。

傷寒傳胃。即便潮熱譫語。下之無辭。今時疫初起。便作潮熱。熱甚亦能譫語。誤認爲裏證。妄用承氣。是爲誅伐無辜。不知伏邪附近於胃。邪未入腑。亦能潮熱。午後熱甚。亦能譫語。不待胃實而後能也。假令常瘧熱甚。亦作譫語。瘅瘧不惡寒。但作潮熱。此豈胃實者耶。以上似裏證。誤投承氣。裏氣先虛。及邪陷胃。轉見胸腹脹滿。煩渴益甚。病家見勢危篤。以致更醫。醫見與下藥病甚。乃指大黃爲砒毒。或投瀉心。或投柴胡枳桔。留邪在胃。變證日增。神脫氣盡而死。向則不應下而反下之。今則應下而反失下。蓋因表裏不明。用藥前後失序之誤。

質按。長沙曰。傷寒不大便六七日。頭痛有熱。小便赤者。與承氣湯。其小便反清者。知不在裏。仍在表也。又曰。解後身疼痛者。宜桂枝加芍藥生薑人參湯。宜參考。

論食

時疫有首尾皆能食者。此邪不傳胃。切不可絕其飲食。但不宜過食耳。有愈後數日。微渴微熱。不思食者。此微邪在胃。正氣衰弱。強與之。即爲食復。有下後一日便思食。食之有味。當與之。先與米食一小杯。加至茶甌。漸進稀粥。不可盡意。飢則再與。如忽加吞酸。反覺無味。乃胃氣傷也。當停穀一日。胃氣復。復思食也。仍如漸進法。有愈後十數日。脈靜身涼。表裏俱和。但不思飲食者。此中氣不甦。當與粥飲迎之。得穀後。即思食覺飢。久而不思食者。一法以人參一錢煎湯與之。少引胃氣。忽覺思食。便可勿服。

質曰。論食綿密精緻。自少而多。自稀而稠。秩如有法。嚴不可犯。又調理法曰。多與。早與。遲與。皆非所宜。宜與此篇參考。

論飲

煩渴思飲。酌量與之。若引飲過多。自覺水停心下。名停飲。宜四苓散。如大渴思飲冰水及冷飲。無論四時。皆可量與。蓋內熱之極。得冷飲相救甚宜。能飲一升。止與半升。甯使少頃再飲。至於梨汁。藕汁。蔗漿。西瓜。皆可備不時之需。如不欲飲冷。當易白滾湯與之。乃至不思飲。則知胃和矣。

質按長沙曰。渴思飲水者。少少與飲之。令胃氣和則愈。又曰。渴欲飲水者少少與之。但以法救之。又曰。少陰病渴欲飲水者。少少與之。蓋少少者。不使盡意也。若盡意飲之。必爲水逆。甚非法也。吳氏曰。煩渴思飲。酌量與之。又曰。能飲一升。止與半升。仍是長沙之法。

四苓湯

茯苓二錢　澤瀉一錢五分　猪苓一錢五分　陳皮一錢

取長流水煎服。古方有五苓散。用桂枝者。以太陽中風。表證未罷。併入膀胱。用四苓以利小便。加桂枝以解表邪。爲雙解散。即如少陽併于胃。

以大柴胡。合表裏而治之。今人但見小便不利。便用桂枝。何異聾者之聽宮商。胃本無邪。故用白朮以建中。今不用白朮者。疫邪傳胃而渴。白朮性壅。恐以實填實也。加陳皮者。和中利氣也。

質按。吳氏以爲桂枝發汗。而其性辛溫。白朮健胃。而其弊壅塞。故共去之。蓋亦惡溫補之偏見。

損復

邪傷人也。始而傷氣。繼而傷血傷肉傷筋傷骨。邪毒既退。始而復氣。繼而復血。復肉復筋復骨。以柔脆者。易損亦易復也。

天傾西北。地陷東南。故男先傷右。女先傷左。及其復也。男先復左。女先復右。以素虧者易損。素實者易復也。

質曰。男女左右之說。漢人拗理之習。吳氏亦不得脫也。

嚴正甫。年三十。時疫後。脈證俱平。飲食漸進。忽然肢體浮腫。別無所苦。此即氣復也。蓋大病後。血未成。氣暴復。血乃氣之依歸。氣無所依。故爲浮腫。嗣後飲食漸加。浮腫漸消。若誤投行氣利水藥則謬矣。

張德甫。年二十。患禁口痢。晝夜無度。肢體僅有皮骨。痢雖減。毫不進穀。以人參一錢煎湯。入口不一時。身忽浮腫。如吹氣毬速。自後飲食漸進。浮腫漸消。腫間已有肌肉矣若大病後。三焦受傷。不能通調水道。下輸膀胱。肢體浮腫。此水氣也。與氣復懸絕。宜金匱腎氣丸。及腎氣煎。若誤用行氣利水藥必劇。凡水氣足冷。肢體常重。氣復足不冷。支體常輕。爲異。

質曰。氣復與水腫相似。試以指按之。肌膚從沒。放之從復者。氣復也。須臾復故者。水腫也。久不能復者。虛腫也。此所其不同。瘥後貪食者。多患水腫。蓋氣血未復。特胃氣暴復。易飢而易消。貪食而不止。故未熟之液。滿于一身也。不腫必下利。宜節飲食。自愈。若飲食不進。先自足浮腫。漸及腰腹。色白而光澤。按之如敗瓜者。此由氣血共虛。元氣不能四布也。宜補之。或心下先腫。或小腹先腫者。屬於胃膀胱之衰弱。或由餘邪不盡。有虛實之分。共爲難治。適有一手微腫。或一足腫大者。是屬內臟之焮腫。多死。

余桂玉。年四十。時疫後。四肢脫力。竟若癱瘓。數日後。右手始能動。又三日。左手方動。又兪桂岡子室。所患皆然。

質曰。適亦然耳。焉足以爲定論。

標本

諸竅乃人身之戶牖也。邪自竅而入。未有不由竅而出。經曰。（素問熱論）未入於府者。可汗而已。已入於府者。可下而已。麻徵君。（麻九疇字知幾。從張子和學醫。故辞儒門事親。）復增汗吐下三法。總是導引其邪從門戶而出。可爲治疫之大綱。舍此皆治標云爾。今時疫首尾一於爲熱。獨不言清熱者。葢因邪而發熱。但能治其邪。不治其熱而熱自已。夫邪之與熱。猶形影相依。形亡而影未有獨存者。若以黄連解毒湯。黄連瀉心湯。純乎類聚寒凉。專務清熱。既無汗吐下之能。焉能使邪從竅而出。是忘其本。徒治其標。何異於小兒捕影。

行邪伏邪之别

凡邪所客。有行邪。有伏邪。故治法有難有易。取效有遲有速。所謂行邪者。如正傷寒。始自太陽。或傳陽明。或傳少陽。或自三陽入胃。如行人經由某地。本無根蒂。因其漂浮之勢。病形雖重。若果在經。一汗而解。若果傳胃。一下而愈。藥到便能獲效。所謂伏邪。如温疫之邪。伏於膜原。如鳥栖巢。如獸藏穴。營衛所不關。藥石所不及。至其發也。邪毒漸張。内侵於府。外淫於經。營衛受傷。諸證漸顯。然後可得而治之。方其浸淫之際。邪毒尚在膜原。此時但可疎利。使伏邪易出。邪毒既離膜原。乃觀其變。待其或出表。或入裏。然後可導邪使去。邪盡方愈。初發之時。毒勢漸張。莫之能禦。其時不惟不能即瘳。而病證日惟加重。病家見證日增。即欲更醫。醫家不解。亦自驚疑。竟不知先時感受邪甚則病甚。邪微則病微。病之輕重。非關于醫。人之生死。全賴于藥石。故諺曰。傷寒莫治頭。勞怯莫治尾。若果正傷寒。初受於肌表。不過在經之浮邪。一汗卽解。何難治之有。此言蓋指瘟疫而設也。所以疫邪方張之際。勢不可遏。但使邪毒速離膜原。便是治法。全在後段工夫。識得表裏虛實。更詳輕重緩急。投劑不致差謬。如是可以萬舉萬全。卽使感受之最重者。按法治之。必無殞命之理。若夫久病枯削。酒色耗竭。耆耄風燭者。此等已是天眞幾絕。更加瘟疫。自是難支。又不可同日而語矣。

質曰。扁鵲嘗曰。病入骨髓者。雖司命不可如之何。今吳氏曰。卽使感受之最深者。按法治之。必無殞命之理。其說可疑。蓋又豪傑氣魄。

應下諸證

舌白胎。漸變黃胎。

邪在膜原。舌上白胎。邪在胃家。舌上黃胎。胎老變爲沈香色也。白胎未可下。黃胎宜下。

質曰。以下六條。審舌胎。以辨病之輕重。及邪之所着。蓋發明前賢所未言。以爲後學之針車也。其功亦鉅矣。

舌黑胎

邪毒在胃。薰騰于上。而生黑胎。有黃胎老而變焦色者。有津液潤澤。作軟黑胎者。有舌上乾燥。作硬黑胎者。下後二三日。黑皮自脫。又有一種舌上俱黑而無胎。此經氣。非下證也。姙娠多見此。陰證亦有此。並非下證。下後裏證去。舌尙黑者。胎皮未脫也。不可再下。務在有下證方可下。舌上無胎。況無下證。誤下舌反見離離黑色者危。急當補之。

舌芒刺

熱傷津液。此疫毒之最重者。急當下。老人微疫無下證。舌上乾燥。易生胎刺。用生脈散生津潤燥。芒刺自去。

舌裂

日久失下。血液枯極。多有此證。又熱結傍流。日久不治。在下腸則津液消亡。在上胃則邪火毒熾。亦有此證。急下之。裂自滿。

舌短　舌硬　舌卷

皆邪氣勝。眞氣虧。急下之。邪毒去。眞氣回。舌自舒。

質曰。舌短舌硬舌卷。此三者。亦有虛實之分。宜審之。

白砂胎

舌上白胎。乾硬如砂皮。一名水晶胎乃自白胎之時。津液乾燥。邪雖入胃。不能變黃。宜急下之。若白胎潤澤者。邪在膜原也。邪微胎亦微。邪氣盛。胎如積粉滿布。其舌猶未可下。久而胎色不變。別有下證。服三消飲。次早舌卽變黃。

唇燥裂　唇焦色　唇口皮起　口臭　鼻孔如烟煤

胃家熱。多有此證。固當下。唇口皮起。仍用別證互較。鼻孔煤黑。疫毒在胃。下之無辭。

質按。唇燥裂。焦色。唇口皮起。此三者。或有不可下者。不可概爲下證也。口臭可吐者多。

口燥渴

更有下證者。宜下之。下後邪去胃和。渴自減。若服花粉門冬知母。冀其生津止渴。殊謬。若大汗。脈長洪而渴。未可下。宜白虎湯。汗更出。身涼渴止。

目赤　咽乾　氣噴如火　小便赤黑涓滴作痛　小便極臭　揚手擲足　脈沈而數

皆爲內熱之極。下之無辭。

質曰。咽乾有虛實之分。宜審之。

潮熱　譫語

邪在胃有此證。宜下。然又有不可下者。詳載似裏非裏熱入血室。神虛譫語。三條之下。

善太息

胃家實。呼吸不利。胸膈痞悶。每欲引氣下行。故然。

心下满　心下高起如块　心下痛　腹胀满　腹痛按之愈痛　心下胀痛

以上皆胃家邪实。内结气闭。宜下之。气通则已。

头胀痛

胃家实。气不下降。下之头痛立止。若初起头痛。别无下证者。未可下。

小便闭

大便不通。气结不舒。大便行。小便立解。误服行气利水药。无益。

大便闭　转屎气极臭

更有下证。下之无辞。有血液枯竭者。无表里证。为虚燥。宜蜜煎导。及胆导。

大肠胶闭　协热下利　热结傍流

並宜下。详见大便条下。

四逆　脉厥　体厥

並属气闭。阳气郁内。不能四布于外。胃家实也。宜下之。下后反见此证者。为虚脱。宜补。

质曰。以上三章。有阴证。有阳证。又有痧证。有食伤积聚。蛔厥脏厥。宜审之。

發狂

胃家實。陽氣盛也。宜下之。有虛煩似狂。有因欲汗作狂。並詳見本條。忌下。

應補諸證

向謂傷寒無補法者。和劑局方。許洪指南總論說。蓋傷寒時疫。均是客邪。然傷于寒者。不過風寒。乃天地之正氣。尚嫌其填實。而不可補。今感疫氣者。乃天地之毒氣。補之則壅裹其毒。邪火愈熾。設誤補之。爲害尤甚于傷寒。此言其常也。及言其變。則又有應補者。或日久失下。形神幾脫。或久病先虧。或先受大勞。或老人枯竭。皆當補瀉兼施。設因行而增虛證者。宜急峻補。虛證散在諸篇。此不再贅虛證少退。切忌再補。詳見前虛後實補後虛證不退。及加變證者危。下後虛證不見。乃億度其虛。輒用補劑。法所大忌。凡用補劑。本日不見佳處。即非應補。蓋人參爲益元氣之極品。開胃氣之神丹。下咽之後。其效立見。若用參之後。元氣不回。胃氣不轉者。勿謂人參之功不捷。蓋因投之不當耳。急宜另作主張。若恣意投之。必加變證。加而更投之者死。

質按。吳氏謂人參下咽。其效立見。是本因下之。元氣暴奪者耳。若夫久虛以漸者。豈得如此效捷耶。

論陰證世間罕有

傷寒陰陽二證。方書皆以對待言之。凡論陽證。卽繼之以陰證。讀者以爲陰陽二證。世間均有之病。所以臨診之際。先將陰陽二證。在于胸次。往來躊躇。最易致誤。甚有不辨脈證。但窺其人。多蓄少艾。孟子曰：知好色則慕少艾。爾雅云：少艾美好也。或適在妓家。或房事後得病。或病適至行房。醫問及此。便疑爲陰證。殊不知病之將至。雖僧尼寡婦。室女童男。曠夫閹宦。亦皆有之。與房慾何與焉。卽使多儲少艾。頻宿娼妓。房事後適病。病適至行房。此際偶值病邪發行。膜原氣壅火鬱。未免發熱。到底終是陽證。與陰證何與焉。況又不知陰證實乃世間罕有之證。而陽證似陰者。何日無之。究其所以然者。蓋不論傷寒溫疫傳入胃家。陽氣內鬱。不能外布。卽便四逆。所謂陽厥是也。又曰。傷寒論。厥陰篇。厥微熱亦微。厥深熱亦深。其厥深者。甚至冷過肘膝。脈沉而微。劇則通身冰冷。脈微欲絕。雖有輕重之分。總之爲陽厥。因其觸目皆是。苟不得其要領。於是誤認者良多。況且溫疫每類傷寒。苟不得要領。最易混淆。夫溫疫熱病也。從無感寒。陰自何來。一也。治溫疫數百人。纔遇一二三正傷寒。二也。及治正傷寒數百人。纔遇二三眞陰證。三也。前後統論。苟非歷治多人。焉能一見陰證。豈非世間罕有之病耶。觀今傷寒科盛行之醫。歷數年間。或偶得遇一眞陰證者有之。由之觀是。又何必纔見傷寒。便疑陰證。況多溫疫。又非傷寒者乎。

質按。吳氏所謂溫疫。卽長沙陽明病。固無陰證。然因誤汗誤下。陽氣脫者。適有見陰證。

論陽證似陰

凡陽厥。手足皆冷。或冷過肘膝。甚至手足指甲皆青黑。劇則遍身冰冷如石。血凝青紫成片。或六脈無力。或脈微欲絕。以上脈證。悉見純陰。猶以爲陽證何也。及審內證。氣噴如火。齦爛口臭。煩渴譫語。口燥舌乾。舌胎黃黑。或生芒刺。心腹痞滿。小腹疼痛。小便赤澀。涓滴作痛。非大便燥結。卽大腸膠閉。非協熱下利。卽熱結傍流。以上內三焦。悉見陽證。所以爲陽厥也。粗工不察內多下證。但見表證脈體純陰。誤投溫劑。禍不旋踵。凡陽證似陰證者。溫疫與正傷寒通有之。其有陰證似陽者。此正傷寒家事。在溫疫無有此證。故不附載。（詳見傷寒實錄）溫疫陽證似陰者。始必由膜原。以漸傳裏。先幾日發熱。以後四肢逆冷。傷寒陽證似陰者。始必由陽經。發熱脈浮而數。邪氣自外漸次傳裏。裏氣壅閉。脈體方沈。乃至四肢厥逆。蓋非一日矣。其眞陰者。始則惡寒而不發熱。其脈沈細。當卽四肢逆冷。急投附子回陽。二三日失治卽死。捷要辨法。凡陽證似陰。外寒而內必熱。故小便血赤。以陰證似陽者。格陽之證也。上熱下寒。故小便清白。但以小便赤白爲據。以此推之。萬不失一。

質按長沙曰。病有發熱惡寒者。發於陽也。無熱惡寒者。發於陰也。又曰。小便色白者。少陰病形具。吳氏蓋本于此。然是謂其常也。至于言其變。有少陰病始得之反發熱云云之類。不可固執也。

舍病治藥

嘗遇微疫。醫者誤進白虎湯數劑。續得四肢厥逆。病勢轉劇。更醫。謬指爲陰證。投附子湯病愈。此非治病。實治藥也。雖誤病原。藥則偶中。醫者之庸。病者之福也。蓋病本不藥自愈之證。因連進白虎。寒涼慓悍。抑遏胃氣。以致四肢厥逆。疫邪強伏。故病增劇。今投溫劑。胃氣通行。微邪流散。故愈。若果直中無陽陰證。誤投白虎。一劑立斃。豈容數劑耶。

舍病治弊

一人感疫。發熱煩渴。思飲冰水。醫者以爲凡病須忌生冷。禁止甚嚴。病者苦索勿與。遂至兩目火迸。咽喉焦燥。不時烟焰上騰。晝夜不寐。目中見鬼無數。病劇苦甚。自謂但得冷飲一滴下咽。雖死無恨。于是乘隙匍匐竊取井水一盆。置之枕傍。飲一杯頓覺清亮。二杯鬼物潛消。三杯咽喉聲出。四杯筋骨舒暢。飲至六杯。不知盞落枕傍。竟而熟睡。俄而大汗如雨。衣被濕透。脫然而愈。蓋因其人瘦而多火。素稟陽藏。始則加之以熱。經絡枯燥。既而邪氣傳表。不能作正汗而解。誤投升散。則病轉劇。今得冷飲。表裏和潤。

所謂除弊便是興利。自然汗解宜矣。更有因食因痰。因寒劑。而致虛陷。疾不愈者。皆當舍病治弊。以此類推。可以應變于無窮矣。

論輕疫誤治每成痼疾

凡客邪。皆有輕重之分。惟疫邪感受輕者。人所不識。往往誤治而成痼疾。假令患痢。晝夜無度。水穀不進。人皆知其爲痢也。其有感之輕者。晝夜雖行四五度。飲食如常。起居如故。人亦知其輕痢。未嘗誤以他病治之者。憑有積滯耳。至於溫疫感之重者。身熱如火。頭疼身痛。胸腹脹滿。胎刺譫語。斑黃狂躁。人皆知其危疫也。其有感淺者。微有頭疼身痛。午後稍有潮熱。飲食不甚減。但食後或覺脹滿。或覺惡心。脈微數。如是之疫。最易誤認。即醫家素以傷寒溫疫爲大病。今因證候不顯。多有不覺其爲疫也。且人感疫之際。來而不覺。既感不知。最無憑據。又因所感之氣薄。今發時證不甚現。雖有頭疼身痛。況飲食不絕。力可徒步。又焉得而知其疫也。病人無處追求。每每妄訴病原。醫家不善審察。未免隨情錯認。有如病前適遇小勞。病人不過以此道其根由。醫家不辨是非。便引東垣勞倦傷脾。元氣下陷。乃執甘溫除大熱之句。（脾胃論。飲食勞倦所傷。爲熱中論云云。）隨用補中益氣湯。壅補其邪。轉壅轉熱。轉熱轉瘦。轉瘦轉補。多至危殆。或有婦人患此。適逢產後。醫家便認爲陰虛發熱。血虛身痛。遂投四物。及地黃丸。泥滯其邪。遷延日久。病邪益固。邀遍女科。無出滋養陰血。屢投不效。復更凉血通瘀。不知原邪仍在。積熱自是不除。日漸尫羸。終成廢痿。凡人未免七情勞鬱。醫者不知爲疫。乃引丹溪五火相扇之說。（詳于格致餘論。相火之論。）或指爲心火上炎。或指爲肝火衝擊。惟類聚寒凉。冀其直折。而反凝注其邪。徒傷胃氣。疫邪不去。瘀熱何清。延至骨立而斃。或有宿病淹纏。適逢微疫。未免身痛發熱。醫家病家同認爲病加重。仍用前藥加減。有妨于疫。病益加重。至死不覺者。如是種種。難以盡述。

賓曰。凡物微則難辨。大則易知。豈獨疫哉。故曰。能見日月。不足爲明。能聞雷霆。不足爲聰。此以君子愼其微矣。

肢體浮腫

時疫潮熱而渴。舌黄身痛。心下滿悶。腹時痛。脈數。此應下之證也。外有通身及面目浮腫。喘急不已。小便不利。此疫兼水腫。因三焦壅閉。（妄投破氣藥論云。表裏上中下三焦皆阻。又曰。一竅通。諸竅皆通。大關通。而百關盡通也。）水道不行也。但治其疫。水腫自已。宜小承氣湯。向有單腹脹而後疫者。治在疫。若先年曾患水腫。因疫而發者。治在疫。水腫自愈。病人通身浮腫。下體益甚。臍凸陰囊及陰莖腫大色白。小便不利。此水腫也。繼又身大熱。午後益甚。燥渴。心下滿悶。喘急。大便不調。此又加疫也。因下之。下後脹不除。反加腹滿。宜承氣加甘遂二分。弱人量減。蓋先腫脹。續得時疫。此水腫兼疫。大水在表。微疫在裏也。故並治之。時疫愈後數日。先自足浮腫。小便不利。腫漸至心腹而喘。此水氣也。宜治在水。時疫愈後數日。先自足浮腫。小便如常。雖遍身浮腫而不喘。別無所苦。此氣復也。蓋血乃氣之依歸。氣先血而生。無所歸。故暫浮腫。但靜養節飲食。不藥自愈。時疫身體羸弱。言不足以聽。氣不足以息。得下證。少與承氣。下證稍減。更與之。眩暈欲死。蓋力不足以勝也。絕穀期月。稍補則心腹滿悶。攻不可。補不可。守之則元氣不鼓。餘邪沈匿膜原。日惟水飲而已。以後心腹忽加痞滿。煩寃者。向來沈匿之邪。方悉分傳于表裏也。宜承氣養榮湯。一服病已。設表腫未除。宜微汗之。自愈。時疫得裏證失下。以致面目浮腫及肢體微腫。小便自利。此表裏氣滯。非兼水腫也。宜承氣下之。裏氣一疎。表氣一順。浮腫頓除。或見絕穀期月。指爲脾虛發腫。誤補必劇。姙娠更多此證。治法同前。則子母俱安。但當少與。愼無過劑。共七法

服寒劑反熱

陽氣通行。溫養百骸。陽氣壅閉。鬱而爲熱。且夫人身之火。無處不有。無時不在。但喜通達耳。不論臟腑經絡。表裏上下。血分氣分。一有所阻。卽便發熱。是知百病發熱。皆由於壅鬱。而火鬱又根于氣。氣常靈而火不靈。火不能自運。賴氣爲之運。所以氣升火亦升。氣降火亦降。氣行火亦行。氣若阻

滯。則火屈曲。惟是屈曲。熱斯發矣。是氣爲火之舟楫也。今疫邪透出于膜原。氣爲之阻。時欲到胃。是求伸而未能遽達也。今投寒劑。抑遏胃氣。氣益不伸。火更屈曲。所以反熱也。往往服芩連知蘗之類。病人自覺反熱。其間偶有靈變者。但言我非黄連證。亦不知其何故也。終以寒凉清熱。熱不能清。竟置弗疑。服之反熱。全然不悟。雖至白首。終不究心。悲夫。

知一

邪之着人。如飲酒然。凡人醉則脈必洪數。氣高身熱。面目俱赤。乃其常也。及言其變。各自不同。有醉後妄言妄動。醒後全然不知者。有雖沈醉而神思終不亂者。有醉後應面赤而反刮白者。應萎弱而反剛強者。應壯熱而反惡寒而戰慄者。有易醉而易醒者。有難醉而難醒者。有發呼欠及嚏噴者。有頭眩眼花及頭疼者。態度百出。總因其氣血虚實之不同。臟腑稟賦之各異。更兼過飲小飲之别。考其情狀。各自不同。至於醉酒則一也。及醒諸態如失。凡人受疫邪。始則晝夜發熱。日晡益甚。頭疼身痛。舌上白胎。漸加煩渴。乃衆人之常也。及言其變。則各自不同。或純純發熱。或發熱而兼凜凜。或先凜凜而後發熱。或以後漸漸寒少而熱多。以至純熱者。或晝夜發熱者。或但潮熱。餘時稍緩者。或嘔或吐。或咽喉乾燥。或痰涎湧甚者。有從外解者。或戰汗。或狂汗。或自汗。或盜汗。或發斑。有從内傳者。或胸膈痞悶。或心腹脹滿。或心痛腹痛。或胸脇痛。或大便不通。或前後癃閉。或協熱下利。或熱結傍流。有黃胎黑胎者。有口燥舌裂者。有舌生芒刺。舌色紫赤者。有鼻孔如烟煤者。有發黃發疹。及蓄血。吐血。衄血。大小便血。汗血。嗽血。齒衄血。有發頤疙瘩瘡者。有首尾能食者。有絕穀一兩月者。有漸消者。有無故善反復者。有愈後漸加飲食如舊者。有愈後飲食勝常二三倍者。有愈後退爪脫髮者。至論惡證。口禁不能張。昏迷不識人。足屈不能伸。唇口不住牽動。手足不住振戰。直視圓睁。目瞑上視。口張聲啞。舌強舌短。遺尿遺糞。項強發痙。手足俱痙。筋惕肉瞤。循衣摸牀。撮空理線等證。種種不同。因其氣血虛實之不同。臟腑稟賦之有異。更兼感重感輕之別。考其證候。各自不同。至受邪則一也。及邪盡諸證如失。所謂知其一萬事畢。莊子云。通於一而萬事畢。知其要者。一言而終。不知其要者。流散無窮。素問。至眞要大論語。此之謂也。

以上止舉一氣因人而變。至有歲氣稍有不同者。有其年衆人皆從自汗而解者。更有其年衆人皆從戰汗而解者。此又因氣而變。餘證大同小異。皆疫氣也。至又雜氣爲病。一氣自成一病。每病各又因人而變。推而言之。其變不可勝言。醫者能通其變。方爲盡善。

四損不可正治

凡人大勞大慾。及大病久病後。氣血兩虛。陰陽並竭。名爲四損。當此之際。

忽又加疫。邪氣雖輕。並爲難治。以正氣先虧。邪氣日陷。故諺有云。傷寒偏死下虛人。（陶節庵。傷寒全成集。）正謂此也。蓋正氣不勝者。氣不足以息。言不足以聽。或欲言而不能。感邪雖重。反無脹滿痞塞之證。誤用承氣。不劇即死。以正氣愈損。邪氣愈伏也。若眞血不足者。面色萎黄。脣口刮白。或因吐血崩漏。或因產後亡血過多。或因腸風藏毒所致。感邪雖重。面目反無陽色。誤用承氣速死。以營血愈消。邪氣益加沈匿也。若眞陽不足者。或四肢厥逆。或下利清穀。肌體惡寒。恆多泄瀉。至夜益甚。或口鼻冷氣。感邪雖重。反無發熱燥渴胎刺等證。誤用承氣。陽氣愈消。陰凝不化。邪氣留而不行。輕則漸加委頓。（挫傷折壞也）重則下咽直斃。若眞陰不足者。自然五液乾枯。肌膚甲錯。感邪雖重。應汗無汗。應厥不厥。誤用承氣。病益加重。以津液枯涸。邪氣澀滯。無能輸泄也。

凡遇此等。不可以常法正治。當從其損而調之。調之不愈者。稍以常法治之。治之不及者。損之至也。是故一損二損。輕者或可挽回。重者治之無益。乃至三損四損。雖盧扁（扁鵲。人稱之盧醫。）亦無所施矣。以枯魄獨存。化源已絕。不復滋生矣。

勞復　食復　自復

疫邪已退。脈證俱平。但元氣未復。或因梳洗沐浴。或因多言妄動。遂至發熱前證復起。惟脈不沈爲辨。此爲勞復。蓋氣爲火之舟楫。今則眞氣方長。勞而復折。眞氣既虧。火亦不前。如人欲濟。舟楫已壞。其可渡乎。是火也某經氣陷。則火隨陷于某經。陷于經絡。則爲表熱。陷于臟腑。則爲裏熱。虚甚熱甚。虚微熱微。治法輕則靜養可復。重則大補氣血。候眞氣一回。血脈融和。表裏通暢。所陷之火。隨氣輸泄。自然熱退。而前證自除矣。若誤用承氣及寒涼剝削之劑。變證蜂起。卒至殞命。宜服安神養血湯。若因飲食所傷者。或吞酸作噯。或心腹滿悶而加熱。此名食復。輕則損穀自愈。重則消導方愈。若無故自復者。以伏邪未盡。此名自復。當問前得某證。所發亦某證。稍與前藥。以撤其餘邪。自然獲愈。

安神養血湯

茯苓　棗仁　當歸
遠志　桔梗　芍藥
地黃　陳皮　甘草

加龍眼肉。水煎服。

感冒兼疫

疫邪伏而未發。因感冒風寒。觸動疫邪。相繼而發。既有感冒之因。由復有風寒之脈證。先投發散。一汗而解。一二日。續得頭疼身痛。潮熱煩渴。不惡

寒。此風寒去疫邪發也。以疫法治之

瘧疫兼證

瘧疾二三發，或七八發後，忽然晝夜發熱，煩渴不惡寒，舌上胎刺，心腹痞滿，飲食不進，下證漸具，此温疫著，瘧疾隱也，以疫法治之。温疫晝夜純熱，心腹痞滿，飲食不進，下後脈靜身凉，或間日，或每日，時惡寒，而後發熱如期者，此温疫解，瘧邪未盡也，以瘧法治之。

温瘧

凡瘧者，寒熱如期而發，餘時脈靜身凉，此常瘧也，以瘧法治之。設傳胃者，必現裏證，名爲温瘧，以疫法治者生，以瘧法治者死。裏證者，下證也。下後裏證除，寒熱獨存者，是温疫減，瘧證在也。瘧邪未去者，宜疏。邪去而瘧勢在者，宜截。瘧勢在而挾虚者，宜補。疏以清脾飲，截以不二飲，補以四君子。方見瘧門。仍恐雜亂，此不附載。

疫痢兼證

下痢膿血，更加發熱而渴，心腹痞滿，嘔而不食，此疫痢兼證，最爲危急。夫疫者，胃家事也。蓋疫邪傳胃，十常八九，既傳入胃，必從下解。疫邪不能自出，必借大腸之氣傳送而下，而疫方愈。夫痢者，大腸内事也。大腸既病，失其傳送之職，故正糞不行，純乎下痢膿血而已。所以向來穀食停積在胃，直須大腸邪氣退。而胃氣通行。正糞方能自此而下。今大腸失職。正糞尙自不行。又何能與胃載毒而出。毒氣旣不前。羈留在胃。敗壞眞氣。在胃一日。有一日之害。一時。有一時之害。耗氣搏血。神脫氣盡而死。凡遇疫痢兼證者。治在痢尤爲喫緊。疫痢俱急者。宜梹芍順氣湯。誠爲一擧兩得。

梹芍順氣湯　專治下痢頻數。裏急後重。兼舌胎黃。得疫之裏證者。

梹榔　芍藥　枳實

厚朴　大黃

生薑煎服。

質曰。裏急者。腹裏急痛之略也。後重者。肛重也。戰國策云。寧爲雞口。不爲牛後。後讀爲肛。可徵言穀道夯悶。如重墜也。長沙謂之下重。蓋以穀道焮腫。令然也。

婦人時疫

婦人傷寒時疫。與男子無二。惟經水適斷適來。及崩漏產後。與男子稍有不同。夫經水之來。乃諸經血滿。歸注于血室。下泄爲月水。血室者。一名血海。卽衝任脈也。爲諸經之總任。經水適來。疫邪不入于胃。乘勢入于血室。故夜發熱譫語。蓋衞氣晝行于陽。不與陰爭。故晝則明了。夜行于陰。與邪相搏。故夜則發熱譫語。至夜止發熱而不譫語者。亦爲熱入血室。因有輕重之分。不必拘于譫語也。經曰。無犯胃氣及上二焦。必愈。蓋言胸膈併胃無邪。勿以譫語爲胃實而妄攻之。但熱隨血下。故自愈。若有如結胸狀者。血因邪結也。當刺期門以通其結。以柴胡湯治之。不若刺者功捷。經水適斷。血室空虛。其邪乘勢傳入。邪勝正虧。經氣不振。不能敷散其邪。爲難治。且不從血泄。邪氣何由卽解。與適來者。有血虛血實之分。宜柴胡養榮湯。新產亡血過多。衝任空虛。與夫素善崩漏。經氣久虛。皆能受邪。與經水適斷同法。

質曰。吳氏以血室。爲任衝脈者。非也。按金匱。大黄甘遂湯條曰。婦人小腹滿。如敦音對。盛黍稷器。上狹下豐。鏤以波文。狀。是生後者。水與血俱結在血室。可見血室卽子宮矣。夫月三十日而爲盈虛。經亦三十日而滿損。上應於月。故謂之月水。素問云。地有十二經水。人有十二經脈。又云。女子二七天癸通。經水始下。七七陰道絕。經水斷矣。蓋癸爲水。故謂之經水也。夫婦人與男子不同者。不特有經水之變。崩漏產後之異也。蓋以其筋脈輭弱。經氣不奮。不能敷散其邪而速使分離。動過期爲壞證。醫務在促分離也。經水適來適斷者。不止所謂熱入血室之證。多變不食病。吐涎腥臭。連綿不止。或胸膈煩悶。或咽喉窒塞。頭項強急。眼花耳聾。身熱不去。小便赤少。或喜怒如狂。或懵昧如癡。是皆邪氣未盡。更加子宮之病也。其治在子宮。兼治胃。荏苒不愈。已經二旬者。雖熱除而脈遲。肌肉不消。色脈不亂。爲難治。若至吐清冷透徹。狀如牛涎。不可挖斷之物。雖司命不可如之何矣。期門穴在乳下一寸五分。刺之勿使鍼直立。恐傷肋膜也。須以指頭撮起肌肉。循其脈理而斜刺之。鍼入一二分。見血卽效矣。凡熱病之可刺者。其證雖多端。要之熱實而無汗者。是由其氣血凝泣。或運行太過也。不論證之表裏。不問脈之虛實。須放尺澤而去血。是達其鬱也。其鬱一達。正氣得從而暢。汗出而熱減。邪氣從此而衰。藥亦易取效。至期劃然愈。必不可少之術也。去血多少。雖隨其人之虛實。率以六十錢爲準。多則虛難復。少則邪不衰。邪實勢急。血虛病緩。緩者易治。急者難救。與其少寧多。

妊娠時疫

孕婦時疫。設應用三承氣湯。須隨證施治。愼毋惑于參朮安胎之說。病家見用承氣。先自驚疑。或更左右嘈雜。必致醫者掣肘。爲子母大不祥。若應下之證。反用補劑。邪火壅鬱。熱毒愈熾。胎愈不安。耗氣摶血。胞胎何賴。是以古人有懸鐘之喩。王慈谿。明醫雜著。婦人半產論。梁腐而鐘未有不落者。惟用承氣。逐去其邪。火毒消散。炎熇頓爲淸涼。氣回而胎自固。用當其證。反見大黃爲安胎之聖藥。歷治歷當。子母俱安。若腹痛如錐。腰痛如折。此時將墮。欲墮之候。服藥亦無及矣。雖投承氣。但可愈疾而全母。昧者以爲因服承氣胎墮。必反咎于醫也。或詰其故。余曰結糞瘀熱。腸胃間事也。胎附于脊。胃腸之外。子宮内事也。藥先到胃。瘀熱纔通。胎氣始得舒養。是以興利除害於頃刻之間。何慮之有。但投藥之際。病衰七八。餘邪自愈。愼勿過劑耳。

凡孕婦時疫。萬一有四損者。不可正治。當從其損而調之。產後同法。非其損而誤補必死。四損詳見前應補諸證條後

小兒時疫

凡小兒感冒風寒瘧痢等證。人所易知。一感時疫。人所難窺。以致錯誤者多。蓋由幼科專于痘疹吐瀉驚疳。併諸雜證。在傷寒時疫。則略而未常究心。一也。古人稱幼科爲啞科。蓋小兒不能盡罄所苦以告師。師又安能悉乎問切之義。所以但知其身熱。不知其頭疼身痛也。但知不思乳食。心胸膨脹。疑其內傷乳食。安知其疫邪傳胃也。但見嘔吐惡心口渴下利。以小兒吐瀉爲常事。又安知其協熱下利也。凡此何暇致思爲時疫。二也。小兒賦質嬌怯。筋骨柔脆。一染時疫。延挨負重也失治。卽便二目上弔。不時驚搐。肢體發痙。十指鉤曲。甚則角弓反張。必延幼科。正合渠平日學習見聞之證。多誤認爲慢驚風。遂投抱龍丸。竭盡驚風之劑。轉治轉劇。因見不啼不語。又將神門手少陰心經。在掌後兌骨端。動脈陷中。主小兒驚癇。眉心證治準繩。小兒急驚。灸兩眉心。及人中。亂灸。艾火雖微。

内攻甚急。兩陽相搏。如火加油。紅爐添炭。死者不可勝計。深爲痛憫。今凡遇疫毒流行。大人皆染。小兒豈獨不染耶。所受之邪雖一。但因其氣血筋骨柔脆。故所現之證爲異耳。務宜求邪以治。故用藥與大人彷彿。凡五六歲以上者。藥當減半。二三歲者。四分之一可也。又腸胃柔脆。少有差誤。爲禍更速。臨證尤宜加慎。

小兒太極丸

天竺黄五錢今眞物希以蝲蛄石代用。　膽星五錢　大黄三錢

麝香三分　冰片三分　僵蠶三錢

右爲細末。端午日。午時修合。糯米飯杵爲丸。如芡實。硃砂爲衣。凡遇疫證。薑湯化下一丸。神效。

主客交渾爲痼疾

凡人向有他病尫羸。或久瘧。或内傷瘀血。或吐血便血咳血。男子遺精白濁。精氣枯涸。女人崩漏帶下。血枯經閉之類。以致肌肉消爍。虛火獨存。故脈近于數。此際稍感疫氣。醫家病家。見其穀食暴絶。更加胸膈痞悶。身疼發熱。徹夜不寐。指爲原病加重。誤以絶穀爲脾虛。以身痛爲血虛。以不寐爲神虛。遂投參朮歸地神茯棗仁之類。愈進愈危。知者稍以疫法治之。發熱減半。不時得睡。穀食稍進。但數脈身熱不去。肢體時疼。胸脇錐痛。過期

不愈。醫以雜藥頻試。補之則邪火愈熾。瀉之則損脾壞胃。滋之則膠邪愈固。散之則經絡益虛。疎之則精氣愈耗。守之則日消近死。葢但知其伏邪已潰表裏分傳。不知裏證雖除。正氣衰微。不能托出表邪。表邪留而不去。因與血脈合而爲一。結爲痼疾也。肢體時疼者。邪與榮氣搏也。脈數身熱不去者。邪火並鬱也。脇下錐痛者。火邪結于膈膜也。過期不愈者。凡疫邪交卸。近在一七。遠在二七。甚至三七。過此不愈者。因失其治。不爲壞證。即爲痼疾也。夫痼疾者。所謂客邪膠固于血脈。主客交渾。最難得解。久而愈固。治法當乘其大肉未消。眞元未敗。急用三甲散。多有得生者。更附加減法。隨其平素而調之。

三甲散

鼈甲　龜甲並用酥炙黃爲末各一錢如無酥各以醋炒代之　川山甲土炒黃爲末五分

蟬退洗淨炙乾五分　僵蠶白硬者切斷生用五分　牡蠣煅爲末五分咽燥者斟酌用

䗪蟲三個乾者擘碎鮮者搗爛和酒少許取汁入湯藥同服其滓入諸藥同煎　白芍藥酒炒七分　當歸五分

甘草三分

水二鍾。煎八分。瀝渣溫服。若素有老瘧。或癉瘧者。加牛膝一錢。何首烏一錢。胃弱欲作瀉者。宜九蒸九曬。若素有鬱痰者。加貝母一錢。有老痰者。加瓜蔞霜五分。善嘔者勿用。若咽乾作痒者。加花粉知母各五分。若素燥嗽者。加杏仁搗爛一錢五分。若素有內傷瘀血者。倍䗪蟲。若無以乾漆炒。烟盡爲度。研末五分。及桃仁搗爛一錢代之。服後病減半勿服。當盡調理法。

調理法

凡人胃氣強盛。可飢可飽。若久病之後。胃氣薄弱。最難調理。蓋胃體如竈。胃氣如火。穀食如薪。合水穀之精微。升散爲血脈者如焰。其糟粕下轉爲糞者如燼。是以竈大則薪多火盛。薪斷而餘焰猶存。雖薪後續而火亦燃。若些小鐺釜。只宜薪數莖。稍多則壅滅。稍斷則火絕矣。死灰而求復燃。不亦難乎。若夫大病之後。客邪新去。胃口方開。幾微之氣。所當接續。多與早與遲與。皆非所宜。宜先與粥飲。次糊飲。次糜粥。次軟飯。循序漸進。先後勿失其時。當設爐火。晝夜勿令斷絕。以備不時之用。思穀即與。稍緩則胃飢如灼。再緩則胃氣傷。反不思食矣。既不思食。若照前與之。雖食而弗化。弗化則傷而又傷。若幸不爲食復者。當如初進法。若更多與。及食粘硬之物。胃氣壅甚。必脹滿難支。氣絕穀存。乃至反復顛倒。形神俱脫而死矣。

質曰。氣絕穀存者。長沙所謂除中之證也。

統論疫有九傳治法

夫疫之傳有九。然亦不出乎表裏之間而已矣。所謂九傳者。病人各得其一。非謂一病人而有九傳也。蓋溫疫之來。邪自口鼻而感。入于膜原。伏而未發。不知不覺。已發之後。漸加發熱。脈洪而數。此衆所同。宜達原飲疎之。繼而邪氣一離膜原。察其傳變。衆人有不同者。以其表裏各異耳。有但表而不裏者。有但裏而不表者。有表而再表者。有裏而再裏者。有表裏分傳者。有表裏分傳而再分傳者。有表勝于裏者。有裏勝于表者。有先表而後裏者。有先裏而後表者。凡此九傳。其病則一。醫者不知九傳之法。不知邪之所在。如盲者之不任杖、聾者之聽宮商。無音可求。無路可適。未免當汗不汗。當下不下。或顛倒誤用。或尋枝摘葉。但治其證。不治其邪。同歸于誤一也。

所言但表而不裏者。其證頭疼身痛。發熱而復凜凜。內無胸滿腹脹等證。穀食不絕。不煩不渴。此邪外傳。由肌表而出。或自斑消。或從汗解。斑則有斑疹。桃花斑。紫雲斑之殊。汗則有自汗。盜汗。狂汗。戰汗之異。此邪氣使然。不必較論、但求得汗得斑爲愈。凡自外傳者爲順。勿藥亦能自愈。間有汗出不徹而熱不退者。宜白虎湯。斑出不透而熱不退者。宜舉斑湯。有斑汗並行而愈者。若斑出不透。汗出不徹而熱不除者。宜白虎合舉斑湯。間有表而再表者。邪發未盡。膜原仍有隱伏之邪。或二三日後。四五日後。依前發熱。脈洪而數。及其解也。斑者仍斑。汗者仍汗而愈。未愈者。仍如前法治之。然亦希有至于三表者。

若但裏而不表者。外無頭疼身痛。繼而亦無三斑四汗。惟胸膈痞悶。欲吐不吐。雖得少吐而不快。此邪傳裏之上。宜瓜蒂散吐之。邪從吐減。邪盡病已。若邪傳裏之中下者。心腹脹滿。不嘔不吐。或大便燥結。或熱結傍流。或協熱下利。或大腸膠閉。並宜承氣輩導去其邪。邪減病減。邪盡病已。上中下皆病者。不可吐。吐之爲逆。但宜承氣導之。則在上之邪。順流而下。嘔吐立止。脹滿漸除矣。

有裏而再裏者。愈後二三日。或四五日。前證復發。在上者仍吐之。在下者仍下之。再裏者常有。三裏者希有也。雖有上中下之分。皆爲裏證。

有表裏分傳者。始則邪氣伏于膜原。膜原者。即半表半裏也。此傳法以邪氣平分。半入于裏。則現裏證。半出于表。則現表證。此溫家之常事。然表裏俱病。內外壅閉。既不得汗。復不得下。不可汗而強求其汗。必不可得。宜承氣先通其裏。裏邪既去。則裏氣通。中氣方能達表。向者鬱于肌肉之邪。乘勢盡發于肌表。或斑或汗。宜隨其勢而升泄之。諸證悉去。既無表裏證。而熱不退者。膜原尚有未盡之邪也。宜三消飲調之。

有表裏分傳而再分傳者。宜三消飲。復汗復下而愈。此亦常事。至三發者。亦希有之也。

有表勝於裏者。傳表之邪多。傳裏之邪少也。當治其表。裏證兼之。

有裏勝於表者。裏證多而表證少也。但治其裏。表證自愈。

有先表而後裏者。宜達原飲。有現三陽經證者。當用三陽加法。後脈洪大而數。汗出而渴者。是邪離膜原。未能出表也。宜白虎湯。邪從汗解。脈靜身涼而愈。愈後二三日。或四五日。依前發熱。宜達原飲。後加胸滿腹脹。不思穀食。煩渴舌上胎刺等證。加大黄微利之。邪久而不去。在上者。宜瓜蒂散吐之。在中下者。宜承氣導之。

有先裏而後表者。始則發熱。漸加裏證。下之裏證除。二三日內復發熱。反加頭疼身痛脈浮者。宜白虎湯汗之。服湯後不得汗者。因精液枯竭也。加人參溫覆則汗解。

若大下後。若大汗後。表裏之證悉去。繼而一身盡痛。身如被杖。甚則不可反側。周身骨寒而痛。非表證也。勿汗之。經氣漸回。身痛自愈。詳在似表非表證

凡疫邪再表再裏。或再表裏分傳者。醫家不解。反責病家不善調理。以致反復。病家不解。每咎醫家用藥有誤。致病復起。彼此歸咎。胥失之矣。殊不知病勢之所當然。絕非醫家病家之過。以膜原伏邪未盡故也。但得病者精神完固。雖再三反復。可以隨復隨治而愈。惟虛怯者。不宜耳。

間有延挨失治。或治之不得其法。熱證日久不除。精神耗竭。嗣後更醫。投

承氣。但將現在之邪拔去。因而得效。殊不知膜原尚有伏邪。一二日內。前證復起。反加循衣摸牀。神思昏憒。目中不了了等證。且脈氣漸萎。大凶之兆也。病家不咎于前醫擔誤時日。反咎于後醫既生之而又殺之。良可歎也。當此之際。攻之則元氣幾微。是求速死。補之則邪火益熾。精氣愈耗。守之則正不勝邪。必無生理矣。

正名

傷寒論曰。發熱而渴。不惡寒者。爲溫病。後人省氵加疒爲瘟。卽溫也。如病證之證。後人省文作証。嗣後省言加疒爲症。又如滯下。古人爲下利膿血。蓋以瀉爲下利。後人加疒爲痢。要之。古無瘟痢症三字。蓋後人之自爲變易耳。不可因易其文。以溫瘟爲兩病。各指受病之原。乃指冬之伏寒。至春夏發。爲溫熱。又以非時之煖。爲溫疫。果爾。又當異證異脈。不然臨治之際。何以知受病之原不同也。設使脈證不同。病原各異。又當另立方論治法。今脈證無異。然則方論治法。又何立哉。枝節愈繁。而正意愈亂。學者未免有多歧之惑。夫溫者熱之始。熱者溫之終。溫熱首尾一體。熱病卽溫病也。又名疫者。以其延門合戶。如徭役之役。衆人均等之謂也。今省文作殳。加疒爲疫。又爲時疫時氣者。因其感時行戾氣所發也。因其惡厲。又謂之疫厲。終於得汗而解。故燕冀名爲汗病。此外又有風溫濕溫。卽溫病夾外感之兼證。名各不同。究其病則一。第近世稱疫者衆。仍用温字者。弗遺其言也。後以傷寒例及諸家所議。凡有關于温疫。其中多有誤者。恐致惑于來學。悉采以正焉。

質曰。吴氏謂温者熱之始。熱者温之終。温熱首尾一體。熱病卽温病也。是猶謂兒者翁之始。翁者兒之終。翁兒一人。翁卽兒也。使人噴飯。

傷寒例正誤

陰陽大論云。春氣温和。夏氣暑熱。秋氣清涼。冬氣冷冽。此則四時正氣之序也。冬時嚴寒。萬類深藏。君子固密。則不傷于寒。觸冒之者。乃名傷寒耳。其傷于四時之氣。皆能爲病。以傷寒爲毒者。以其最成殺厲之氣也。中而卽病者。名曰傷寒。不卽病者。寒毒藏于肌膚。至春變爲温病。至夏變爲暑病。暑病者。熱極重于温也。

成成無巳。金聊攝人。初註傷寒論。註。内經曰。先夏至爲温病。後夏至爲暑病。温暑之病。本于傷寒而得之。

按十二經絡。與夫奇經八脈。無非營衞氣血。週布一身而營養百骸。是以天眞元氣。無往不在。不在則麻木不仁。造化之機。無刻不運。不運則顚倒仆絕。風寒暑濕之邪。與吾身之營衞。勢不兩立。一有所中。疾苦作矣。苟或不除。不危卽斃。上文所言。冬時嚴寒所傷。中而卽病者爲傷寒。

不卽病者。至春變爲溫病。至夏變爲暑病。然風寒所傷。輕則感冒。重則傷寒。卽感冒一證。頭疼身痛。四肢拘急。鼻塞聲重。痰嗽喘急。惡寒發熱。風寒所傷之最輕者。尙爾。當卽爲病。不能容隱。况冬時嚴寒所傷。非細事也。反能藏伏。過時而發耶。更問何等中而一卽病。何等中而一不卽病。中而卽病者。頭痛如破。身痛如杖。惡寒項強。發熱如炙。或喘或嘔。甚則發痙。六脈疾數。煩躁不寧。至後傳變不可勝言。倉卒失治。乃致傷生。中而不卽病者。感則一毫不覺。旣而延至春夏。當其已中之後。未發之前。飲食起居如常。神色聲氣纖毫不異。其已發之證。勢不減于傷寒。均係風寒。一者何其懞懂。藏而不知。一者何其靈異。感而卽發。同源而異流。天壤之隔。豈無說耶。旣無其說。則知溫熱之原。非所中傷寒矣。且言寒毒藏于肌膚之間。肌爲肌表。膚爲皮之淺者。其間一毫一竅。無非營衛經行所攝之地。况風寒所傷。未有不由肌表而入。所傷皆營衛所感。卽感冒些小風寒。尙不能稽留。當卽爲病。何况受嚴寒殺厲之氣。且感于皮膚最淺之處。反能容隱者耶。以此推之。必無是事矣。凡治客邪大法。要在表裏分明。所謂未入于腑者。邪在經也。可汗而已。旣入于腑者。邪在裏也。可下而已。果係寒毒藏于肌膚。雖過時而發。邪氣由然在表。治法不無發散。邪從汗解。後世治溫熱病者。若執肌膚在表之邪之說。

一投發散。是非徒無益。而又害之矣。

賓曰。吳氏謂營衛經行之地。無容隱寒毒之理者。此爲張膜原說張本矣。凡病毒伏於人身。觸氣候而發者。亦不爲少焉。夫傷寒溫疫。本只一而已矣。若謂無人身容隱寒毒之理。則溫邪亦無伏藏之理。是以曰邪氣伏于膜原耳。其說蓋出於不得已矣。

凡病先有病因。方有病證。因證相參。而後始有病名。稽之以脈。而後可以言治。假令傷寒中暑。各以病邪而立名。若言熱證。尚可模糊。糊塗也。言不分明也。若以暑病爲名。乃是香薷飲之證。彼此豈可相混。凡客病感邪之重者。則病甚。其熱亦甚。感邪之輕者。則病輕。其熱亦微。熱之微甚。存乎感邪之輕重也。二三月及八九月。其時亦有病重。大熱不止。失治而死者。五六月。亦有病輕熱微。不藥而愈者。凡溫病四時皆有。但仲夏感者多。春秋次之。冬時又次之。但可以時令分病之多寡。不可以時令分熱之輕重也。

是以辛苦之人。春夏多溫熱病。皆由冬時觸寒所致。非時行之氣也。凡時行者。春時應暖而反大寒。夏時應熱而反大涼。秋時應涼而反大熱。冬時應寒而反大溫。此非其時而有其氣。是以一歲之中。長幼之病多相似者。此則時行之氣也。

然氣候亦有應至而不至。或有未應至而至者。或有至而不去者。或有至而太過者。皆成病氣也。

春溫夏熱秋涼冬寒乃四時之常。因風雨陰晴。稍爲損益。假令春應暖而反多寒。其時必多雨。秋應涼而熱不去者。此際必多晴。夫陰晴旱潦之不測。寒暑損益。安可以爲拘。此天地四時之常事。未必爲疫也。疫者乃感天地之戾氣也。夫戾氣者。非寒非暑。非暖非涼。亦非四時交錯之氣。乃天地間。別有一種氣。多見于兵（兵亂）荒（饑饉）之歲。間歲亦有之。但不甚耳。上文所言長幼之病。多相似者。此正爲時行之氣。雖不言疫。疫之意寓是矣。殊不知四時之氣。雖損益于其間。及其所感之病。終不離其本源。假令正二月應暖。偶因風雨交集。天氣不能溫暖。而多春寒。所感之病。輕則爲感冒。重則爲傷寒。原從感冒傷寒法治之。但春寒之氣。終不若冬時嚴寒殺厲之氣爲重。投劑不無有輕重之分。此卽應至而不至。至而不去之謂也。又如八九月適多風雨。偶有暴寒之氣先至。所感之病。大約與傷寒彷彿。深秋之寒。終不若冬時殺厲之氣爲重。此卽未應至而至。卽冬時嚴寒倍常。是爲至而太過。所感亦不過卽病之傷寒耳。假令夏時多風雨。炎威少息。爲至而不及。時多亢旱。爍石流金。（出楚辭。又莊子。大旱金石爍土山焦。蓋言暑熱酷也。）爲至而太過。太過則病甚。不及則病微。至于傷暑一也。

其病與四時正氣之序何異耶。治法無出于香薷飲而已。

其冬時有非節之暖。名曰冬溫。

此卽未應至而至也。按冬傷于寒。至春變爲溫病。今又以冬時非節之暖爲冬溫。一感于冬寒。一感于冬溫。一病兩名。寒溫懸絕。然則脈證治法又何似耶。夫四氣乃二氣之離合也。二氣（陰陽二氣）卽一氣（太極一元之氣）之升降也。升極則降。降極則升。升降之極。爲陰陽離。離則氣亢。氣亢則致病。亢氣者。冬之大寒。夏之大暑也。將升不升。將降不降。爲陰陽合。合則氣和。氣和則不致病。和氣者。卽春之溫暖。秋之清涼也。是以陰極而陽氣來。和爲溫暖。陽極而陰氣來。和爲清涼。斯有既濟（周易水火既濟）之道焉。若夫春寒秋熱。爲冬夏之偏氣。倘有觸冒之者。因以爲疾。若夏涼冬暖。轉得春秋之和氣。豈有因其和而反致疾者。所以但見傷寒中暑。未嘗見傷溫和而中清涼也。溫暖清涼。未必爲病。又焉可以言疫。

從春分以後。至秋分節。天有暴寒者。此皆時行寒疫也。三月四月。或有暴寒。其時陽氣尚弱。爲寒所折。病熱猶輕。五六月。陽氣已盛。爲寒所折。病熱爲重。七八月。陽氣已衰。爲寒所折。病熱亦微。其病與溫及暑病相似。但有殊耳。

按四時皆有暴寒。但冬時感嚴寒殺厲之氣。名傷寒。爲病最重。其餘三時寒微。為病亦微。又以三時較之。盛夏偶有些小風寒。所感之病更微矣。此則以感寒之重。病亦重。而熱亦重。感寒之輕。病亦輕。而熱亦輕。是重于冬而略于三時。至夏而又略之。此必然之理也。上文所言。三四月。陽氣尚弱。為寒所折。病熱猶輕。五六月。以其時陽氣已盛。為寒所折。病熱為重。七八月。其時陽氣已衰。為寒所折。病熱亦微。由是言之。可在冬時。陽氣潛藏。為寒所折。病熱更微。如此則反是夏時感寒為重。冬時感寒為輕。前後矛盾。韓非子。說難語。言前後相反也。豈不于理大違乎。又春夏秋三時。偶有暴寒所著。與冬時感冒相同。治法無二。但可名感冒。不當另立寒疫之名。若又以疫為名。殊類畫蛇添足。史記。楚世家。陳軫語。

諸家溫疫正誤

雲岐子。張璧　傷寒汗下不愈。過經。其病尚在而不除者。亦為溫疫病也。如太陽證汗下。過經不愈。診得尺寸俱浮者。太陽溫病也。　如身熱目痛不眠。汗下過經不愈。診得尺寸俱長者。陽明溫病也。　如胸脇脹滿。汗下過經不愈。診得尺寸俱弦者。少陽溫病也。　如腹滿咽乾。診得尺寸俱沈細。過經不愈者。太陰溫病也。　如口燥舌乾而渴。診得尺寸俱沈細。過經不愈者。少陰溫病也。　如煩滿囊縮。診得尺寸俱微緩。過經不愈者。厥陰溫病也。是故隨其經而取之。隨其經而治之。如發斑乃溫毒也。

按傷寒敍。一日太陽。二日陽明。三日少陽。四日太陰。五日少陰。六日厥陰。爲傳經盡。七日後傳太陽爲過經。雲岐子所言傷寒過經不愈者。便指爲溫病。竟不知傷寒溫病。自是兩途。未有始傷寒而過經。變爲溫病者。若果溫病。自內達外。何有傳經。若能傳經。卽是傷寒。而非溫病明矣。

汪云。名機。字省之。號石山。愚謂溫與熱有輕重之分。故仲景云若遇溫氣。則爲溫病。此叔和之言。非仲景本論。更遇溫熱氣。卽爲溫毒。熱比溫尤重故也。但冬傷於寒。至春而發。不感異氣。名曰溫病。此病之稍輕者也。溫病未已。更遇溫氣。變爲溫病。此病之稍重者也。 傷寒例以再遇溫氣。名曰溫疫。 又有不因冬傷於寒。至春而病溫者。此特感春溫之氣。可名春溫。如冬之傷寒。秋之傷濕。夏之中暑。相同也。按陰陽大論四時正氣之序。春溫夏暑。秋涼冬寒。今特感春溫之氣。可名春溫。若感秋涼之氣。亦可名秋涼病矣。春溫可以爲溫病。秋涼獨不可爲涼病乎。但以涼病似覺難言。勉以經證搪塞。旣知秋涼有礙口。反而思之。則知春溫名。殊爲謬妄矣。 以此觀之。是春之溫病有四種不同。有冬傷於寒。至春變爲溫病者。有溫病未已。再遇溫氣而爲溫病者。有重感溫氣。相雜而爲溫病者。有不因冬傷于寒。不因更遇溫氣。只於春時感春溫之氣而病者。若此四者。皆可名爲溫病。不必各立名色。只要知其病原之不同也。

凡病各有病因。如傷寒。自覺觸冒風寒。如傷食。自覺飲食過度。各有所責。至於溫病。乃伏邪所發。多有安居靜養。別無他故。倏焉而發。詢其所以然之故。無處尋思。況求感受之由。且自不覺。故立論者。或言冬時非節之暖。或言春之溫氣。或言傷寒過經不解。或言冬時伏寒。至春夏乃發。按冬傷於寒。春必病溫。出自素問。此漢人所撰。晉時王叔和。又以述傷寒例。蓋順文之誤。或指冬不藏精。春必病溫。此亦漢人所撰。但言斵喪致病。不言因邪致病。然則童男室女。無感溫者乎。又見冬時之溫病。與春夏之溫疫。脈證相同。治法無異。據云冬時即病爲傷寒。今溫病亦發于冬時。思之至此。不能無疑。乃覺前人所論難憑。務求其所以然之故。既不可言傷寒。又不可言伏寒。因以冬時非節之暖。牽合而爲病原。不思嚴寒酷暑。因其鋒利。人所易犯。故爲病最重。至于溫暖。乃天地中和之氣。萬物得之而發育。氣血得之而融和。當其肅殺之令。權施仁政。未有因其仁政而反蒙其害者。切嘗考之。冬時未嘗溫暖。亦有溫病。或遇隆冬暫時溫暖。雖有溫病。感溫之由。亦無確據。既不過猜疑之說。焉足以爲定論耶。或言感三春當令之溫氣。爲溫病。夫春時自應溫煖。責之尤其無謂。或言溫病後感溫氣而爲溫病。正如頭上安頭。或言傷寒汗下過經不愈者。爲溫病。則又指鹿爲馬。活人書曰。又以夏應暑。而寒氣折之。責邪在心。爲夏溫。秋應涼。而大熱折之。責邪在肺。爲秋溫。轉屬支離。莊子人間世。有支離疏。廢人也。陶氏又以秋感溫氣。而爲秋溫。明是雜證。敍溫者絡繹。議論者各別言。枝節愈繁雜。而本源愈失。使學者反增旴洋之惑。於醫道何補。

活人書云。夏月發熱惡寒。頭疼。身體肢節痛重。其脈洪盛者。熱也。冬傷于寒。因暑氣而發。爲熱病。治熱病。與傷寒同。有汗宜桂枝湯。無汗宜麻黃湯。如煩躁。宜大青龍湯。然夏月藥性須帶凉。不可太溫。桂枝。麻黃。大青龍。須用加減。夏至前。桂枝加黃芩。夏至後。桂枝。麻黃。大青龍。加知母石膏。或加升麻。葢桂枝麻黃。性熱。地暖處。非西北之比。夏月服之。必有發黃出斑之失。熱病三日外。與前湯不瘥。脈勢仍數。邪氣猶在經絡。未入臟腑者。桂枝石膏湯主之。此方夏至後。可代桂枝證。若加麻黃。可代麻黃青龍湯證也。若三月至夏。爲晚發傷寒。梔子升麻湯。亦暫用之。王宇泰述。萬曆癸卯。李氏一壻。應舉南下。時方盛暑。病傷寒。一太學生。新讀仲景書。自謂知醫。投以桂枝湯。入腹卽斃。大抵麻黃桂枝二湯。隆冬正傷寒之藥。施之于溫病。尙且不可。況于熱病乎。

按活人書。以溫熱病。用桂枝麻黃。雖加凉藥。終未免發散之誤。豈止三日外。與前湯不瘥。脈勢仍數而已哉。不死幸矣。至此尙然不悟爲半裏之證。且言邪氣猶在經絡。仍用桂枝石膏湯。至死無悔。究竟不識溫熱之源。是以不知用藥耳。王宇泰非之甚當。是以不用麻黃桂枝。賢于活人書遠矣。

春溫　活人書曰。春應溫而淸氣折之。責邪在肝。或身熱頭疼。目眩嘔吐。長幼率相似。升麻葛根湯。解肌湯。四時通用。敗毒散。　陶氏曰。交春後。至夏至前。不惡寒而渴者。爲溫病。用辛凉之藥。微解肌。不可大發汗。急證現者。用寒涼之藥。急攻之。不可誤汗誤下。當須識此。表證不與正傷寒同法。裏證治法同。

夏溫　活人書曰。夏應暑而寒氣折之。責邪在心。或身熱頭疼。腹滿自利。長幼率相似。理中湯。射干湯。半夏桂枝湯。　陶氏曰。交夏至。有頭疼發熱。不惡寒而渴。此名溫病。愈加熱者。爲熱病。止用辛涼之藥解肌。不宜大汗。裏證現者。急攻下。表證不與正傷寒同法。裏證治法同。

秋溫　活人書曰。秋應涼而大熱折之。責邪在肺。濕熱相搏。民病咳嗽。金沸草散。白虎加蒼朮湯。病癉發黃。茵蔯五苓散。　陶氏曰。交秋至霜降前。有頭疼發熱。不惡寒。身體痛。小便短者。名濕病。亦用辛涼之藥。加疎利以解肌。亦不宜汗。裏證見者。宜攻下。表證不與正傷寒同法。

冬溫　活人書曰。冬應寒而反大溫折之。責邪在腎。宜萎蕤湯。丹溪曰。冬溫爲病。非其時有其氣者。冬時嚴寒。君子當閉藏。而反發泄於外。專用補藥。帶表藥。

按西北高原之地。風高氣燥。濕證希有。南方卑濕之地。更遇久雨淋漓。時有感濕者。天地或時久雨。或時亢旱。蓋非時令所拘。故傷濕之證。隨時有之。不待交秋而後能也。推節菴之意。以至春爲溫病。至夏爲熱病。至秋似不可復言溫熱。然至秋冬。又未免溫病。只得勉以濕證抵搪。且濕爲雜證。更不可借此混淆。惟其不知溫病四時皆有。故說到冬時。遂付之不言。王宇泰氏。因見陶氏不言。乃引丹溪述非其時有其氣。以補冬溫之缺。然則冬時交錯之氣。又不可以爲冬溫也。俗人但言四時之溫。蓋不知溫之源。故春責清氣。夏責寒氣。秋責熱氣。冬責溫氣。殊不知清溫寒熱。總非溫病之源。復以四時專令之藏而受傷。不但膠柱鼓瑟。且又罪及無辜矣。

楊子法言。先知篇。言拘束于常規也。

跋

黄岐之書汗牛充棟。可謂繁矣。而輓近著作。非考證則折衷。未覩有卓越之議論也。然而俗醫斗筲不識丁字者。固無論已。若夫宿學老師。持論大滿。執一守株。守死句而殺生人者。獨何邪。蓋以心鑑不徹。活法不達故也。活法者何。陶氏有言曰。如珠走盤。須得傳受活潑潑地。是謂心鑑之可徹。活法之可達也。吾

錦水先生。學踏實地。識破今古。常以活法訓導子弟。頃日著私評一篇。以發活法傳受之一端。嗚呼。此書也。活法活人之至訣也矣哉。與考證折衷之流。奚啻天淵。

嘉永戊申夏門人玉木弘謹識

陳存仁編校

皇漢醫學叢書

瀉疫新論

久貫子通著
久也祐啓補

瀉疫新論

提要

本書爲高島久貫子通氏所著。以本症初起。卽現便瀉洞瀉。劇者吐瀉交作。有似尋常霍亂。故別稱之曰瀉疫。實卽疫之一種也。類似辨異之間。殊爲明瞭。所立言論。多本吳氏瘟疫論。而取其長。捨其短。參以生平經驗。彙集成帙。洵堪以補吳氏之未備也。上卷羅列疫之由來與異同證之治療與禁忌。下卷分列藥法、刺法、薰法、驗案。井井有條。至爲精當。

序一

甚矣厲氣之爲毒也。散則彌于六合。聚則藏于物。不得以迹求。不得以數測。其來也識所由而至。其去也難究所循而行。人一觸此毒。近則沿門闔戶。遠則城市鄉陬。無克免禍。譬如火。取之而不見其熖。滅之而不見熄。造造而化化。有有而無無。是以醫莫能窮其理而得其術矣。近歲此症屢行。往往有劇者。比屋積尸。酸楚痛悼。不可得而遏焉。醫皆錯愕失置。蓋其症也。斗火盤冰。寒熱互投。而逡巡之際終無救。是無他。坐不識厲氣之爲變如何而已。往年安政中此症大行。余日夜精慮。初知其爲熱厥。於是用石羔黃連頗多得奏效。適僚友高島君子通。乃與大黃芒硝起死亦甚多。予見子通相與歎所見之不爽也。蓋子通謙虛沈默。其貌柔順。余則骯髒率直。動忤人受誚。其性素相反。而其術迺相似如此者何也。以其立志一也。或疑余與子通所用不同。而皆能効於疾。余曰譬之用兵。奇正無常。操縱不一。而運用之妙存乎其人。若徒見奇正操縱之跡。而無見於所以制勝。非知兵者也。子通當時有瀉疫新論之著。今也嗣子祐啓修將梓以問于世。余因辨以斯言。子通名欠貫。號停雪。慶應三年秋七月與赴坂城。擢班幕府待醫。叙法眼

淺田惟常識此撰

序二

余曾讀延陵吳氏之書。竊以爲是醫林之權書也。其書往往翻案古經。新立非常之論。而其立論多出權變。然而殊切事實者何也。亦其人有取捨之權耳。庸師或不諳其理。徒傚其顰者。其害豈淺鮮哉。高島恒齋君。先考停雪君。嘗著瀉疫新論。大抵本之吳氏。能取其長。而捨其短。學殖有淵識論有源。彼非執一無權者之比也。况恒齋君能張紹述之業。其論斷亦無餘蘊矣。停雪君歿後。瀉疫之病。累歲比比而有之。庸師皆以爲古來未曾有之病。徒焦思於無何有之鄉。乏治方活潑之機。新論之所見豈在于斯歟。吳氏以降。唱和疫說者。多以吳氏領袖矣。余則每讀其書。未能無疑於吳氏。稱之醫林之權書也。吳氏之後。清人有奇恒痢之說。曰奇恒者。異於恒常也。高島氏之立論。亦與此說相符。抑識者之見有殊域合轍者歟。其閣古經。而求之權書。新出非常之見。亦家傳心法。所以新論之爲新論耳。讀此書者會探著作之意而善用之。活潑之機。其必有存于其中者也。

明治十二年九月岡田元矩彖克撰

凡例

一此篇所錄。盡係予之先考停雪先生親驗歷試之說。無一步虛搆者。然世治此故者。概非溫劑。則阿片固澀之屬耳。適有用芩連石羔者。斷莫及硝黄者。故必有以此編爲妄論異說者。故又採諸家所發明一二。從類增附並加愚按以備參考。

一所錄方藥。皆係歷試有効者。故僅僅爾。本非爲此數方盡之也。此外千金外臺以下。至後世方書。必有可用者。子孫繼我志。亦以其各經効者補焉。是予先考所屬望也。

一篇中所載方藥。專治裏症之藥。而不及發表之方者。瘟疫之邪先從口鼻入容於裏。不如傷寒從表及裏。其適見表症者有之。從裏達于表者也。故瘟疫一切禁發表。况此症入于裏之勢。尤急而達于表者甚稀乎。是以清解逐穢爲主矣。覽者勿以傷寒先表後裏之例拘焉。

一此篇盡清解逐穢之劑。而不及溫補諸湯者。瘟疫本火熱之邪。古人禁溫補。况如此疾火熱之尤甚者。故雖四損之人。不宜溫補。若犯之。則徒速其斃耳。故於溫補諸湯。一切不錄焉。覽者勿怪其不便。

一預防弁薰藥。雖非醫家上乘。古人既有其方。俗間亦往往苦徵之。故舉一二以備其採擇耳。

一凡論瘟疫者。以吳又可爲古今獨步。爾後如劉松峯。戴麟郊。周拘元。周禹載。楊栗山。汪期蓮。孔敏禮。吳鞠通。諸家咸學步者。今此編。亦以吳氏爲歸宿。

一文辭西土之事。而固非我邦所長也。故借彼文字。以記我事。取達意而足。覽者莫咎其支離鴂舌。則幸矣。高島久也祐啓識。

瀉疫新論目錄

瀉疫新論卷上

東京　高島　久貫子通　著述
男　久也祐啓　增補
孫　久　敬　軌　校梓

異域傳染

瀉疫也者。吳氏所謂雜氣之類。而傳自毳戎。久也案。吳氏曰雜氣者雖曰天地之氣。實由方土之氣也。蓋其氣從地而起。有是氣則有是病。譬如所言天地生萬物。然亦由方土之產也。而匪我豐葦原中國所固有也。猶麻疹之傳於百濟。事詳見日本紀敏達帝十四年 痘瘡之傳於新羅。事詳續日本紀符宣抄。聖武帝天平七年。並續古事談等 非特我也。痘瘡之傳於西域 事詳見外臺。黴毒之來於嶺南 按。陳九韶曰。黴痘一症。古未言及明季起嶺南之地。至使蔓延遍國。又按俞辨醫說云弘治末年民間患惡瘡。自廣東始。吳人不識。呼為廣瘡。据此則傳於廣東。番沙之起於漠北 案張路玉醫通曰。番者。感惡毒異氣而驟發黑沙。此病起漠北。流入中原。故以番沙目之。在支那亦然。是亦不足徵焉乎哉。比歲互市相開。米利幹。魯細亞。佛蘭之屬。陸續來往。而與邦人雜居。以故傳此惡毒之氣也。日熾月增耳。其實不昉於今也。或云。此疾起于鎮西。正德年間小兒感冒最多。漸次流傳及于尾陽之地。大人亦適有感焉。人呼曰早手。比之颶風之猝然至也。爾後筑之前後。年年有之。案詳見于今時醫談。又筑人鷹取遜菴有小兒暴利新考。又云文政壬午秋。此疫行浪華。其初亦起于鎮西。案詳見于時還讀我書 或云初傳於肥前長崎。時有米夷舟中患此者。多滯留崎港。死者枕籍。爾後蔓延四方。以是觀之。爲異域傳染之惡疾。豈不足徵焉乎。或云。子之說博且辨矣。然吾有未信焉。

夫古先哲王之有事於高麗也。百濟新羅任那之客。來往留滯。厥後又有遣唐之使。留學之生。北條氏之時。蒙古大舉入寇。至如近世。諸蕃之信使常在焉。然而未曾聞輒帶惡疾異瘡來也。若彼痘麻。氣運所爲。適生其時。而世俗遂誤認爲異域傳染之疾耳。夫疾病之起。本五氣之錯。攝養之差。然則變症奇恙。何事不有。何必歸咎於彼。余答曰。子知其一而未知其二。凡凶戾惡暴之氣。不起于中土而起於偏土。夷狄如嶺南瘴烟之起。如墨北風沙摶成瘡。况蠻戎偏之又偏者耶。若我日本。亦雖偏於東乎。然帝出乎震。精華冲粹之氣所鐘。男女之肌肉秀麗。迥非漢蕃之所及。故古者異邦指我爲蓬瀛神州。爲東方君子國。有以也夫。况忠義者。其所性焉。振古奉一姓之皇統。無簒奪革命之事。其所生禽獸蟲魚草木金石皆良淳。而毒于人者至少矣。縱令陰陽不和。寒暑錯行。無凶戾暴惡之邪氣以厲於人也。如蠻戎君臣父子之禮異。唯利是務。其所產禽獸蟲魚草木金石。酷毒者多。是蓋陰陽偏勝之氣使之然也。故其地氣發而作邪也。必凶戾惡暴矣。中土之人適感此氣。則以人傳人。延蔓不絕。

古先哲王有見於此。故有蕃客朝京師。必祓祭道路。以除不祥。有若延喜式所云者。案延喜神祇式。臨時祭。有唐客入京。路次神祭又有蕃客送堺神祭云。右蕃客入朝。迎畿內堺。祭却送神。其客徒等比至京城。給祓麻令除。乃入又有障神祭云。右客等入京前二日。京城四隅。爲障神祭。蓋恐異氣厲氛或傳染于邦人以貽患也。今也華戎雜居往來如市。宜其有是也。第其一經傳染。其氣潛匿。伏藏閭巷山林之間。遇歲運之偏勝。寒暑之失節。輒復發作。或漸與土氣和。與人身諳。則其邪氣漸薄。永作我土常有之疾。世人見其如此。認爲我家之賊。而不知他家之賊來害我也。豈不謬。而予亦何然也。

大疫之歲宜清解逐穢

吳氏之說疫。專論三陽。不及三陰。治法專舉清解逐穢。遺溫熱補氣。是以後世劉松峯以下數家。僉譏其偏於一而不備也。予謂吳氏之於疫。偏則偏矣。然原係於實驗之言。松峯以下之言。備則備矣。但屬紙上之摸索。何則傷寒有陽症有陰症。故治方亦有清解有溫補焉。尤宜然也。若夫瘟疫概屬陽症。陰症百中之一二耳。故治法亦以清解逐穢爲主。況於大疫之歲乎。夫大疫之熾而毒也。如火之燎于原。炎炎張天。而寸草靡遺。如水之決隄防而衝突潰裂。萬室蕩盡。如流賊之鈔略殺戮。屠創及嬰孩雞犬。蓋天地殺氣之所爲焉。而與平素尋常之疫。迥然異矣。故人之感之也。無論老稺強弱。滿腔子盡化爲熱。雖四損之人。一焉而已。是以清解逐穢之益多。而溫熱補氣之害多。若平素之疫邪。氣緩且薄。故隨其老稺強弱寒熱異症。間或有驗之三陰而可溫補者矣。如吳氏身逢崇禎辛巳之大疫。乃以平日所歷驗方法。著溫疫論。而後人反欲以平素之疫律之。是大不然也。若去歲以來盛行瀉疫。雖吳氏之所遭異症乎。而其爲熱毒則同也。此余以主張清解逐穢。不用溫劑也。楊粟山著寒溫條辨。專以大運論其理。雖與予說苦有異。而趣則一也。今立寒溫異時之辨。以載之于後條。

寒熱因時或熱症

余前論大疫流行也。亡論耄倪與天資強弱。舉屬熱症。然而未及運氣也。運氣之說昉於楊粟山。余未知其是非。然亦不可謂無此理矣。疫勢之衰弱。瀉疫之傳染。歲久漸與中土及人身之氣習慣。則凶燄稍薄於此乎。或有屬寒症者。第余之謂寒熱因時異症則圓活。而彼之因時異症則畫定。姑揭之于左矣。

楊粟山曰。嘗稽東垣李氏。一以補中爲主。丹溪朱氏。一以滋陰爲重。戴人張氏。一以蕩滌爲先。皆能表表於世。總得挈領提綱。故合一本萬殊之妙。不則當年豈無歲氣。而必各取其一耶。再以痘疹言之。有拘要於保元。有獨取於辛温。有得意於清瀉。是亦治痘之名乎。何不見有逐年之分別耶。要知天運之使然。非三氏之偏僻也。如曰偏僻。則當年各操其一以應世。何以得各擅其勝乎。後學不明其故。各效其一而不通變。亦有畏其偏僻。而第据症按時。侈談歲氣。以示高卓。皆不知循環之大運者也。余留心此道。年近四旬。鄉閭已經。匙困肇於乾隆九年甲子。猶及謝事。寒水天運。證多陰寒。治多温補。縱有毒火之症。亦屬強弩之末。自茲已後而陽火之症。漸漸多矣。尚温補宜重者。變而從輕。清瀉宜輕者。變而從重。殆及甲戌乙亥。所宜重瀉者。雖極清極解。而亦弗驗矣。勢必蕩滌。而元梟之勢始殺。至甲申乙酉。蕩滌之法。向施初病者。多有首尾而難免者矣。歷年以來。居然成一定局。間有温補者。十一千百而已。是大運轉於相火矣。凡時行之如正傷寒與冬温、暑温、風温、濕温、秋温、飧瀉、痎瘧、燥咳、吐痢、霍亂、並男婦小兒、一切諸症及痘疹、民病火病十八九。何況温病從無陰症。得天地沴癘旱潦之氣。其流毒更甚於六經。又豈寒水司火運者之所可同年語哉。自古運氣靡常。純駁無定。病故變態靡常。補瀉無定。今之非昔。可知後之非今。先聖後聖。其揆一也。易地則皆然矣。任胸臆者。漸漸不能仿佛。余於當事時懷冰競。惟恐偏僻致誤。庶幾屢經屢驗。差可自信。亦有莫挽者。明知

其逆不必治。不過熱腸所迫耳。（寒溫條辨）

戒發表

瘟疫與傷寒不同。何也。瘟疫不客於表。而直入於裏。縱有表症。不可發表。發表必有害。是前輩既有定論。非我私言也。況瀉疫。瘟疫之一種。凶猛者。往往舌上發苔之未及。而上吐下瀉。忽然長夜。其凶燄若斯者邪。但其間偶有緩慢之症。見一二表症者。其淵源斷不在表也。世醫往往引太陽陽明合病之說。投葛根湯者有之。又爲協熱下利。而投葛根芩連等者有之。夫葛根湯原係治太陽表症之方。而今玆症初無表症焉。況方中有桂枝之辛溫。此症之所忌者乎。又若協熱利。又未覩若斯之凶暴也。故誤用此等方劑者。是所謂助桀爲暴之類也。且比之用溫補固澀之劑者。其害雖差輕。要之五十步百步之異耳。俱非適當之治也。今又舉楊栗山之說。以告世之汲汲于發表者。

楊栗山曰。傷寒。風寒外入。但有一毫表症。自當發汗解肌消散而愈。其用藥不過麻黃桂枝葛根柴胡之類。在溫病邪熱內攻。凡見表症。皆裏症鬱結浮越於外也。雖有表症。實無表邪。斷無正發之理。故傷寒以發表爲先。溫病以清裏爲主。此一着最爲緊要關隘。今人一遇溫病。便以爲傷寒。遂引經論。先解其表乃攻其裏之說。此大謬也。總因古今醫家。俱將溫病與傷寒看成一症。不分兩治。如王宇泰張景岳。曠代名手也。其論傷寒症治。妙矣至矣。蔑以加矣。至說到溫病。猶是老生常談。他何足道。人每以大劑麻黃葛根等湯。強發其汗。此邪原不在經。汗之徒損經氣。熱亦不減。轉見狂燥。盖發汗之理。由中以達外。今裏熱結滯。陽氣不能敷布於外。即四肢未免厥逆。又安能氣液蒸蒸以透表。如縛足之鳥。焉能飛升。又如水注之器。閉其後竅。前竅焉能涓滴。惟用升降雙解。裏熱一清。表氣自透。不待發散。多有自能汗解者。此中玄妙。王劉二公其先覺乎。寒溫條辨

久也案。湯滌一投。隨發疹者。此理也。學者宜體認焉。

劉松峯曰。每見治溫熱病。誤攻其裏。尚無大害。誤發其表。變不可言。

衞遜亭曰。此足見溫病斷無發散之理。至云攻裏尚無大害。當重看大字。

說疫

論下法

夫傷寒之邪。自皮膚入客於表。瘟疫之邪。自鼻口入著於裏。故傷寒在初要發表。瘟疫初起便宜攻下。先輩論之詳矣。况此疾瘟疫中最至厲至暴之邪者耶。故一感之。則直走于腸胃。而驅逐一身之津液。從大腸而逆出

流離。藏府轉輸之機。遏絕不行。若不速施下奪之法。則毒邪內蘊。恣其梟惡。復上奔爲吐。眼陷頰削。津液枯涸而斃。只恐攻下之不速矣。予去秋以來。所歷試單明。全在于此。而人往往咎悖於傷寒之治法。因今舉先輩論攻下之說一二條。以證予治之有所本矣。

戴麟郊曰。時疫下法。與傷寒不同。傷寒下不嫌遲。時疫下不厭早。傷寒在下其燥結。時疫在下其鬱熱。傷寒裏症當下。必待表症全罷。時疫不論表邪罷與不罷。但兼裏症卽下。傷寒上焦有邪不可下。必待結在中下二焦方可下。時疫上焦有邪亦可下。若必待結至中下二焦始下。則有下之不通而死者。傷寒一下卽已。仲景承氣諸方。多不過三劑。時疫用下藥。至少三劑。多則有一二十劑者。廣溫疫論

周杓元曰。考內經云。瘟病剌五十九穴以瀉熱。明乎瘟病當以瀉熱爲急。後人因之而立下奪之法。本卽內經之意而變通之。蓋瘟熱內蘊。津液受傷。雖在初起之時。急宜攻下。萬勿泥傷寒先表後裏之說。昔賢謂瘟病下不厭早。誠至言也。下之者。使邪卽出。無停留之意。故瘟病服攻利之後。必有水沫。隨大解緋緋出。邪輕者色黃。重者色赤。劇者色黑。此卽無形之熱邪下瀉。原不拘於結糞之有無。若必待痞滿實痛而始行攻逐。不亦晚乎。

又曰。瘟邪下法。原爲瀉熱而設。本不拘于結胸之有無。故下不厭早。亦不拘于表症之解與未解。即便當下。蓋瘟邪由裏達表。必裏氣通而表汗始得。每有下至一二次。或五六次。甚至十數次者。惟以邪淨而後已。同

又曰。瘟病之邪。伏而後發。不似風寒外感。可一汗而已。是以瘟病投涼下之劑。多有病勢猖獗。昧者詫爲錯治。每每更醫換藥致誤。不知伏邪猶之伏匿之火。揚之則燄起。非大下疊下。焉能勝此燎原之勢。常有石羔用至數觔。大黃用至數兩。首尾不徹。始獲全功者。大抵瘟邪傳變不一。非一下即能淨盡。古人原有如剝蕉心之喩。其邪勢輕者。一二劑即愈。重者非疊下不効。若畏藥峻猛。怯不透下。欲不至腐腸爛胃者幾希矣。醫者惟見眞守定方。無妄治之虞。孫眞人曰。膽欲大而心欲細。其斯之謂歟。同

吳又可曰。大凡客邪貴乎早逐。乘人氣血未亂。肌肉未消。津液未耗。病人不至危殆。投劑不至掣肘。愈後亦易平復。欲爲萬全之功策者。不過知邪之所在。早拔病根爲要耳。瘟疫論

暴解之後忌溫劑

夫瘟疫。原熱病。故首尾忌溫熱之藥。况此疾熱毒之極。故雖有厥冷脈伏

等症。不可妄用溫熱之藥。治法中既論之詳。如其瀉斷後亦不可犯之。則必餓頃變出不測。或終一瞑長夜。不可不慎矣。

吳又可曰。夫疫乃熱病也。邪氣內鬱。陽氣不得宣布。積陽爲火。陰血每爲熱搏。暴解之後。餘焰尙在。陰血未復。大忌參芪白朮。得之反助其壅鬱。餘邪留伏。不惟目下淹纏。日後變生異症。或周身痛痺。或四肢攣急。或流火結痰。或遍身瘡瘍。或兩腿鑽痛。或勞嗽涌痰。或氣毒流注。或痰核穿漏。皆驟補之爲害也。凡有陰枯血燥者。宜淸燥養榮湯。若素多痰。及少年平時肥盛者投之。恐有泥膈之弊。亦宜斟酌。大抵時疫愈後。調理之劑投之不當。莫如靜養節飲食爲第一。（瘟病論）

楊栗山曰。按瘟病乃天地雜氣之一也。有邪不除。淹纏日久。必至虛羸。庸工望之。不問虛實久暫可否。輒用人參。殊不知無邪不病。邪去而正氣自通。何慮虛之不復也。今妄投補劑。邪氣益固。正氣益鬱。轉瘦轉瘦。轉補轉補。轉鬱。循環不已。乃至骨立而斃。猶言服參幾許。補之不及。奈何。余於乾隆甲戌乙亥丙子三年中。眼見親友患瘟病服參受害者。不可枚舉。病家止誤一人醫家終身不悟。不知殺人無算。特書之以爲濫用人參之戒。（寒溫條辨）

又曰。按仲景傷寒論。用參姜桂附者。八十有奇。而瘟病非所論也。伏邪內鬱。陽氣不得宣布。積陽爲火。陰血每爲熱摶。未解之前。麻黄桂枝不可沾脣。暴解之後。餘焰尚在。陰血未復。最忌參姜桂附。得之反助壅鬱。餘邪伏留。不惟目下淹纏。日後必生異症。同

又曰。乾隆甲戌乙亥。吾邑連間數年。溫毒盛行。眼見親友病。多陽病似陰。用附子理中湯而死者。若而人用八味丸料及六味丸。合生脈散而死者。又若而人醫家病家皆以爲死症。難以挽回。卒未有知其所以誤者。余深閔爲。古人格陰以陰。體厥脈厥之說。精心研究。頗悟此理。溫病無陰症。傷寒陰症百中一二。庸工好用熱藥。且多誤補其虛。故患陰症似陽者。少壞事。亦不若陽症似陰者之多也。每參酌古訓。又兼屢經閱歷實驗。得陽症似陰。乃火極似水。陽邪閉脈。非仲景所謂陽症陰脈也。輒用升陰涼膈加味六一解毒承氣之屬。隨症治之。無不獲效。不必疑也。特書之以爲誤認陽症陰脈之戒。同

張石頑曰。夏秋之交。傷暑霍亂。大抵忌朮附姜桂種種燥熱之藥。誤服必死。凡夏秋霍亂。有一毫口渴。即是伏熱。不可用溫理脾胃藥。如燥渴小便不利。五苓散爲末。本方中肉桂亦宜酌用。張氏醫通

疾有主客

予去歲以來。治病羸或老少之徒感此疾者。概以清解逐穢爲主。莫不隨手而愈。世醫遇此等症。往往以洞泄爲脾氣之下陷。與參附以促死者甚多矣。亦有適知感厲氣者。顧慮其舊病尪羸。縮手不敢投硝黃焉。非從事於芩連梔栢。即參附炙炳莫所不到。不啻不能拔其本根。有反助其邪炎。熱勢加劇。以至于死者。則謂養虎貽患者矣。故如此之際。雖彼四損之人。或有所不顧。唯宜見邪熱。勿見舊病尪羸。噫拔本塞源。尚恐其不及也。奚本病之是顧耶。故大柴胡湯三承氣湯之類。隨見症選用之。吳氏之說尤係于實驗。故抄出于此。

吳又可曰。凡人向有他病尪羸。或久瘧。或內傷瘀血。或吐血便血咳血。男子遺精白濁。精氣枯涸。女人崩漏帶下。血枯經閉之類。以致肌肉消爍。邪火獨存。故脈近於數也。此際稍感疫氣。醫家病家。見其穀食暴絕。更加胸膈痞悶身疼發熱。徹夜不寐。指爲原病加重。誤以絕穀爲脾虛。以身痛爲血虛。以不寐爲神虛。遂投參朮歸地茯神棗仁之類。愈進愈危。知者稍以疫法治之。發熱減半。不時得睡。食稍進。（溫疫論）

病症

此疾有數症。方其初發也。有無寒熱無頭痛腹痛身痛手足厥冷等。飲食起居如平生。而猝然水泄如傾盆。而却覺心膈寬快者。故人往往忽略不爲意。一二時或半日之間。吐瀉頻併。始疲困著床者。其常也。或有吐瀉數行而飲食起居不甚變者。或有吐瀉初起舌上生厚白胎者。或吐瀉數行始生胎者。或始終無胎者。或有瀉數行後生渴飲冷水數升者。或吐瀉一二行。已發渴者。雖渴好熱物者。或有適因飲食而發者。或吐或瀉一二日後。吐瀉並劇。始覺疲困者。或有忽然吐瀉並作。暫時眼陷肉削。直視聲啞。手足厥冷轉筋。六脈如系。或沈伏。全無者。其症雖輕重種種。要之皆爲熱症。第因其人之胃氣厚薄。與邪之緊慢有不同耳。若其好飲熱湯。雖或似虛寒。此猶滯下亦有熱實之極。及好沸湯者。不足爲異。故參附炙炳。一切爲禁用。雖桂枝乾姜。亦非所宜。且桂枝本解肌之葯。此疾初無表邪。若誤犯之。則徒益嘔益瀉。不如無用之愈也。每見世醫誤認其外症。投熱劑或炙炳者。吐瀉益劇。無厥者遂致厥。甚則至冷過肘膝。膈熱反如燎。額上冷汗。眼陷頰削。直視上插。聲嘶只欲飲冷水數升。與之熱葯則愈吐不納。邪氣益熾。元氣益衰。終不可救者有之。譬如陷人於井中。隨下之石。何生之望。而猶言服參附數劑。補之無及。歸之於命。病家亦唯唯不爲非。豈其然哉。殺人無算。遂以無覺悟。其實醫殺之也。實可痛悼焉。蓋此疾係毒熱之邪亦一種之厲氣。而吳氏所謂雜氣之一也。惟邪勢兇暴尤甚。故其中人也。先從鼻口入。直著于腸胃。而驅逐津液。奔迸難制。轉輸之職絕。而傳導之官廢。故偏滲于大腸。作洞泄之症。是亦熱結旁流之類也。與傷寒之邪先從表。以次傳者不同。故初無表症矣。其所下之物。悉所飲食之水漿。與一身之津液也。故全然無糞。亦無臭氣。其色白濁如敗醬。或如米泔。若不早拔去其梟猛之邪。則上吐下瀉。其勢不能禁。遂現前所云劇症。甚至唇舌氷冷。肌膚血凝青紫成片。是皆陽氣鬱遏。不能達於外之所致。決非陰寒之症。仲景所謂熱深者厥亦深者是也。然而世醫不惟投熱劑。兼灸天樞氣海神闕等。以爲適當之治。是猶添薪止沸。艾火雖微。內攻有力。況此極熱之症。兩陽相搏乎。仲景有火逆之戒。況如此熱極之症乎。又有一種粗工。恐洞泄之劇。欲驟止之。內以阿片類固澁之。外燒酒熨之。芥子泥塗之。是猶不逐賊而豫閉門戶。家人必受害。拙之尤極者也。然如輕症。其瀉間有斷者。但多變爲壞症。有時時蒸熱發搦衣被。纏綿引日者。有變爲滯下者。爲瘧狀者。爲休息痢者。有爲骨蒸狀者。如小兒有變驚風者。變疳者。變馬痺風者。如是之類。皆醫之誤治所致也矣。予去秋以來。治壞症數人。然本屬輕症。故得救療。若劇症不暇爲壞症。必一日或半日而死。可勝嘆乎哉。或問曰。此症與尋常霍亂泄瀉所殊。子何以辨之。曰此症洞泄一行。全無糞更無臭氣。又無腹痛等。瀉數行後。肩背胸脇間。蠕蠕水鳴。既而腹中雷鳴。瀉出如尿。但肛門濕痒。恰如溫湯瀉出。甚則糜爛。皆屬此症矣。兼之煩渴引飲。小便赤澁。或涓滴作痛。則已非尋常霍亂泄瀉。是知此痰之最喫緊者。若夫脈與舌苔。則非知此疾之所要也。而其病源所以與傷寒等不同也。

此疾邪勢猛烈。傳變甚速。故用葯不得不緊急矣。設不緊急。或服緩劑。則症加劇。而死不出一二日。或數刻。不見八尺健兒肩担千斤而斃于道路乎。

此邪概三伏至中秋節爲盛行之時。其夏至前後。霜降節以前。雖有之其症頗緩。故有多動血塊疝瘕等宿疾而腹腰等痛者。不可誤爲瀉疝滯食之類治之。必殺人。如小兒多動蚘蟲者有之。亦類吐乳者有之。不可不知也。

按此疾。八月尤盛。其如四五月。雖適有之甚稀。且邪勢未劇。有一二人患之者。人多以霍亂泄瀉治之。而幸愈者間有焉。蓋邪氣猶嫩。譬火之初炎。其勢雖猛。易撲滅也。其九月以後患之者。症稍緩。且多挾宿疾。但其外症緩。因與輕劑。則變劇症者有焉。然死者亦少矣。蓋邪勢漸老。猶火之將滅。炎焰雖猛。勢頗緩。亦易撲滅也。如七八月。闔門比戶患之之時。猶燎之方揚熖。假令受邪輕且淺者。其勢頗烈。是以治法一誤則死生立判。是最不可不知矣。

再按。先如己未歲立冬後。流傳猶不止。但頗異于前日。必多現於表症。輕者吐瀉一二日。或二三日後。自止者亦有之。或瀉止後爲滯下者有之。如小兒先吐乳一二日而後瀉。瀉如乳汁。無糞色。世醫盡以中寒治之。然至感之重者。非硝黄其瀉不斷。是所以與中寒不同也。蓋夏秋人身陽氣在外。中守不堅。邪亦兇暴。是以一入裏。猖獗難制。傳變尤速。如冬日陽氣在裏。中守尤固。邪亦屬強弩之末。是以不得縱其凶暴。故多達表而現表症。雖裏症亦緩而無死者。故比之夏秋消黄之奏功。不甚速。此亦中守堅固之故也。是以多服而始得效焉。

素常畜飲家感于此邪則瀉勢滂沛。多于常人。其瀉之斷。又後于常人。

脈

凡溫疫與傷寒。病源不同。至脈亦難以傷寒脈律之。昔人云。傷寒以脈爲主。溫病以症爲主。吳氏以下論瘟疫者。詳於症而略於脈者。亦以此也。况如此疾。不可以脈審定乎。何以洞泄數行。有脈猶與平日不異者。或有沈遲者。有沈微者。一用大柴胡湯之類。裏熱達於表。則脈亦變弦數。此疾之常也。間初起乃弦數者浮數者。種種不一。而至治法。非蕩滌逐穢。不可救。此其所以脈不可拘也。然脈者氣之波瀾。生死之所判。故全發則不可。拘泥亦不可。今舉楊氏之說數條者以此也。楊氏曰。或該從症。或該從脈。切勿造次。此言最有理。

戴麟郊曰。瘟疫之脈。傳變後與風寒頗同。初起時與風寒迥異。風寒從皮毛而入。一二日脈多浮。或兼緊兼緩兼洪而皆浮。迨傳入裏。始不見浮脈。其至數亦清楚而不糢糊。瘟疫從中道而變。自裏出表。脈始不沈。乃不浮不沈而數。或兼弦兼大而皆不浮。其至數糢糊而不清楚。其初起脈沈遲。勿作陰寒斷。沈者邪在裏也。遲者邪在陰分也。脈象同於陰寒。而氣色舌苔神情。依前諸法辨之。自不同於陰寒。或數而無力。亦勿作虛視。緣熱蒸氣散。脈不能鼓指。但當解熱。不宜補氣。受病之因有不同。故同脈而異斷也。（廣瘟疫論）

楊栗山曰。凡溫病脈。怫熱在中。多見於肌肉之分。而不甚浮。若熱鬱少陰。則脈沈伏欲絕。非陰脈也。陽邪閉脈也。（寒溫條辨）

又曰。凡溫病。內外有熱。其脈沈伏。不洪不數。但指下沈濇而小急。斷不可誤爲虛寒。若以辛溫之葯治之。反益其熱也。所以傷寒多從脈。溫病多從症。蓋傷寒風寒外入。循經傳。溫病怫熱內熾。溢於經也。（同）

又曰。凡傷寒。性本太陽。發熱頭痛。而脈反沈者。雖曰太陽。實見少陰之脈。故用四逆湯溫之。若溫病始發。未嘗不發熱頭痛。而見脈沈濇而小急。此伏熱之邪滯於少陰。不能發出陽分。所以身大熱四肢不熱者。此名厥。正雜氣怫鬱。火邪閉脈而伏也。急以鹹寒大苦之味。大清大瀉之。斷不可誤爲傷寒太陽始病。反見少陰脈沈而用四逆湯溫之。溫之則壞事矣。又不可誤爲傷寒陽厥。愼不可下。而用四逆散和之。和之則病甚矣。蓋熱鬱元閉。陽氣能交接於四肢。故脈沈而濇。甚至六脈俱絕。此脈厥也。手足逆冷。甚至通身冰凉。此體厥也。卽仲景所謂陽厥。厥淺熱亦淺。厥深熱亦深是也。下之斷不可遲。非見眞守定通權達變者。不足以語此。同

又曰。凡溫病脈中。診洪長滑數者輕。重則脈沈。甚則閉絕。此辨溫病與傷寒脈浮脈沈異治之要訣也。同

又曰。凡溫病脈洪長滑數兼緩者易治。兼弦者難治。同

又曰。凡溫病脈沈濇小急四肢厥逆通身如冰者逆。同

又曰。凡溫病脈兩手閉絕。或一手閉絕者危。同

又曰。凡溫病脈沈濇而微狀若屋漏者死。同

又曰。凡溫病脈浮大而散狀若釜沸者死。同

舌苔　舌冰冷

夫舌者胃之外候。胃中一有留邪。則莫不見於舌苔。猶影之隨形。桴之應

鼓。故傷寒與溫疫。無一不據舌苔。而斷淺深輕重。獨此疾不然者。邪氣暴烈。感之則胃中擾亂。奔迸下泄。不遑鬱而爲舌胎也。是以不可以舌苔之有無拘。故不必詳論焉。然間有見於舌苔者。今舉其概略。以備採擇耳。凡初起有苔者甚稀。或有之必白胎而極薄。且滋潤。須蕩滌一日或半日。瀉稍減。則始變厚白胎。是其常候。又間有初起生厚白胎者。稍緩症也。然必滋潤。其黃胎者又稀。故不可拘無胎不可下並白胎滋潤不可下等之說。遲延猶豫。則必殺人。亦有終始無胎者。要之非硝黃不可治焉。其瀉多者。二三日後舌必變緋薄。是瀉多亡津液之所致。宜緩緩滋養。人參飲子去人參。或柴胡清燥湯。柴胡養榮湯之類宜之。若下症猶在。不必拘舌胎。嘔渴不止者。竹葉石膏湯宜之。蓋此疾以尋常傷寒溫疫之法律之。則緩者或可及。急者不可及。是所以爲不可拘於舌胎之有無也。亦有吐瀉數行舌變冰冷者。不可驚誤爲虛寒之極。用參附之類。是陽鬱之極也。故手足亦多厥冷。未必死症。是速當峻下。厥回則舌亦暖。是亦不可不知矣。

治法

凡初起洞泄三四行。嘔吐或吐瀉併作。或瀉斷而吐猶不止。或一二日瀉自止而吐作者。此邪在中焦胃中。而連於胃口。宜大柴胡湯主之。間有吐逆不納葯者。不可誤爲水逆與五苓散之類。此症世醫往往用吳茱萸湯小半夏加茯苓湯等者。俱非其治所宜。前方或加黃連山梔子伏龍肝水煎。緩緩冷服之。若猶吐不止者。本方加辰砂或鐵粉之類。或加鐵繡水煎亦可也。若心下鞕滿者。前方加厚朴。或大小承氣湯。但痞而不鞕者。三黃瀉心湯。嘔者加辰砂。但瀉而不嘔吐者。是邪在中焦。三承氣湯。而兼吐者猶連上焦。大柴胡湯加芒硝。兼腹痛者。涼膈散。心中煩悶欲吐不吐者。枳實梔子豉湯。或更加大黃。瀉斷後脈浮而數煩渴引飲者。白虎湯。或小柴胡合白虎湯。吐瀉俱斷。嘔渴猶不止者。人參飲子去人參。或竹葉石羔湯。但嘔者本事竹茹湯。凡此疾驗蕩滌盡未盡有法。大便稍稠。糞色生。小便快利。舌苔去。則是邪勢盡也。否則未盡也。未盡則用硝黃。徹上徹下不可間斷。否則餘燼復熾。戒之愼之。吐瀉全止。舌苔減半。猶微微渴者。柴胡清燥湯。或更加葛根。人參飲子去人參半夏加瓜蔞根亦佳。舌上緋薄如豬肪者。津液虛耗也。亦宜前方。或柴胡養榮湯。婦人室女經水適來者。多在吐瀉斷後。此爲熱入血室。宜小柴胡加鮮地黃。或犀角亦佳。餘見各門。

按醫治此症。有知宜清涼。猶畏大黃之蕩滌者。徒從事芩連梔柏之類。其輕者適有愈。至感之重。邪之劇者。既無蕩滌之能。反招閉塞之害。邪氣無由而泄。津液愈耗。是猶葉公之好龍。遂不能入其室。與彼用參附誤人者。

不過五十步百步之相距也。如何則此疾邪氣一蟠踞於胃中。非大黄之蕩滌不可拔。且大黄之治瘟疫。實爲必用之藥。古今神人之所同然。昔耶律楚材下靈武。諸將爭掠女子玉帛。耶律楚材獨取書數部。大黄兩駝而已。既而軍中大疫。惟得大黄可愈。所活幾萬人。又陳宜中夢神人語曰。天災流行。人多死於疫癘。唯服大黄得生。因遍以示人。時果疫。因大黄得生者甚多。可見大黄之於疫。固不可闕之品矣。蓋大黄之治疫。專爲逐邪而用爲。本不論大便之利不利。胃中有結邪。非大黄不能去。矧此症之瀉。爲邪熱而瀉。若欲俟其燥結而下之。遂無可下之時。而病者已斃矣。是醫之咎也。故巴豆之峻亦有所不畏。且夫仲景治傷寒嘔吐而下利者。用大柴胡湯。亦少陰病下利清水色純青者。用大承氣湯。自餘下利之症。用大黄者。在經文歷歷可徵矣。今此疾所下非清水。則必如敗醬。無一下利清穀者。故下劑一投。輕者即斷。重者不至劇者。以胃中蟠踞之邪散也。是皆大黄之功。安患洞泄乎。

吳又可曰。邪傳胃。煩渴口燥。舌乾胎刺。氣噴如火。心腹痞滿。午後潮熱。此應下之症。若用大劑芩連梔柏。務清熱。竟不知熱不能自成其熱。皆由邪在胃家。阻礙正氣。鬱而不通。火亦留止。積火成熱。但知火與熱。不知因邪而爲火熱。智者必投承氣。逐去其邪氣。行火泄而熱自已。若概用寒涼。何異揚湯止沸。每見今醫好用黄連解毒湯。黄連瀉心湯。蓋本素問、熱淫所勝。治以寒凉。以爲聖人之言必不我欺。况熱病用寒藥。最是捷徑。又何疑乎。每遇熱甚。反指大黄能泄而損元氣。黄連清熱且不傷元氣。更無下泄之患。且得病家無有疑慮。守此以爲良法。由是遇熱症。大劑與之。二三錢不已。增至四五錢。熱又不已。晝夜連進。其病轉劇。至此技窮力竭。及謂事理當然。又見有等日久腹皮貼背。乃調胃承氣症也。兄無痞滿。益不敢議承氣。唯類聚寒凉專務清熱。又思寒之最者。莫如黃連。因而再倍之。日近危篤。有邪不除。耽誤至死。猶言黃連至幾兩。熱不能清。非藥之不到。或言不治之症。或言病者之數也。他日凡遇此症。每每如是。雖父母妻子。不過以此法毒之。蓋不知黃連苦而性滯。寒而氣燥。與大黃均爲寒藥。大黃走而不守。黃連守而不走。一燥、一潤、一通、一塞。相去甚遠。且疫邪首尾以通行爲治。若用黃連。反招閉塞之害。邪毒何由以泄。病根何由以拔。既不知病源。焉能愈疾哉。溫疫論

案。吳氏此論。實宜爲畏大黃之蕩滌。而徒從事於芩連者之頂門一針矣。

嘔吐

夫邪之入胃。上走則嘔吐。下迫則泄利。上下並走則吐瀉俱起。故斯疾吐瀉並作者。此常候也。間有吐瀉偏者。吐瀉多少偏者。蓋雖係其人胃氣之厚薄。亦因邪之上走與下迫而異也。俱宜下奪。以挫其上走之勢。邪熱一去。則吐自止。瀉又尋止矣。世醫遇如此之症。欲強止其吐。往往以小半夏

加茯苓湯。吳茱萸湯或生姜瀉心湯。黃芩加半夏生姜湯。旋覆代赭石湯之類。亦有爲水逆與五苓散。亦有以半夏藿香丁香縮砂之類投之者。雖俱係治嘔吐之葯。非治本之法。邪之至輕者。幸有治焉。若邪之劇者。葯下咽徒使病者益苦悶耳。如此不如與一杯之冷水。予治此症。大抵以大柴胡湯。放冷與之。初服雖或吐之。二三服之後必止。若猶吐不納者。加辰砂末少許。或鐵粉亦可用。或以伏龍肝水煎之。或湯成少加鐵鏽水。莫不納。三黃湯加辰砂。亦宜隨症而服之。若大邪既去而猶嘔吐不止者。本事竹茹湯。或竹葉石羔湯之類。放冷服之。又有一症嘔吐之劇。一滴葯汁入口則乍吐出。甚者聞葯臭亦嘔。與冷水則不吐。至于此。醫家病家往往束手。余每遇此症。先斷葯湯。以新汲水。服紫雪大豆許。日三五度後竹茹湯。竹葉石羔之類。隨症與之則不吐。此亦不可不知。凡此疾嘔吐皆屬熱。故與熱葯則必吐而不納。其無吐者亦生吐。雖吐之劇者。與冷水則不吐。是其證也。故粥漿以至湯葯。盡禁熱服。必當放冷服之。是予所歷試之眞訣也。

張石頑曰。凡溫病熱疾嘔吐者。火性上炎也。無問表裏。通用涼膈散。嘔吐煩渴者。白虎湯。張氏醫通

又曰。溫病熱病時疫乾嘔煩悶者。黃連解毒湯。同

楊栗山曰。溫病嘔吐者。胃中伏火。鬱而攻發也。增損三黃石羔湯。加味涼膈散加石羔。清利之自止。(溫寒條辨)

又曰。凡胃熱甚。服藥嘔吐不納者。愈吐愈服。三服後火性漸消。然後徐徐用藥。即不吐。(同)

渴

凡熱邪犯胃則渴。渴之極必引冷水。此疾邪火先入胃。故多渴。但有好冷。有好熱。俱爲熱症。其或好熱。誤認爲寒。與參附熱藥。則轉輕爲重。不可不謹。若欲冷水者。少少與之不妨。其他梨漿西瓜之類。病人欲之宜與之。至治法。若吐瀉不止而渴者。三黃加石羔湯。或大柴胡湯加石羔。吐瀉止而渴不止者。小白湯。大渴引飲者。白虎湯。邪大半解。而嘔渴不止者。竹葉石羔湯。並宜生於津液之品。葛根栝樓根麥門冬之類。於對症方中加之。亦佳矣。予治此症。不論渴之冷熱。一切湯藥至白湯粥清。盡放冷與之。不然則助嘔而納。間有不嘔者。必益瀉。或爲腹痛。是最治此疾之緊關。故不厭煩而屢告焉。

吳有性曰。如大渴思飲冰水及冷飲。無論四時。皆可量與。蓋內熱之極。得冷飲相救甚宜。能飲一升。止與半升。寧使少傾再飲。至於梨汁藕汁蔗漿

西瓜。皆可備不時之需。如不欲飲冷。當易白滾湯與之。乃至不思飲。則知胃和矣。（温疫論）

楊栗山曰。温病本末身冷不渴。小便不赤。脈不洪數者。未之有也。輕則白虎湯。加白姜蠶蟬脫天花粉。重則增損三黃石羔湯。加大黃。凡病忽欲飲水者。爲欲愈。蓋腸胃燥則不能散邪。得水則和其胃氣。汗出而解。若不與水。則乾燥無由作汗。遂至悶亂也。（寒温條辨）

案此說甚妙。瀉疫渴飲水數升。始有蒸然爲汗者焉。

厥冷

夫厥冷者。陰寒之極。故諸病見之者。咸爲陽氣衰絕之候。但傷寒與温疫。純熱之極而亦見之。謂之陽厥。古法率以蕩滌爲主矣。今此疾亦瘟疫之一種。純熱之邪也。故往往見厥冷之症。而查其所從來。凡有三。其一吐瀉數行。不及服葯而厥冷脈伏。是尤劇症。其一邪勢原輕。醫者與緩劑。葯方不與病敵。半日或一日後。邪勢稍劇。遂至于厥冷脈伏。是其次也。其一服參附之類。或阿片等。或大艾焚灼。使邪炎鬱塞。遂至厥冷脈伏者是也。三症中不及服葯而厥冷者。雖邪勢劇。畢竟不過內結壅閉。陽氣逆於內。不能達於四末。故與大柴胡湯大承氣湯之類。邪炎一衰。陽氣一通。則厥愈脈出。甚者走馬湯。備急圓。杏仁丸。朱砂圓之類。亦可選用。其服緩劑。邪勢加劇。而厥冷者。比前症稍難。然猶有可救者。治法同上法。如其參附炙炳阿片等之誤治。助長之弊。邪勢加劇。必耗正氣。或動宿疾。其變至不可測。有發膈痛者。有轉筋者。有吐瀉俱斷而膈熱如燒。煩燥不安者。有瀉斷而吐益劇者。有吐下蚘蟲者。種種不一。至厥之甚。通身冰冷。肌膚血凝。青紫成斑。唇口指甲並四掌。變青紫。直視上插。舌冷如冰。煩渴欲冷水。與水則納。與熱則吐。神雖昏。不近衣服。是梟猛之邪內鬱。而陽氣不能四佈之候。俱係醫之失治。而猶不察。卒至于此。又况燒酒熨之。芥子泥塗之。助桀爲暴之徒乎。實可痛憫矣。當此時非斬關奪旗之兵。恐不能得救拔。治法亦宜前數方。其他涼膈散。白虎湯。竹葉石羔湯。六一順氣湯。解毒承氣湯之類。隨其症而選用之。或可回死於無何有之鄉矣。

李挺曰。熱極忽然伏於內。故身寒四肢厥逆。狀若陰症。但身雖冷。而不欲近衣。神雖昏而氣色光潤。脈沈滑而有力。此陽極似陰也。宜大柴胡湯下之。或白虎湯竹葉石羔湯。醫學入門

吳綬曰。厥應下而不可發汗。汗之則口傷爛赤也。傷寒蘊要

又曰。陽厥者。必先因熱甚不解。而後發厥也。經言厥深熱亦深。厥微熱亦

微此之謂也。切其脈雖沈。按之則滑。四肢雖冷。手足心或溫也。或時煩躁。畏熱喜冷。與之冷水則嚥也。此乃陽厥之候。同

張石頑曰。溫病熱病時疫。熱極而厥者。涼膈合解毒。或合承氣下之。熱不退者。再下之。張氏醫通

又曰。手足厥逆少氣。唇面爪甲。背青。六脈俱伏。而嘔出酸穢。瀉下臭惡。便溺黃赤者。此火伏於厥陰也。爲熱極似陰之候。急作地漿煎竹葉石羔湯。誤作寒治必死。同

吳有性曰。凡陽厥。手足皆冷。或冷過肘膝。甚至手足指甲皆青黑。劇則遍身冷冰如石。血凝青紫成片。或六脈無力。或脈欲絕。以上脈症悉見純陰。猶以爲陽症何也。蓋審內症。氣噴如火。齦爛口臭。煩渴譫語。口燥舌乾。舌胎黃黑。或生芒刺。心腹痞滿。小腹疼痛。小便赤澁。涓滴作痛。非大便燥結。卽大腸膠閉。非協熱下利。卽熱結旁流。以上內三焦悉見陽證。所以爲陽厥也。粗工不察內多下症。但見裏症脈體純陰。誤投溫補劑。禍不旋踵。溫疫論

又曰。凡陽症似陰者。外寒而內必熱。故小便血赤。凡陰症似陽者。格陽之症也。上熱下寒。故小便清白。但以小便赤白爲據。以此推之。萬不失一。同

楊栗山曰。大抵陽症似陰。乃假陰也。實則內熱而外寒。在傷寒以大承氣

湯下之。有潮熱者六一順氣湯。熱甚合黃連解毒湯。在溫病。雙解涼膈加味六一解毒承氣之類。斟酌輕重。消息治之。以助其陰而清其火。使內熱既徐。則外寒自伏。易所謂水流濕者。卽此義也。此與陽勝格陰例同。王太僕所謂病人身寒厥冷。其脈滑數按之鼓指者。非寒也。余謂火閉而伏。多見脈沈欲絕不盡。滑數鼓指也。要在詳症辨之。（寒溫條辨）

又曰。溫病厥逆無陰厥。雜氣伏鬱。陽熱內迫。格陰於外。氣閉不能達於四肢。甚有通身冰冷。其脈多沈滑。或沈伏。或沈細欲絕。或六脈俱閉。所云體厥脈厥是也。症多怪異不測之狀。輕則升降散。增損雙解散。加味涼膈散。重則加味六一順氣湯。解毒承氣湯。斟酌下之。豈可與傷寒陽厥並論哉。若數下後。厥不回熱不退者死。亦有利下數十行厥方回熱方退而得生者。正所云急症急攻。下之或可活。不下必死無疑矣。此則溫病厥逆治法也。（同）

唇甲青紫

凡邪熱梟猛之症。不速蕩滌。則必致手足厥冷。厥冷之極。必至唇口青紫。此蓋鬱熱熾盛。血脈凝滯之所致。亦有輕症用熱劑。鼓激邪火而至于此者。不知者往往誤認爲陰寒之症。益用溫熱之劑。愈用而愈甚。豈知青中有紫原非陰寒之症哉。蕩滌少遲。則必就鬼錄矣。治法詳于厥冷門中。其辨色之法。張石頑論之最詳。宜參看焉。

張石頑曰。色之青者爲寒。赤者爲熱。以寒中於裏。則血脈凝滯不能榮行於外。所以唇爪青黑也。若熱毒流入於裏。而爲熱厥。則唇甲亦青中必滞深紫。與陰寒之青黑不同。試觀產婦以舌青驗子死。唇青驗母死。則知青黑爲陽氣竭絕。不得與青紫渾稱也。張氏醫通

轉筋

轉筋之一症。多在誤藥致厥者。間有不經誤治。吐瀉數行忽轉筋者。俱是津液耗渴。邪火迫於筋脈之所致。亦有腰腿間肌肉降起作痛者。是亦邪鬱血凝之所致。俱宜大柴胡湯大承氣湯之類。或加行血之藥一二味最佳。罨法刺絡之類。亦輔治之一策。隨症或宜用之。蓋此症去秋尤多。今秋甚稀。豈邪氣稍與人身諳而然歟。龔西園曰。轉筋屬熱血。四物湯加酒芩紅花蒼朮南星煎服。醫學源流肯綮大成

按此等法宜大邪既去而轉筋猶不止者。若其邪炎猶熾而轉筋者。恐非此等之法所能治。學者思焉。又委中穴出血。或十指頭出血。皆是良法。然刺絡之法。宜未至厥冷者。若厥冷之極。轉筋者用之。則只出紫黑血點數滴耳。遂不能救。故行之當在早矣。

目眩　直視　目反　露睛

夫目五臟精華之所聚。故五臟方有病。其候往往見於目。况此症熱毒之極。一感之。則或上攻頭目。或下迫腸胃者乎。故初起有目眩者。或目系急痛。卒倒而不省人事者。俱爲邪熱元閉上攻頭目之所致。宜走馬湯。備急圓。大承氣之類。若其手足厥冷。必直視目反。不可驚爲死症也。厥回則復常。治法詳於厥冷門。亦有手足厥冷而目半開半合睡中露睛者。輕者厥回後。三五日猶不止。不可誤爲中氣虛極而與溫補之葯。必致不救。仍宜確守前法。邪退精氣復則止矣。

楊栗山曰。溫病頭目眩。及頭脹頭痛汗。並目赤。目黃。目不明。目直視。目反折。與傷寒治法不同。俱係雜氣伏鬱中焦。邪熱元閉。上攻頭目。乃胃家實也。通宜升降散。加味涼膈散清利之。頭眩疼量加大黃。目眩赤等症量加龍胆草酒炒。（寒溫條辨）

呃逆

呃逆之症。熱邪鬱于胃之所致也。故用熱葯而致其冷者。多發之。不可誤爲胃寒。與丁香附子等之熱劑。不獨呃逆不止。必致諸症增劇。但宜大柴胡湯三承氣湯之類下之則自止。下症既去。渴而呃逆者。宜白虎湯。若其初起。用蕩滌法。吐瀉全止而呃逆者。餘熱猶伏于胃中也。宜竹葉石羔湯。橘皮竹茹湯。本事竹茹湯之類。若邪全去。而猶呃逆數日不止者。屬胃寒。宜丁香柿蒂湯之類。然屬寒者。誠百中之一二也。宜辨內外。果屬寒則用前法。

病源論曰。伏熱在胃。令人胸滿氣逆。氣逆則噦。

程國彭曰。當下失下。胃火上冲而呃者。其症燥渴內熱。大便閉結。大柴胡湯下之。醫學心悟

吳有性曰。胃氣逆則爲呃逆。吳中稱爲冷呃。以冷爲名。遂指爲胃寒。不知寒熱皆令呃逆。且不以本症相參。專執俗語爲寒。遂投丁茱姜桂。誤人不少。吾願執辭害義者。臨症猛省。溫疫論

又曰。治法。各從其本症而消息之。如見白虎症。則投白虎。見承氣症。則投承氣。膈間痰閉。則宜導痰。如果胃寒。丁香柿蒂散宜之。然不若四逆湯功效殊捷。要之但治本症。呃自止。其他可以類推矣。同

發斑

凡發斑。爲熱邪外解之候。故此疾發斑。多在用下藥吐瀉已斷之後二三日。又有初時誤服熱劑。迫陰血裏氣壅閉。不得外泄。至成厥冷。忽峻下一

投。裏氣忽通。邪熱外泄而發斑者。又初時雖服熱劑。邪氣固徹。不到激昂。正氣一旺。又發斑者。俱與溫疫發斑治法一同。今舉吳楊二氏之說。宜參看焉。又有先發斑而一二日後吐瀉始發者。此屬一種之變局。治法俱同前矣。

吳有性曰。邪留血分。裏氣壅閉。非下不能發斑。斑出爲毒邪外解。下後斑漸出。更不可大下。設有下症。少與承氣湯。緩緩下之。若復大下。中氣不振。斑毒內陷則危。宜托裏舉斑湯。（溫疫論）

楊栗山曰。夫疹與斑等乃溫病中之重症也。治同溫病傷寒。百不出一。總緣雜氣之毒鬱於胃中。無所施洩。發於皮膚而爲疹。增損雙解散主之。加紫背浮萍五七錢。或重加石羔大黃芒硝。清散得宜。未有不出者。如身出而頭面不出。此毒氣內歸危候也。急以大蟾蜍一個。搗和新汲水。去渣痛飲之自出。屢驗。（寒溫條辨）

結胸

傷寒結胸。多在用下劑甚早。邪氣陷入。此症結胸。多係鬱熱上炎與水飲相結。故素常蓄飲人。患之最多。輕者小陷胸湯加大黃。或大茈胡合小陷胸湯。或更加芒硝。千金陷胸湯亦可用。甚者大陷胸湯。大承氣湯加甘遂。

在上者宜吐之。三物白散之類。量症之輕重。而選用之。旁用罨法亦可矣。亦有初起用熱劑下利忽止。邪熱無出路。於是鬱邪上攻。迫於心膈以爲結胸者。治法俱同于上。其兼發斑或呃逆。脈沈微。手足厥冷等。在傷寒爲難治。此疾未必然。

楊栗山曰。溫病鬱熱內攻。火性上炎。一發卽心胸結痞。脈洪滑數。或伏沈。自是熱實結胸痞氣。特患下之不早耳。非大小陷胸。或陷胸承氣。加味涼膈等方下之。

腹痛

此疾兼腹痛者甚稀。但夏至前後。邪勢尚嫩。秋杪後邪勢已老之時。患之者必兼腹痛。又者兼蚘蟲。挾滯食。動疝瘕者。六七月盛行之時。感之者必無腹痛。又初起無吐瀉。但腹痛如刺。頗類攪腸痧者有之。邪勢尤劇。非走馬湯備急圓杏仁丸之類則不能治之。少少腹痛不必拘。但宜大柴胡湯涼膈散三承氣湯之類。宜量其輕重而與之。若果係于兼蚘兼滯食。則於對症藥中。加殺蟲消導之一二味亦可矣。若其邪全去。而痛猶綿綿不止者。多是動宿疾也。宜詳其因而治之。

蚘蟲

平素多蚘之人。一感此疾。蚘不堪其溫熱。煩擾動痛。或從口出。或從肛門出。亦有無痛而忽然吐出者。此皆因邪火犯胃。蚘不安其居巳。故以逐邪火爲要。不必治蚘。若誤爲胃寒。與溫熱之劑。則邪勢愈加。至不可救。但硝黃蕩滌。邪炎自熄。則蚘亦安居。若不得已而治之。則宜兼服清中安蚘湯。其吐蚘愈多。而時時腹痛。不能飲食者。是胃敗也。多屬不治。

吳有性曰。疫邪傳裏。胃熱如沸。蚘動不安。下既不通。必反於上。蚘因嘔出。此常事也。但治其胃。蚘厥自愈。每見醫家妄引經論以藏寒蚘上入膈。其人當吐蚘。又云胃中冷必吐蚘之句。便用烏梅圓。或理中安蚘湯。方中乃細辛附子乾姜桂枝川椒皆辛熱之品。投之如火上添油。殊知疫症表裏上下皆熱。始終從無寒症者。不思現前事理。徒記紙上文辭。以爲依經傍注。坦然用之無疑。因大誤人甚衆。溫疫論

馬印麟曰。蚘厥有熱渴者。黃連解毒湯。有下症者。承氣湯。溫疫類編

口中糜爛

吐瀉巳止。飲食稍進。後二三日或四五日。忽然口舌糜爛者間有焉。餘炎薰蒸之所致也。宜涼膈散。兼點柳花散。或以黃連解毒湯之類嗽之亦可矣。清胃散瀉火湯之類。亦宜服用。

解後大小便不利

邪結不散。則陽氣內結。小便不利。甚者一二三日不通者有之。是此疾之常事。服硝黃之類。邪火一消。大便生渣滓則通。不必強利小便。不知者利其小便。此大誤也。亦有下利斷後小便猶不快利者。此下後津亡之所爲。勿以猪澤之屬利之。飲食進。津液生。則自通矣。吐瀉後大便數日不行者。此亦常事。別無他證。不可攻之。吐下後津涸陽亡。胃中虛燥所致也。飲食日加。津液自通。則大便出矣。若病人覺脹悶。則宜調胃承氣。養胃承氣。麻子人丸之類。

瘥復

凡此疾初起用下劑。而吐利止。飲食漸進。氣力全復。近者半日。或四五日。遠者十日。或半月餘。已而忽然前症再發。疲困十倍于前日。比比有焉。是蓋非再感。迺餘炎未歇。再縱其梟惡也。其故何也。前日退消黃甚早。餘炎不全去。其他或輕症服溫劑而愈。或緩葯治之幸而愈。以邪勢之不劇。雖一旦得效。餘炎再集。則前日不用蕩滌之咎也。勿以其氣力未復與補葯以養其梟。宜速與硝黃之類。以拔其邪藪。縱葯緊於前日。勿緩於前日。倘誤爲胃虛。投參附姜桂蓍朮之類。則禍不旋踵。再感亦同焉。

劉松峯曰。凡治傷寒瘟疫。醫者最重初次得疾。至於瘥後謂死者蓋寡。每視爲至輕而護不經意焉。蓋謂瘥復之病。人身之經絡藏府。皆前次瘟邪。所會經傳遍之所。則此番不過由熟路而行。故邪氣易出也。右人原有此論。豈知此第語其常也。獨瘟疫盛行之時則不然。蓋是時疫氣所積者厚即無氣食勞損之因。尙有重感厲氣而復者。更有前疇餘邪稍有未淨。再醞釀滋蔓而猝然自復者。是天氣之邪。與人之氣血。膠固充塞。鬱勃糾紛。故復至三四次。尙有損命者矣。愼毋以其復也而忽之。松峯說疫

妊娠

妊娠感此疾。服葯尤不可遲緩。宜速投蕩滌之劑。愼勿惑硝黃墮胎之說。以用補葯或緩劑。如此則邪火愈熾。熱毒迫子宮。胎必墮。若早與下劑以清肅之。則火毒消滅。元氣泰然。復何墮胎之有也。古人所謂有故無損者是也。亦間服葯數日。吐瀉已竭。飮食稍進。忽然再復者。因憶受胎則腹中與平人自異。邪熱必伏匿。固結於子宮閒。豈一下之所能了乎。是以餘炎再聚。則再呈梟惡。亦不可知也。後學者宜詳焉。

㕦又可曰。孕婦時疫。設應用三承氣湯。須隨症施治。愼勿惑於參朮安胎之說。病家見用承氣。先自驚疑。或更左右嘈雜。必致醫家掣肘。爲子母大

不詳。若應下之症。反用補劑。邪火壅鬱。熱毒愈熾。胎愈不安。耗氣搏血。胞胎何賴。是以古人有懸鐘之喻。梁腐而鐘未有不落者。唯用承氣逐去其邪。火毒消散。炎熇頓爲清涼。氣回而胎自固。當此證候。反見大黃爲安胎之聖藥。歷當子母俱安。若腹痛如錐。腰痛如折。此將墮胎欲墮之候。腹藥亦無及矣。雖投承氣。但可愈疾而全母。昧者以爲墮胎。必反咎于醫也。溫疫論

又曰。或詰余曰。孕婦而投承氣。設邪未逐。先損其胎。當如之何。余曰。結糞瘀熱腸胃間事也。胎附於脊。腸胃之外子宮內事也。藥先到胃。瘀熱纔通。胎氣便得舒養。是以興利除害於傾刻之間。何慮之有。但投藥之際。病衰七八。餘邪自愈。愼勿過劑耳。同

楊栗山曰。妊娠溫病。內蘊邪熱。裏證居多。不可發汗。急用護胎之法。井底泥塗臍至關元。乾再易之。或以青黛伏龍肝爲末。水調塗之。若大黃。乾嘔錯語呻吟。增損三黃石羔湯。清化湯。若熱甚。燥急胎動不安。必須下之。愼勿惑於參朮安胎之說。奪其裏熱。庶免胎墮。蓋邪火壅鬱。胎自不安。轉氣傳血。胎胞何賴。酌用升降散。雙解散。加味涼膈散。或去芒硝以逐去其邪。則焰熇頓爲清涼。氣回而胎自固。寒溫條辨

發狂

予去秋見一壯婦患瀉疫。吐瀉數行。煩渴引冷水。醫者與參附之劑。證益加劇。於是替醫。後醫亦復與參附數劑。吐利益甚。遂發狂而死。余意此證。邪勢梟猛。加以參附熱劑。故鼓動邪勢。迫于陰血而發狂爾也。若初與承氣諸湯。則必不至于此。然既至于此。亦仍用承氣諸湯。或可收功也。果係于蓄血。則桃核承氣湯。或大承氣湯。加桃人紅花當歸。抵當湯丸之類。尚或可救焉。而此之不顧。飽用參附。而令狂死。實可痛悼矣。

吳有可曰。有喜笑如狂者。此胃熱波及於血分。血乃心之屬。血中留火。延蔓心家。宜其有是證矣。仍從胃治。（溫疫論）

楊栗山曰。傷寒瘟病。雖根源不同。至於發狂。皆邪熱之極。使非峻逐火邪。則不能已。故但察其大便硬結或腹滿而堅。或燥滯膠閉。或協熱下利。或熱結旁流。有可攻之證。酌用大小承氣涼膈六一解毒承氣之類下之。如無脹滿結實等症。而惟胃火使然者。但以白虎解毒三黃石羔大小清涼之屬。清其火邪。其病自愈。（寒溫條辨）

下血

下血之症。亦往往在初發。是皆用熱葯。迫於血分之所致也。不必具小腹鞕滿急脹小便自利等之候。間有喜忘如狂者。亦有昏瞶不清楚者。若大便中有血色者。熱犯血分無疑。桃核承氣湯抵當湯之類。亦可用之。又有初起小便出血者。是熱犯小腸之所爲。今秋治小兒患之者。一人而已。不多見。詳見于治驗中。

吳有可曰。胃實失下。至夜發熱。留血分更加失下。必致瘀血。初則晝夜發熱。日晡益甚。既投承氣。晝日熱減。至夜獨熱者。瘀血未行也。宜桃仁承氣湯。服湯後熱除爲愈。或熱時前後縮短再服。再短畜血盡而熱亦盡。大勢已去。亡血過多。餘焰尚存者。宜犀角地黄湯調之。温疫論

又曰。胃移熱於下焦氣分。小便不利。熱結膀胱也。移熱於下焦血分。膀胱畜血也。

又曰小便不利。亦有畜血者。非小便自利便爲畜血。同

變證

卒然惡寒振栗。肌膚栗起。半時或一時許。而吐瀉并作者。或吐瀉一二行而振栗者。是邪游溢太陽經也。從吳氏之法。與達原飲加羌活。輕者自解。重者非下劑不愈。又有無惡寒振栗。但頭痛如破。脈弦數而吐瀉者。前方加葛根。或大柴胡加葛根。又有憎寒而下血者。小便出血者。是邪逼下焦之症。宜桃核承氣湯。或承氣湯加桃人紅花當歸之類。尿血者外臺崔氏

療卒傷熱尿血方。或當歸承氣湯。溫疫論桃人湯宜之。吐血者聖惠茜根散。三黃瀉心湯。聖惠苦參湯宜之。又有卒然頭眩昏倒。舉體麻痺。續轉筋。而不吐瀉者。或手足厥冷脈伏。是陽氣鬱遏不伸之候。宜走馬湯。備急圓。亦有宜白虎湯者。此他變證猶多。不必一一具論焉。聊舉其一二耳。臨機通變。自存於其人。

死症

洞泄一日。或二三日後。毒臭衝鼻。傳旁人衣服而不消者。並厥回脈出。而大便遺失不覺。猶發揭衣被。煩渴欲飲水者。水瀉一二行。起居未衰。乍聲啞者。水瀉止後。大便滑通無度者。或發狂不省人事者。又劇症服葯得厥回。脈出吐瀉全斷。飲食稍進。而吐蚘不止者。予去秋來。治此疾數百人。其如此者。僅不過五六人。而二三日後必死。終不能救也。噫是實屬死症。不可挽回歟。抑猶有一線生路。而余術未至。末由救拔歟。後之值此等症者。研精殫思。有能發明補余罅漏。死而瞑目矣。又如老人虛人。雖原匪死症。並弗誤治。榮衛衰弱。或宿疾發動。有不可枝梧者。然十人中不過一二人耳。此所謂天覆傾者。非醫人之罪也。

禁忌

人參　附子　罌粟殼　胡椒　阿片　訶子　燒石　熨葯　燒酒

清酒　鹽熨　灸　蓄椒　肉豆蔻　熱湯　熱弱

以上諸品。正須禁絶之。但巴豆極熱之性。而不在禁中者。如備急圓走馬湯紫丸白散杏仁丸之類足以助硝黄之所不及。其他一切湯葯飲食。宜冷而不宜熱。否則嘔吐不納受。

預防

凡正邪不兩立。正氣實則邪無由入。故欲預防感觸。宜先禁飽食大醉。一切油膩。並堅硬難化之物。常節食。勞筋骨勿過。時時灸背腹。勿有間斷。勿不時飲食。勿數入房。勿冒雨露。勿深夜行道路入山林。如此則筋脈舒暢。精氣充實。邪氣何由入焉。此爲預防第一之策。古人有辟瘟等之方。予未之信。儻病家強乞葯。不得已而與之。平胃散六君子之類。蓋脾爲諸陽之本。脾胃健則津液四布。氣血充盛。庶幾無邪氣乘虚而入。

劉松峯曰。瘟疫乃天地之邪氣。人身正氣固。神氣守。則邪不能干。故避之在節欲節勞。仍毋忍飢以受其氣。至於却邪之法。如經所云。天牝從來。復得其往。氣出於腦。卽不干邪是也。蓋天牝者鼻也。鼻受天之氣。故曰天牝。瘟邪之氣。自空虚來。亦欲其由空虚而去。卽下句氣出於腦之謂也。蓋邪氣自鼻通腦。則流布諸經，令人病瘟。氣出於腦。謂嚏之或張鼻以泄之。或受氣於空。速泄於外。而大吸清氣以易之。則却從鼻出。而毒氣自散。祛邪於外之外也。又如想心如日等法。蓋胆屬少陽。中正之官。其氣壯則藏氣賴以俱壯而不能入。此強中禦外之法也。凡探病診疾。知此諸法。雖入穢地。可保無虞。男病邪氣出於口。女病邪氣出於前陰。其對坐之間。須知其向背。行動從容。察位而入方妙。說疫

或問

瀉疫新論稿成。有人問曰。子以此疾爲瘟疫之一種。而無一屬虛寒者。既得聞命。雖然人有老少強弱。病有寒熱虛實。今如子說不論老少強弱。一切與清熱滌穢之劑。以爲至當之治。強壯者幸可保無虞。至老幼羸弱者。恐有爲子死非命者。夫人疾病。因其人稟賦強弱寒熱虛實異其症。故仲景撰傷寒雜病論。舉三陽三陰以示寒熱虛實之法。而今子不據其法。果何所本。豈爲世服參附而斃者多。無非懲羹吹虀之類乎。恐招刻舟求劍守株待兔之譏矣。曰如子則誠知其常。不知其變者也。何則。人有老少強弱。病有寒熱虛實。軒岐長沙之所以諄諄教于人。而固不待子曰而知也。特至於瘟疫之邪。有不然者。是聖所未明言。而後世吳又可以降所發明

也。既知瘟疫之盡屬陽症。而陰症百中之一。則奚獨怪斯疾之陽症而無陰症乎。何則。此疾亦瘟疫之一種也。且予聞此疾之起在印度。夫印度之地。在赤道切近極熱之地。元陽之氣發而爲此。純熱梟猛之邪。以傳染於四方。一觸之則從鼻口入。直客于胃中。傳血脈。上下奔突。劫一身之津液。上吐下泄。故無老少強弱之別。一受其邪。則胃中如熱釜。只恐清解逐穢之力不足矣。譬之如火之燒屋。屋有大廈小屋。然救火非水。則不能也。抑如子說。大廈用水。小屋用湯乎。必無此理也。今此邪之容于人身。亦猶火之燒屋。要在滅之耳。奚暇論老少強弱乎。火滅則屋存。邪去則人全。又不知乎。人服巴豆則暴瀉如注。是以烈熱之毒入胃中。忽卒不和故也。若欲止其瀉者。令之飲冷水。卽腹中快和。瀉頓止。是皆世人所知。非可怪而救之。何量老少與強弱而爲與水哉。凡熱邪猛烈。直侵腸胃。則發瀉利。此理甚明白。且古人不言乎。有故無損。當此硝黃雖劇。亦何恐之有。若顧慮老壯強弱。而逡巡失治。則噬臍不可及。何則。邪勢急於燒眉也。世有知此疾之不宜溫劑。而猶恐硝黃之蕩滌者。徒事芩連梔柏之類。徒養病斃人者。猶欲防勁敵而不遣勁兵。委之文吏。豈唯其不濟事。一敗塗地也明矣。予疑未冰釋。則諸具舉其非虛寒之徵矣。夫此疾卒然洞泄一二行。飲食起居無變。虛寒者能如此乎。此非寒一也。其所下之糞色。純白如淅米汁。或如敗醬毫無色。亦完穀下出也。肛門熱癢如溫湯瀉出。小便赤濁短少。虛寒而有如此症乎。是非寒二也。煩渴欲飲冷水。舌上白胎甚者。舌強不語。虛寒而有如此症乎。是非寒三也。雖手足冰冷。膈熱如燒。或無熱猶發揭衣被。虛寒有如此者乎。是非寒四也。與熱藥則吐而不納。下利益甚。轉加煩悶。與涼葯若冷水則不吐。是等皆虛寒之所無。而熱證獨有之。是非寒五也。子猶以爲不然耶。曰非敢悉以爲非也。然世有治此疾專投參附姜桂之徒。乃未悉殺人。往往有爲之救脫者。則不能無疑于子之言也。曰是何足深怪。彼服參附而得生。世固有焉。如此之症。其人正氣素勝。所受之邪亦輕。不葯自愈之症耳。其實非爲葯愈也。何則。邪氣輕。正氣勝。假令服熱葯。一時鼓動邪勢。至手足厥冷。正氣遂奮然而起也。正邪不兩立。正氣一勝則邪氣去。必然之理也。不啻服參附而得生。至一等輕症。雖服阿片固濇之劑亦愈。與發表葯亦愈。與芩連亦愈。實非葯之効也。世更有吐瀉數行。至手足厥冷。而不服一貼之葯而愈者。如若而人。天資強堅壯實。一則雖誤治不爲葯見害。一則疾不付醫。得中醫之類已。子乃思欲以一救萬。以溫熱之劑。試人性命。不亦謬戾之甚乎哉。苟非強堅壯實之人。則死不旋踵。雖或幸愈。荏苒引日。或明年再發。有變爲休息痢者。有爲滯下者。余去秋以來。目擊如斯之輩。凡數十人不啻也。以是觀之。與溫熱之劑而愈者。非藥也。乃自愈也。客首肯而去。明治十三年重陽前三日高島久也祐啓謹補訂

瀉疫新論卷下

高島　久貫子通　著述
東京　男　久也祐啓　增補
孫　久敬　軌　校梓

藥法

葯方　凡卷中諸方宜冷服。不宜溫服。若犯之。則益吐益下。或發腹痛。當戒焉。今舉于此。不復一一注各方下。

大柴胡湯傷寒論　嘔不止心下急鬱鬱微煩○心下痞鞕嘔吐而下利者。

茈胡半斤　黃芩三兩　芍葯三兩　半夏半斤洗

大黃二兩　生姜五兩切　枳實四枚　大棗十二枚擘

右八味以水一斗二升煮取六升去滓再煎溫服一升日三服。

案。此方吐瀉並作者並吐多瀉少者宜之。吐而不納葯者。以伏龍肝水煮之。或加辰砂少許更妙。

大茈胡加芒硝湯會解　胸脇滿而嘔日晡所發潮熱已而微利。

即前方中加芒硝

案。此方前方症而下利數行不止者宜之。

大茈胡湯加黃連山梔子同　前證嘔吐心煩者宜之。

六一順氣湯寒溫條辨　少陰厥陰病。口燥咽乾。煩熱消渴。譫語神昏。大便燥實。胸腹滿鞕。或熱結旁流。遶臍疼痛。厥逆脈沈伏者主之。

大　黄四錢　芒　硝二錢五分　厚　朴錢半　枳　實一錢

柴　胡一錢　黄　芩　白　芍　甘　草生各一錢

水煎去渣。入鐵鏽水三匙。冷服加姜蠶三錢　蟬退十個　黄連一錢　名加味六一順氣湯溫病主方治同前證

竹葉湯千金　治小兒夏月患腹中伏熱。溫壯來往。或患下利。色或白或黄。三焦不利方

竹　葉　小　麥　柴　胡　麥　門

人　參　甘　草　茯　苓　黄　芩

右八味㕮咀以水四升。煮竹葉小麥。取三升。去竹葉小麥。下諸葯。煮取一升半。分三服。若小兒夏月忽壯熱。燒人手。洞下黄溏。氣力惙然。脈極洪數。用此方加大黄二兩。再服得下卽瘥。

案。此方下利而無嘔吐者。去人參加大黄用之。若嘔者。更加半夏。

瀉心湯　心下痞。按之濡者

大　黄一兩　黄　連　黄　芩各一兩

右三味以水三升煮取一升頓服之

案此方心煩嘔吐而下利心下痞者宜之嘔甚者加辰砂更妙

大承氣湯　自利清水色純青心下必痛口乾燥者急下之○陽明少陽合病必下利三部脈平按之心下鞕者急下之○下利脈遲而滑者內實也利未欲止當下之○下利脈反滑當有所去下之乃愈○下利差後至其年月日復發者以病不盡故也當下之

大黃四兩　厚朴半斤　枳實五枚　芒硝三合

右四味以水一斗先煮厚朴枳實取五升去滓內大黃煮取二升去滓內硝更上火一兩沸分溫再服

案此方無嘔吐而瀉不止或日數十行者最宜此方

調胃承氣湯　自下利者脈當微厥今反和者知爲內也○心下溫溫欲吐而胸中痛大便反溏腹微滿鬱鬱微煩先其時自極吐下者

大黃　甘草　芒硝

右三味以水三升先煮大黃甘草取一升去滓內芒硝更上火微煮令沸少少溫服之

案此方下利久不止虛羸頗甚腹皮貼背無痞滿等證者或瀉止後經

數日。餘邪再聚。發前症。但疲困殊甚者。宜此方。或加當歸芍葯也。醫每遇此等症。見其疲困。恐大黄損元氣。疑慮失錯。往往與參附之劑。誤人者多。不可不戒矣。

解毒承氣湯寒溫條辨　瘟病三焦大熱。痞滿燥實。譫語狂亂不識人。熱結旁流。循衣摸床。舌捲囊縮。及瓜瓤疙瘩瘟。上爲癰膿下血如豘肝等症。厥逆脉。沈伏者。此方主之。

白姜蠶三錢　蟬　退全十個　黄　連一錢　黄芩一錢　黄　柏一錢
梔　子一錢　枳　實二錢五分　厚　朴五錢　大　黄五錢　芒　硝三錢別入

甚至痞滿燥實。堅結非常。大黄加至兩餘。芒硝加至五七錢。治動嘔者。又當知之。加栝蔞一個。半夏二錢。名陷胸承氣湯。治胸滿兼有上症者。案此方熱鬱胸膈。作胸滿胸痛等種種症者。隨後加味用之。頗有效。

涼膈散張氏醫通　煩擾腹痛。脈來數疾。

大　黄　朴　硝　甘　草各二十兩　山梔子
薄　荷　黄　芩各十兩　連　翹

右爲末。水壹盞。入竹葉七片。蜜少許煎服。

加味涼膈散寒溫條辨　溫病主方〇楊栗山曰。余治溫病。雙解涼膈愈者。不計其數。若病大頭瓜瓤等瘟。危在旦夕。數年來以二方救活者。屈指以算百十餘人。眞神方也。其共珍之。

卽於涼膈散方中。加白姜蠶三錢 蟬退二錢 姜黃七分 黃連二錢 胸中熱加麥門冬。心下痞。加枳實。嘔渴加石羔。小便赤數加滑石。滿加枳實厚朴。

案。以上二方。煩躁多渴。兼胸腹痛者。並手足厥冷。心膈有熱者。俱宜選用。

梔子豉湯傷寒論 發汗吐下後。虛煩不得眠。若劇者必反覆顚倒。心中懊憹。○陽明病下之。其外有熱。手足溫。不結胸。心中懊憹。飢不能食。但頭汗出。○下利後更煩。按之心下濡者。爲虛煩也。

梔 子十四個擘 香 豉四合綿裹

右二味。以水四升。先煮梔子得二升半。內豉煮取一升半。去滓分爲二服。溫進一服。

案。此方吐下止後。餘炎犯膈。心煩不得眠。懊憹苦悶者宜之。若腹滿者。加厚朴枳實。若心下堅者。加枳實大黃。

白虎湯傷寒論 手足逆冷。若自汗出。○脈滑而厥者。裏有熱。

知 母六兩 石 羔一斤碎綿裹 甘 草二兩炙 粳 米六合

右四味。以水一升。煮米熟湯成。去滓。溫服一升。日三服。按此方吐瀉止後。四肢厥冷。嘔渴引飲者。或不厥。但渴欲飲水者。並宜此方。

竹葉石羔湯同　虛羸少氣逆欲吐者。

竹葉二把　石羔一斤　半夏半斤洗　麥門一升

人參二兩　甘草二兩炙　粳米半升

右七味。以水一斗。煮取六升。去滓。內粳米。煮米熟湯成。去米。溫服一升。日三服。

案。此方瀉止後。餘炎犯胃。嘔渴不止。或呃逆者。宜此方。方中人參宜更竹節。

小白湯赤水醫案　治挾熱下利。六脈洪大。口唇乾燥。

小柴胡湯合白虎湯

案此方前症而猶有柴胡證者宜之。若心煩者加黃連。

人參飲子聖惠　治陽毒傷寒。四肢壯熱。心煩嘔吐不止。

小柴胡湯去大棗加麥門冬竹葉

案此方邪猶盛。嘔渴不止者宜之。方中人參宜去之。蘊要心煩者。更加黃連。

小柴胡合黄連解毒湯正傳　治少陽陽明合。病脇痛嘔。逆自利脈弦長而沈實。

案此方前症而膈熱猶盛者宜之。

本事竹茹湯　治胃熱嘔吐。

葛　根三兩　甘　草　半　夏各三分

右姜三片。竹茹一彈丸。棗一箇。水煎。

案。此方火邪既去。嘔吐不止者宜之。

柴胡清燥湯溫疫論　下後間服緩劑。

柴　胡　黄　芩　知　母　陳　皮　甘　草

花　粉

右姜棗水煎。

九味清脾湯濟生　治瘴瘧。但熱不寒。或熱多寒少。

青　皮　厚　朴　白　朮　草　菓　甘　草

柴　胡　茯　苓　半　夏　黄　芩各等分

右姜水煎

達原飲溫疫論　治溫疫初起。憎寒發熱。其脈不浮不沈。頭疼身痛。邪在挾脊之前腸胃之後者。

梹　榔二錢　厚　朴　知　母　芍　葯　黃　芩各一錢

草　果　甘　草各五分

右水煎。邪熱溢于少陽經。加柴胡一錢。溢于陽明經。加葛根一錢〇又加大黃葛根羌活姜棗水煎。名三消飲。治毒邪表裏分傳。

案以上三方。吐利止後。隨症而選用之。但達原飲一方。初起無吐瀉憎寒發熱。或頭痛者。隨後加減方用之。

竹茹温胆湯壽世　治傷寒日數過多。其證不退。夢寐不寧。心驚恍惚。煩躁多痰。

竹　茹　半　夏　枳　實　陳　皮　人　參

生　姜　甘　草　茯　苓　香　附　柴　胡

麥　門　桔　梗　黃　連

右姜棗水煎。

案。此方吐利止。火邪既去而餘炎猶不盡。荏苒引日。或煩躁多痰者宜之。

柴胡養榮湯温疫論　表有餘熱血燥者。

柴　胡　黃　芩　陳　皮　甘　草　當　歸

白芍　生地　知母　天花粉

右姜棗水煎

案。此方吐瀉數日後。津液虛耗。羸瘦疲困。舌上緋薄。如猪肪者。或大病後並亡血家。老人患此症。津液虛耗者。下後調理宜此方。

杏蘇散易簡　治四時溫疫傷寒。

香附子　紫蘇葉各四兩　陳橘皮二兩　甘草一兩

右水煎〇管見加川芎白芷姜棗水煎名芎芷香蘇散。

案。此方瀉疫輕症。吐瀉既斷無餘症。但氣宇不了了者。加荆芥薄荷。或更加防風亦佳。

小柴胡加地黃湯本事　治婦女室女傷寒發熱。或發寒熱。經水適來或適斷。晝則明了。夜則譫語。如見鬼狀。亦治產後惡露方來忽爾斷絕。

小柴胡湯加生地黃

案。此方婦女患此疾。經水適來。或適斷者宜之。下利未止者加大黃。小承氣湯傷寒論　大便不通。噦數譫語。〇下利譫語者。有燥屎也。

大黃四兩　厚朴二兩炙去皮　枳實三枚大者炙

右三味以水四升。煮取一升二合去滓。分溫二服。

黃連解毒湯回春　治傷寒熱症。醫者誤用姜桂等葯。助起火邪。痰火相搏而嘔逆。

黃　連三兩　黃　芩　黃　柏各二兩　梔　子十四枚

右水煎。

白虎湯同　治症同前

方見前

桃人承氣湯準繩　治實熱發呃

桃　仁五十個去皮尖　大　黃四兩　桂　枝二兩去皮　甘　草二兩炙　芒　硝二兩

右五味。以水七升。煮取二升半去滓。內芒硝。更上火微沸。下火先食溫服五合。

調胃承氣湯同　治症同前。

方見前。

三黃瀉心湯同　治症同前。

方見前。

小陷胸湯回春　治傷寒發渴而飲水太過。或結胸而發嘔者。

黃　連一兩　半　夏半升洗　栝蔞實大者一枚

右三味以水六升。先煮栝蔞實。取三升去滓。內諸葯煮取一升去滓分溫三服。

以上七方隨症選用之。

升麻葛根湯局方　治大人小兒時氣溫疫。頭痛發熱。肢體煩疼瘡疢已發及疑似。

升　麻　葛　根　芍　葯　甘　草

右水煎。或加犀角玄參更妙。

敗毒散同　治傷寒時氣。及寒壅欬嗽。鼻塞聲重。

人　參　茯　苓　甘　草　前　胡　川　芎

羌　活　獨　活　桔　梗　柴　胡　枳　殼各三十兩

右生姜薄荷水煎〇或加黃芩石羔方中人參今去之

陽毒升麻湯活人　治傷寒陽毒。面赤斑斑如錦紋。咽喉痛。下膿血。

升　麻二分　犀角屑　射　干

黃　芩　人　參　甘　草各一分

右水煎〇準繩加玄參名犀角玄參湯。治發斑毒盛〇今去人參加玄參。

玄參升麻湯同　治傷寒發汗吐下後。毒氣不散。表虛裏實。熱發於外。故身斑如錦紋。甚則煩燥譫語。兼治閉腫痛。

玄　參　升　麻　甘　草各半兩

右水煎。

托裏舉斑湯瘟疫論　中氣不振。斑毒内陷者。

當　歸　芎　葯　升　麻　白　芷

柴　胡　川山甲

右姜水煎

以上五方。隨症撰用之。

柴胡枳桔湯蘊要　治小結胸脈弦數。口苦心下鞕痛。或胸中滿鞕。或脇下滿鞕發熱。或日晡潮熱。或往來寒熱。耳聾目眩。

小柴胡湯去人參姜棗。加瓜蔞實枳殼桔梗。心下滿鞕加枳實黃連生姜。

小陷胸湯傷寒論　小結胸病。正在心下。按之則痛。脈浮滑。

方見前

陷胸湯千金　治胸心下結聚，飲食不消。

大　黄　栝蔞實　黄　連各二兩　甘　遂一兩

右水煎。

大陷胸湯傷寒論　膈内拒痛。胃中空虚。客氣動膈。短氣煩躁。心中懊憹。陽氣内陷。心下因鞕。則爲結胸。〇傷寒結胸熱實。脈沈而緊。心下痛。按之石鞕。

大　黄六兩　芒　硝一升　甘　遂一錢七

右三味。以水六升。先煮大黄取二升去滓。内芒硝煮一兩沸内甘遂末。温服一升。得快利止後服。

白散同　寒實結胸無熱症。

桔　梗三分　巴　豆一分去皮心熬黑研如脂　貝　母三分

右三味爲散。内巴豆更於臼中杵之。以白飲和服。強人半錢匕。羸者減之。病在膈上必吐。在膈下必利。不利進熱粥一盃。利過不止。進冷粥一盃。

罨法寒溫條辨　結胸不問寒熱虚實。遲早便用。

生　姜　葱　白等分　生蘿蔔加倍如無以子代之

三味共搗一處。炒熱白布包作餅。罨胸前結痛處。此法須分二包。冷則轉換。無不即時開通。但不宜大熱。恐炮烙難受也。更以溫手順下揉之。自無不愈。並治一切痞滿脹痛。真妙法也。

以上七方隨症選用之。

清中安蚘湯（傷寒辨法）　治胃實熱。嘔吐長蟲。

黃連（姜汁炒三錢）　黃柏（酒炒減半）　枳實（麩炒二錢）　烏梅（三個）　川椒（炒三十粒）

右姜水煎。

案此方吐下蚘蟲者。兼用亦佳。

清胃瀉火湯（回春）　治上焦實熱。口舌生瘡。腫痛者。並咽喉牙齒。耳面腫痛皆效。

連翹　桔梗　黃連　黃芩
梔子　玄參　升麻　生地
薄荷　甘草　乾葛

右水煎服

加減涼膈散（同）　治三焦火盛。口舌生瘡。

連翹　黃芩　梔子　桔梗
黃連　薄荷　當歸　枳殼

芍　葯　生　地　甘　草各等分

水煎食遠服。

柳花散外科十法　治喉瘡。並口舌生瘡。

青　黛　蒲　黄　黄　柏　人中白各一兩

氷　片五分　硼　砂五錢　共爲細末。吹喉極效。

以上口舌糜爛者宜之。

承氣養榮湯瘟疫論　治裏熱未盡血燥。

小承氣湯合四物湯去川芎加知母。

麻子人丸傷寒論　趺陽脈浮而濇。浮則胃氣強。濇則小便數。浮濇相搏。大便則鞕。其脾爲約。

麻子人二升　芍　葯半斤　枳　實半斤炙

大　黄一斤去皮　厚　朴一尺去皮　杏　人一升去皮尖熬別作脂

右六味。蜜和丸如梧子大。飲服十丸。日三服。漸加以知爲度。以上二方下利止後數日大便不通者宜之。

抵當湯同　太陽病六七日。表症仍在。脈微而沈。反不結胸。其人發狂者。以熱在下焦。少腹當鞕滿。小便自利者。下血乃愈。所以然者。以太陽隨經。

瘀熱在裏故也。○小便自利。其人如狂者。血證諦也。○陽明症。其人喜忘者。必有畜血。所以然者。本有久瘀血。故令喜忘。屎雖鞕大便反易。其色必黑。

水　蛭熬　䖟　蟲各三十個去翅足熬　桃　人二十個去皮尖　大　黃三兩酒洗

右四味以水五升。煮取三升。去滓溫服一升。不下更服。

抵當丸同　傷寒有熱少腹滿。應小便不利。今反利者。爲有血也。當下之。不可餘藥。

水　蛭二十個熬　䖟　蟲二十個去翅足熬　桃　人二十五箇去皮尖　大　黃三兩

右四味擣分四丸。以水一升。煮一丸。取七合服之。晬時當下血。若不下者更服。

桃核承氣湯同　太陽病不解。熱結膀胱。其人如狂。血自下。下者愈。其外不解者。尚未可攻。當先解其外。外解已。但少腹急結者。乃可攻之。方見前。

小品芎藭地黃湯外臺　療傷寒溫病。應發汗而不發之。內瘀畜血鼻衄吐血。面黃大便黑。

芎　藭三分　地　黃半斤　牡丹皮二兩　犀　角一兩屑

右水煎〇即千金犀角地黄湯。喜忘如狂者。加大黄黄芩。

崔氏療卒傷熱行來尿血外臺

大　黄末　芒　硝末各半匙

右冷水和頓服之立止。

當歸承氣湯丹溪附餘　治尿血實者

大承氣湯加當歸

桃人湯温疫論　治邪干下焦血分。瘀血畜血。

桃　人三錢　阿　膠二錢　丹　皮

當　歸　赤　芍　滑　石各一錢

右水煎服。如少腹痛。按之硬痛。小便自調。有畜血也。加大黄三錢。

大柴胡湯直指　男女諸熱。出血血熱藴隆。

柴　胡半斤　黄　芩三兩　人　參三兩　半　夏半斤洗

甘　草炙　生　姜各三兩切　大　棗十二枚擘

右七味以水一斗二升。煮取六升。去滓。再煎取三升。温服一升。日三服。

茜根散聖惠　治小兒吐血。心躁煩悶。

茜　根半兩　犀角屑　升　麻　大　黄

黄　芩　甘　草各一分

右黑豆三十粒。淡竹茹半分水煎。

瀉心湯金匱　治主心氣不足。吐血衄血。

方見前〇雲岐子脈訣加生地黄名犀角地黄湯。治血積胸中熱甚。

苦參湯聖濟　治大衄。口耳皆血出不止。

苦　參　黄　連　大　黄各一兩　梔　子七枚

右水一盞。入生地黄汁一合。煎至七分去滓。溫服。以上數方。熱入血分發狂。並諸出血者。隨症選用之。

救急諸方增補。

走馬湯金匱附方　療中惡心痛。腹脹大便不通。

杏　人二枚　巴　豆二枚

右二味以綿纏槌令碎。熱湯二合。捻取白汁飲之。當下老少量之。通治飛尸鬼擊〇雞峯普濟方。本方麪糊爲丸名杏人丸。治瀉兼吐。又楊氏家藏方。朱砂圓。治大人小兒暴下水瀉。及積利。卽本方棗肉爲圓。如芥子大。朱砂爲衣。每服一圓。倒流水下。

三物備急丸同　主心腹卒暴。百病若中惡客忤。心腹脹滿。卒痛如錐刺。氣急口噤。停尸卒死。

大　黄一兩　乾　姜一兩　巴　豆一兩去皮心熬研如脂

右葯各須精新。先擣大黄干姜爲末。研巴豆內中合。治一千杵。用爲散。蜜和丸亦佳。密器中貯之。莫令泄氣。

紫圓千金

赤石脂　代赭石各一兩　巴　豆三十粒　杏　人五十粒

右爲末。巴豆杏人別研爲膏。相和更擣二千杵。入少蜜同擣之。密器中收。

紫雪外臺　治發斑咽痛。及暑中三陽。脚氣煩燥。

升　麻六錢　黄　金十兩　寒水石　石　羔各四兩八錢

犀　角　羚羊角各一兩　玄　參一兩六錢　沈　香

木　香各五錢　甘　草八錢　丁　香五錢

水五盞。先煮黄金至三盞。入諸葯再煎。至一盞去滓。入芒硝三兩二錢。慢火煎。以柳木攪不停手。候欲凝。入磁盆中。更下硃砂麝香末各三分。急攪令匀。候冷凝結成雪。每一錢細細嚥之。

地漿　陶弘景曰。此掘黄土地作坎深三尺。以新汲水沃入攪濁少頃取清用之。

羅謙甫曰。中暑霍亂。乃暑熱內傷。七神迷亂所致。陰氣靜則神藏。躁則消亡。非至陰之氣不愈。坤爲地。地屬陰土曰靜順。地漿作於墻陰坎中。爲陰中之陰。能瀉陽中之陽也。（衛生寶鑑）

金銀煮汁　新汲水（却邪調中下熱氣並宜飲之嘉佑本草）

以上諸方。窮鄉僻居。並道途無葯之地。隨便用之。以救一時之急。輕者可愈。重者亦不死。其如地漿金銀煮汁用之煮葯尤佳。

刺法

按刺絡宜要其早。若羇遲則難及。其或手或足覓其青筋怒張者刺之。靈樞經脈篇曰。諸刺絡脈者。必刺其結上甚血者。雖無結急取之。以瀉其邪而出其血。此軒岐之古法也。宜用此法。又後世方書有刺少商委中十指尖等之法。亦宜參用焉。予觀去秋來。世醫行刺絡。往往於委中穴宜施之。既遲多在厥冷脈伏之後。故雖刺之。血不多出。其適出者。僅見紫黑血點一二滴。厥冷不復而人既斃者。往往有焉。又有挑法刮法等。詳見于說疫。今不錄焉。

以手蘸溫水於病人膝腕。用力拍打。有紫黑所以針刺去惡血。（德滋堂方）

委中穴出血。或十指頭出血。皆是良法。醫學源流肯綮大成

體厥脈厥等症。則刺少商穴。並十指上薄肉當中刺之血出。如血不出。可擠出之皆效。說疫

除穢薰法

凡瘟疫盛行之地。邪穢氣滿於空中。亡論房室。故雖平素節養得宜。數經歷其地。或訪病看病。則穢氣從鼻口入。終感其邪者間有焉。况晝夜扶持養護。與之同床同廁者乎。防之之法。宜於病者之旁。常焚除穢之葯。莫令其氣少絕。庶幾免穢氣入口鼻矣。是所以除穢熏法之不可無也。今錄簡便者數方。

蒼降反魂香說疫　除穢祛疫

蒼　朮　降眞香各等分

共末。揉入芥葉內。綿紙捲筒燒之。

避瘟丹同　燒避瘟法邪

乳　香　蒼　朮　細　辛　生　草　川　芎

降　眞　白　檀

棗肉丸焚燒

避瘟丹同　燒之能避一切穢惡邪氣。

蒼朮　乳香　細辛　甘松

芸香　降眞各等分

糊爲丸。豆大每用一丸焚之。良久又焚一丸。略有香氣卽妙。

一方同　天行時疫宅舍怪異。幷燒降眞香有驗。

又云房中不可燒諸香。祇宜焚降眞諸香。

治驗係正症者二條係變局者十二條

安部某室年三旬餘。六月末患帶下。至七月漸愈。氣力猶未復。八月初。忽然洞泄數行。延醫多和田某療之。三四日瀉益甚。晝夜凡二十餘行。加之以吐。葯水不入口。某告術盡。於是請予診之。脈頗數。舌上無胎。渾作緋帛色。腹皮貼背。稍渴引冷水。予喻之曰。是瀉疫矣。恐前葯得無犯熱劑乎。主人曰。前醫初用附子。下利益甚。昨夜以來。加參數兩。爾後加以吐。予笑曰。果然若服予葯。不出三日瀉必止。因與大柴胡湯五貼。冷服。次早報曰。昨日來下利僅六行。吐亦減。喫粥數口。再與前方。三日瀉全止。但時時嘔渴。因與竹葉石膏湯。二日嘔渴止。飲食加進。氣力大復。四五日後吐瀉再發。疲困如前。飲食全廢。主人驚以延予診之。脈復變數。予告曰。勿驚。伏邪再發。無他。以前日服熱葯邪伏匿於腸胃間。今正氣稍復。伏邪再呈其臭也。因與大柴胡湯冷服。二三日吐瀉全止。飲食稍進。氣力亦加。調理數日。飲食益進。五六日忽然下利數行。疲困倍於初。但無吐耳。飲食亦廢。只喫水數口耳。主人以爲必死。迎予。予曰。甚哉熱葯之爲害。幸不至厥冷。必無虞。予猶有術與調胃承氣湯三貼。去。次日報曰。瀉頗減。但氣力愈減。猶與前方三日。瀉止。飲食漸進。於是與柴胡養榮湯數日。氣力稍稍復。前後一月餘全愈。

荆妻年三十餘。八月下旬夜半。時時腹痛。及曉暴瀉一行。下如白醬者五六升。且溫溫欲吐。診之脈弦數。舌上無胎。至辰牌凡瀉三四行。乍發大渴。頻欲熱湯。因與冷水一杯。續冷服大柴胡湯加芒硝三貼。服後發壯熱。發汗如流。嘔渴減。但下利猶數行。仍連服前方。至晚瀉凡二十餘行。舌上生白胎頗厚。此夜與大承氣五貼。至曉瀉七行。疲困頗加。飲食不入。但昏睡而已。臥起待人扶持。按其腹。猶漉漉有聲。次日再與前方。巳時小水始通。水瀉差。有痒。然晝夜猶十餘行。確守前方三日。瀉漸止。小便壯利。飲食漸進。舌胎猶少存。因轉與人參飲子去參。前後七日。飲啖如常。氣力全復。

久保玄貞年卅八。月中患洞泄。飲食起居不變。常自服葛根黄芩黄連湯。

二三日瀉猶不止。請予治診之。脈息如平。唇舌清潔。予曰。此瀉疫。但邪勢頗緩。然非芩連之所能治。因與大柴胡湯三貼。次日報曰。疇昔以來。瀉減數行。溺亦快利。於是用小柴胡湯加黃連。次日晡時。馳价曰晚來。吐瀉併至。疲困殊極。請來診。予適不在家。男代往焉。六脈如絲。下部稍冷。氣力憊然。見其舌白胎稍厚。問之家人曰。晡時登圊。洞泄如傾盆下白漿六七升。續吐水三五升。聲聞廁外。爾後疲困如許。男以爲此伏邪再呈梟炎。蓋前日蕩滌之力未足爾。再投大柴胡湯三貼。此夜吐泄猶十行。及曉再投前方。更加芒硝二貼而歸。次日予往診之。舌胎減半。吐瀉亦減。第疲困益加。六脈如絕。重按僅應。眼陷頰削。不能起床。問其飲食。則前夜以來。僅喫粥清數口耳。若強與之。則吐出不收。家人以爲必死。予曰無恐。邪勢頗減。再投前方五貼。次日復往診之。舌胎全去。色如緋帛。手足稍溫。問其大便猶十餘行。時時乾嘔。但昨夜以來。大便少生渣滓。小便亦二行。予喜曰益佳矣。猶確守前方。三日吐瀉全止。稍吃稀粥葛湯等。於是轉換柴胡清燥湯調理。數日飲食漸加。氣力全復。

一賈某年二十餘。身體肥盛。一日洞泄三四行。自以爲太陽陽明合病。服葛根湯一二日。瀉猶不止。延醫程田某治之。醫曰病屬少陰。非附子不能治。

與眞武湯三貼去。服後瀉益劇。加以吐逆。半日許。吐瀉凡二十餘次。所瀉皆如敗醬。煩渴引飲。心中懊憹。煩悶不安床。加之胸膈作痛。頰肉如烝。聲乍啞。疲困頓加。因請診於予。脈伏如絲。四心青黑。足踝以下微冷。小腹虛濡。舌上白胎。以指摩之。冷如冰。強硬不能言。每一言語。必嗽冷氷而后始言。自以爲必死。適金田生來診之曰。病既危。然今認煩渴一症。與白虎湯加人參。或萬中有一生。予從傍詰之曰。今以煩渴一症。擬白虎加人參。非不是。然白虎湯特在淸肅膈間散漫之熱耳。恐葯力猶慢。未足抵當邪勢。其與白虎湯。寧與冷水。況人參非此症之所宜乎。生怫然作色曰。然則無治法。頃刻必死。予哂曰否。今此症雖六脈沈伏。四肢稍冷。其實乃熱實之極。非下劑不能救。何爲必無治法。子以此等爲死證。則世間無可治之瀉疫。何則。此症邪勢本緩。故初服葛根湯。瀉雖不止。猶不加劇。今乃非硝黃斷不可也。而子以眞武湯與之。是猶滅火添油。抱薪救火。徒助邪炎以至此極也。而猶未悟。今又欲以白虎湯換之。抑子以此症爲寒乎。爲熱乎。奚其治之矛盾也。若使治之。其死可立而待耳。夫認瀉爲寒。認渴爲熱。此不知醫者之見也。古人不言乎。見熱無治熱。見寒無治寒。予不復與子言。子宜速去而刮目以視予成功。生益怒曰。諾。請待之。遂大蹈步而去。予告家人曰。病人素常必有寒飲。故邪併于飲以結膈間。仲景所謂寒實結胸症也。而以姜附治之。誤治之所致。實可憫也。今欲救之非大陷胸則不可治若少遲則死。家人唯唯。因與大陷胸湯三貼。下利頓止。時嘔吐涎沫。痛猶未減。次日再與前方。兼投三物白散。下咽須臾。昏悶半時許。舉體振栗。四支不收。家人倉黄扶持之。數刻苦悶煩亂。不忍見之。忽一聲大叫。徹於四隣。家人驚走視之。吐出白水二三升。恰如敗漿。振栗頓止。膈痛失半。予喜曰。葯力得當。于疾最佳。微不可驚。再與前方而歸。此夜大便一行。熟睡徹曉。鼾聲不異常。但時時振栗嘔渴猶在。至翌日痛減七八分。因與大柴胡合小陷胸湯數服。痛全去。但嘔渴反加劇。聞葯氣亦嘔。加之以呃逆。家人再驚。予喻之曰。是胃中餓虛。餘熱不去之所致。不足患。仍轉與竹葉石羔湯。半日許而小溲快利。此夕呃亦息。始食粥一碗。猶與前方數日全愈。

松田某妻年三旬餘。一日舉體發斑。次日吐瀉交至。予診之。脈沈緊。手足熱。與大柴胡湯五貼。吐瀉漸斷。忽發胸膈痛。呻吟不安床。驚以請再診。診之心下頗硬。按之則痛益甚。以爲邪結宿飲。與大陷胸湯二貼。痛頓去。飲食稍進。而斑猶出没。再與大柴胡湯加葛根。二三日而全愈。

一兒二歲。忽然尿血二行。面色青慘。乳哺不進。啼聲不出。舉身振顫。恐惶請治診之六脈沈伏。唇舌清潔。更無熱候。以爲此亦瀉疫之變局。蓋邪氣伏于裏。陽氣鬱壅不伸。熱逼下焦血分之所致。與外臺崔氏療卒傷熱往來尿血方。服後振顫頓止。啼聲漸出。半時許。小溲清利。氣宇稍加。乳哺嬉戲全復。常因憶去夏五月。一兒七歲。雨後入渠中弄水。忽發腹痛。因請一醫曰。胃中虛寒之候。與葯數貼。服後痛益劇。且數登圊。家人視之。所下盡鮮血倉黃。請治。予診之。通身氷冷。脈沈如絲。口渴好冷。唇舌潔淨無胎。按其腹則痛滋益甚。展轉不安床。予亦不解爲何等症。意是邪犯血分之症也。因與桃人承氣湯數貼。痛稍減。翌日遂死。如此兒疑亦與彼兒同。因若不經前醫之誤治。則或可以得救療焉。不堪遺憾。因併以記。

麴坊薪商某老母年八十。吐瀉數行。自灸天樞氣海而吐瀉漸斷。次日夜半卒發振栗鼓頷。欲言則呃逆。其狀幾危殆。延予請治。四肢不厥。脈亦平。但舌上白胎頗厚。因憶此人下焦素實。邪亦緩。故雖一時爲灸炳。吐瀉斷反助邪炎以逼于陽氣鬱塞及于此也。先與大柴胡湯加芒硝二服。而大便快利。至次日舌胎去全愈。

同坊某妻年四十餘。卒然頭眩昏倒。舉體轉筋。兼麻痺。延予治之。六脈沈伏。以爲邪氣鬱于陽明。陽氣壅閉不伸之候。與白虎湯二服。而壯熱如燒。

忽發狂欲踰牆走。口出不倫之言。家人恐惶。予喻之曰。勿驚。是熱犯下焦血分耳。因轉與桃核承氣湯二服。大便猶不通。胸腹發痛。更與備急圓數十粒。須叟快吐一二升。爾後熟睡。此夜快下臭便一行。次日豁然愈。

同坊一槍匠某。年五十餘。黄昏醉而寢。半夜卒然發振栗。肉上粟起。四肢拘急不伸。續吐瀉頻併至。家人恐怖不知所措。急雇隣人以迎予。診之六脈俱伏。厥冷致額。舌上白胎。但胸腹微溫耳。時時引衣自覆。家人欲大艾炎天樞。予止之曰不可。此症雖似寒。其實純熱。蓋邪氣鬱于表裏。陽氣被東不得伸也。厥振何足患。與大柴胡湯加葛根二貼而去。次日遣門生某診之。及報曰。昨夜服葯後發汗流離。吐瀉隨而止。今朝食粥數椀。但猶少存舌胎耳。再與前方三貼愈。

揖斐某室。年二十八。一日洞泄一行。飲食起居無異。措而不治。越一日低然發腹痛。痛從小腹上衝心。發則令人坐腹上以膝壓之。僅堪其痛耳。延醫伴野某治之。謂爲血積。與葯服之數貼。更無寸驗。於是使瞽者針刺。一晝夜凡針至二百餘刺。每一刺針曲如鈎。而痛猶不減。瞽者驚曰。此非針刺之所能治。於是延予請治。診之兩手脈沈緊。胸腹硬滿如墩狀。每痛發按之如有頭足者蠢動。舌上白胎。乾燥而不渴。但時時煩熱耳。問其大便日，四日前洞泄一行。爾後不通。小便赤濁短少。予曰是非血積，瀉疫之變局也。蓋無吐瀉故邪毒內鬱爾。非峻下不治。先與備急圓數十粒。續作大承氣五貼而去。次日往訪之曰，昨夜服所賜葯二貼。大便一行。痛減六七。又服三貼。夜半至曉大便凡三行，皆水瀉，痛全止。食粥二碗。診之脈稍緩。舌胎生津。腹滿減半。但胸下兩筋怒張。按之則猶少痛。因轉與大柴胡加芒硝湯。倍加芍葯三貼而全愈。

鍛匠某年四旬餘。下利數行。臭穢衝鼻。請一醫治之。不知與何等葯。下利忽止。半日許四肢轉筋。腰脚酸疼。晝夜苦悶。既而小腹急痛。四肢逆冷。諸葯不効。易醫數人。皆投溫熱葯。病彌增劇。於是請予治診之。其脈沈伏。煩渴欲水。舌胎乾裂。小便赤濁。飲食不進。殆屬危險。因想此症前醫誤治強止其利。熱邪鬱于下焦。血爲之瘀滯。筋脈失養以致轉筋。宜用淸熱散瘀之葯。而反投熱劑。陽氣愈鬱。邪氣愈張。今以舌裂小便赤濁驗之。熱邪逼下焦無可疑。因與桃核承氣湯三貼。此夜黑便滑通。轉筋腰疼如忘。厥亦復。次日往診之。脈稍出。舌上生津。午時始吃粥一小盅。但小便猶赤濁短少。因與猪苓湯三貼。小便快利。飲食加進。調理四五日全瘥。

侍醫佐田玉安年五旬餘。七月來患齦疽。舌下爛蝕。飲食漸減。疲羸日加。

百治無効。請數醫皆以爲不治。至十月中。請予治。予以爲結毒上鬱。與歸靈湯兼服結毒紫金丹。十旬餘。一日蝕處俄然迸出鮮血一二升。乃子驚惶。迎予。以予不在家。男往診之。手足厥冷。六脈沈伏。精神昏憒。按其腹水分動築如奔馬。因作獨參湯加犀角數分與之。須臾厥回脈出。因與回春犀角地黃湯。此夜脈全復。精神亦漸加。次日與十全大補湯。以鮮地黃代熟地黃。猶兼與紫金丹。乃子又質之一口科。曰齦疽出血。是虛火上炎之所爲。不足深怪。第如嚴君之症。病勢極虛劇。疲羸殊甚。若及再三恐至不可。請予熟慮。請勿易視之。然而飲食稍進。氣力稍益。動作又減。子竊以爲未必然也。轉與本朝經驗革解湯。四五日後兩腿筋縮。有時痛如刺。嚬蹙叫其苦。且心膈溫溫。時時欲吐。予不解其何故。想是毒氣逼心之症。試使服犀角數分。及晚全止。此夜大便一行硬通。續水瀉二行。次早亦水瀉一行。動作復加。乃子驚以爲脾胃虛衰之候。或歸咎於鮮地黃犀角。一醫來診曰。脾胃既虛衰。假令不服鮮地黃犀角。亦必至于此。喩家人曰。死不出於十旬外。謝而去。此日予亦往診之。舌上少有白胎。乾燥。小便則濁短少。予以爲決非虛衰之候。然脈息無變。亦無寒熱之候。心疑之。或是瀉疫。猶與前方而歸。次早乃子來曰。夜中亦水瀉一二行。及曉復一行。飲食漸減。疲羸。又加。予翻然悟曰。予過矣。予過矣。是感瀉疫無疑也。因憶前日之出血也。動築也。筋縮也。惡心也。皆是邪氣逼血分之候。然今時令向寒。邪勢頗慢。故不至劇。作調胃承氣湯一貼。與之曰。予當往診之。宜先服之。午後往之。且問曰。前葯服盡否耶。乃子曰。前葯有硝黃。此疲羸之極。恐不堪其峻。且病者亦不肯服。故欲待予來決之。予因診之。舌胎雖薄稍乾燥。水分動頗高。因姑謂病者曰。前葯以有硝黃不肯服。今宜與他葯。然有邪氣非柴胡不可。予當作小柴胡湯。敢服耶否。病者頷之。因竊喩乃子曰。嚴君症果是新感瀉疫也。其實非硝黃斷弗能治也。若顧其尫羸而不服之。則必斃。然予但恐子納先人之言。不敢進之。若從予言。今作劑。不然則已。別無治法。乃子懇請曰。謹奉教。於是與大柴胡加芒硝湯二貼而去。次日往問之曰。昨夜服所賜之葯以來。水瀉全息。今朝下白膿數滴耳。余笑曰。果如予言。再與前方三貼。次日其次子來謝曰。昨夜大便一行滑通。其色如膠。爾後腰腿攣痛全止。夜半後熟睡。達曉水分動築亦減。今朝食粥數口。氣力亦加。仍與千金竹葉湯三貼。晡後使男往診之。舌胎全去。脈稍和。大便前夜以來不通。小便色稍薄。飲食漸加。精神頗益。次日復與前方。凡四日而新病全解。因再與治本病葯。

佐野某老母年七十八。來客於古山氏。一日晚飧後。吐瀉六七行。四肢冰冷。驚惶請治。診之脈沈緊。舌上白胎。寒慄鼓頷。屢引被自覆。予曰。是外雖寒内則熱。宜先表裏雙解。必發一陣熱而解。作大柴胡加葛根一服。厥回須臾壯熱如燒。濈然汗出。予曰益佳。再與前方二貼而去。次早往診之。諸症頓解。但胎猶存耳。因與人參飲子去參。二日而差。

安藤某老母年七十五。四月中患疫。至六月再復。爾後猶在褥中。秋前一日。卒然吐瀉數次。請治於岡田氏。使門人往診而與葯服之。吐出不納。疲困殊益。因又延一醫診之曰。年高虛羸之餘。受此症無術之可施。大劑參附。或可救萬之一。與葯三貼而去。服之吐益甚。此夜盡三服。下部冰冷。目視不了。口流清水。不能言語。瀉漸斷。但煩悶耳。家人驚惶請治於予。時既昏黑。使男往診之。脈伏如絶。重按僅得。舌上胎滑。足冷過膝。小腹虛濡。因先與梔子豉湯加枳實二貼。初服吐出。再服下咽。食頃煩悶漸止。大便二行。水瀉猶時時煩悶。因作前方二貼。兼與當歸承氣湯三貼而去。次日予往診之。厥回脈出。大便亦調。但時時猶吐清水。見舌上苔減半。因與竹葉石羔湯。飲食漸進。小便始利。新病頓解。但病羸之餘。氣力未復常耳。

鈴木某兒年周歲。一朝吐乳再三。後昏憒不省人事。乳哺不進。啼聲不出。

時時微搐。因上竄。一醫作漫驚。與沈香天麻湯。症益加劇。因請予診治之。其脈殆絶。口唇乾燥。小腹虛軟。心下反急。按之則微喘。予哂曰。此非慢驚瀉疫也。蓋前醫之葯有參附之熱葯引邪逼胸也。搐止始熟睡。次日與千金竹葉湯。三日而嬉戲復常。

工師某兒二歲。一日吐瀉數行。氣力憊然。時時微搐。延一醫治之。醫戒曰。是脾胃虛極。慢驚之漸。與葯而去。服葯二三日。吐乳益劇。瀉亦倍前日。且所瀉盡乳色。全無糞色。加之喉中涎鳴有時。目向上插。驚以請治。予診之。脈沈數如絲。眼慢氣怯。舌上清潔。但唇口乾燥。心腹無熱。且虛軟。問其乳哺。曰。能乳。問其小便。曰赤濁短少。予曰。是非脾胃虛極。瀉疫內鬱之症。前葯得無熱劑耶。檢之果附子理中湯加姜蠶。予曰此症服此葯猶火上添油。宜哉證加劇。因與大柴胡合小陷胸湯。次早掖兒來謝曰。昨服葯一服盡吐出。再與一貼不吐。爾後吐止。便色變黃。昨夜始熟睡。無復微搐。痰涎亦止。再與前方三日而瀉止氣力復。

豐藤某兒三歲。感冒延兒科小達某治之。服葯二日。吐乳不止。又經一日水瀉數行。驚以請治。予診之。脈弦數。舌上無胎。腹部無熱。但虛理動築應衣。問其小便。曰赤濁短少。問乳哺。曰不進。因先與大柴胡湯。二日吐止瀉猶不減。時腹痛且加身熱。予以爲此燥結猶存。故瀉未欲止。前方加芒硝與之。服後大便一行。如膈糞狀。爾後止。乳哺進。嬉戲如常。但微熱仍存。因與九味清脾湯二日而差。

松尾　理喜
行德　元珋　同校

跋一

安政戊午暴瀉病盛行。東京中死者以萬數。醫人往往束手。得其肯綮者甚鮮。友人高島祐啓父祐庵翁潛思沈硏。用硝黄活人者甚夥。於是著瀉疫新論。其說率據吳有性。蓋能得吳氏之精髓。而脫胎換骨者矣。余嘗謂此病千篇一律。無大異同。則必有明眼如炬之士。能得其巢窟者。今讀此編。始知攻下之有大益於此病。然劉張得之於瀉。李朱得之於補。各有所長。猶減竈增竈而不失良將之名。則知其際必有得於補者。但世好補者多。而好瀉者少。則此編當爲好補者之頂門一針矣。因跋。明治十二年九月山田業廣。

跋二

瀉疫新論二卷。祖考停雪先生。日試月驗之所得也。距今蓋二十有一年矣。當時未暇梓以問世。而祖考易簀。書亦委在篋底。近歲此症屢行。與家君東馳西走。得實驗不少焉。近日有司憐民之罹斯病者多。爲設避病院。施預防法。苟有病者。必令醫吏檢其眞疑。抑亦可謂仁之至德之洽者哉。且使醫遇斯病。速以書報官。勿得移時。或誤診視。若移時不報者。納金贖罪。法亦極嚴。於是人不啻恐罹斯病。迺醫亦窮蹙無容。蓋以疾之險惡而難於施治也。余家常以此書爲治疫之標準。從游者逐次謄寫。原稿且斷爛。今也天下之醫。悉奉載聖旨之厚。不可不盡其術之秋。則將授剞劂於是家君更爲增訂。皆所以紹述祖考之意。而庶幾有補於國家衞生之萬一云。明治十二稔九月高島久敬軌謹識。

陳存仁編校

皇漢醫學叢書

脚氣鈎要

今村亮祗卿著

脚氣鈎要

提要

本書二卷。爲今村亮祗卿所著。彼則初療脚氣。不得要領。每遘危篤之證。嘗疑古今不同。窮考長沙唐宋諸家。始悟水毒爲病。水毒乃地氣所生。非關風寒暑溼。發始於夏。終於秋。而稀見於冬。得其要則一方可治。不得其要。則百方不效。遂施以治水毒療法。輒奏奇勳。爰鈎長沙諸家之精妙者。而爲治療要領。故名曰脚氣鉤要。全書首述總論、原因、診察、證治、戒例、併病等目。次列藥能。以明主用。一方一藥。皆有一定規矩。發揮秘蘊。洞徹機變。詳辨精論。纖微不遺。今村氏醫歷三世。才具穎絕。甞憫世之橫夭於斯疾者日夥。乃述本書以行世焉。

脚氣鈎要序

脚氣晉宋以前。名爲緩風。晉宋呼爲脚中。見王羲之及羊欣書。至脚氣之稱。蓋始見梁武帝書曰。數朝脚氣。轉動不得是也。唐人或謂之軟脚病。論其病因。孫王二家之言爲至備。而其最古而盡者。唯左氏爲然。曰沃饒而近鹽。土鹽水淺。於是乎有現溺重腿之疾。蓋此疾不於山岡起伏。水泉湍急之境。而必於濱海衍沃水泉重濁之際。不於攻苦食淡之徒。而必於安坐玉食之人。唐人稱爲江南之疾。韓昌黎曰。是疾也。江南之人。常常有之。柳子厚之貶永州也。亦曰昏眊重腿。意以爲常。孫氏論脚氣曰。魏周之代無此疾。魏周皆在江北故也。太史公稱楚越之地。京海爲鹽飰稻羹魚地勢饒食不待賈而足以故呰窳説者曰。呰弱也。窳病也。羸弱而足病也。則江南之多脚氣。秦漢既然。而左氏之言。於是乎益驗矣。其在我也。唯江戶稱最多此疾。而京攝次之。意者江戶地勢。大較與江南相類。而士民之衆。魚鹽之饒。百貨之富。蓋有過無不及也。此則地勢之偶相類。乃患狀之所以相同也歟。夫江戶既稱脚氣最多。則我輩爲人之司命者。不宜不講明之於平日也。是今村祗卿之所以有鈎要之選也耶。至如其論藥性方意。頗有與吾所見不能相一者。蓋人心如面。各行其所得。誰謂不可乎。姑書其嘗所考證辨之簡端云。

文久紀元龍集重光作噩夏五月朔江戸侍醫法眼棠邊丹波元佶撰

凡例

一余初療脚氣。未會得其要領。然病家或謬謂。有所得。乞治者殊多矣。以故每遇危篤之症。刓精窮慮。沉思涵泳。詳其狀。察其證。咀嚼唐宋方法。作方投之。有年于茲。嘗疑古之脚氣。與今之脚氣。迥然不同。乃欲據孫王之成法籠罩之。則方枘圓鑿。不相符者有焉。思時變之所然耶。殊域之所然耶。抑病異其因耶。一日恍然悟之。專遵治水毒之法。處方試用。往往似奏奇勳。因不自揣。就長沙方中。及唐宋諸家。擇其精妙者。照症授之。確然効功者。三十餘方。自謂不無小補於脚氣。遂揭之於茲。使子姪取準云。

一余家治脚氣之方。不過三十。蓋方不簡則不精。不精則不驗。藥品亦然。不過數種。取敏捷也。此病猛厲非纏漫彌日者。須單刀直入。斃元帥。可疏則疏之。可鎮則鎮之。務拔毒爲主。旁症細故。不暇顧也。

一欲治病者。須先原其所由。既知所由。須審求其治法。或同狀異因。或同因異狀。一症必有主方。一方必有主藥。一藥必有主能。雖病千變萬化。法有一定之矩。井然不亂。如長沙之方是也。局方以降。家立方。戶異說。

一一難論及。撮取其主治而已。如出入加減。錄之原方之後。併附鄙見於其下。

一凡事有古未明。而後人發之者。如日食有定數。秦漢以前。不能詳之。及至後世。推步精詣。上下數千年。可坐致焉。脚氣痘瘡黴毒。古昔未明。而後世孫王之於脚氣。聶魏之於痘。陳實功之於黴毒。皆能闡發秘蘊。濟世不少。豈得非病隨世有變化乎。然而今之時師。墨守成法。不通機變。束手無策。縱其猖獗。仁術安在。豈不恥古人哉。是茲書所由作也。

一此病盛行于隋唐之世。以是支法存仰道人深師胡洽蘇恭之徒。創其論治。孫王二子。最極精密。趙宋之間。聖惠聖濟。並有方論。嚴用和陳無擇張從政樓全善王肯堂。亦各有說。但功過相半。劉李朱張。爲未疾略之。余乃以古方爲準則。旁採摭諸家。以備參校。今舉所起之因。與所病之機。以內外併括之。因從外來者屬外因。從內生者屬內因。與諸病合者。屬併病。猶魏直痘書。立順逆險之三症。而便于診候。

一此篇所舉藥量水率。以適宜爲度。大較周漢一升。當今一合有奇。魏晉以降。每代漸變。至明與古迥異焉。千載之遠。數代之變。雖索徵乎遺編。取準乎古器。不過見大概。安果得其詳密。故至分兩之重輕。則在視人之強弱。從病之劇易。臨時斟酌用之。是所以不載劑量也。

一方今罹此病者。比比繼踵。鄙意急於濟救。因集錄之。藏諸家。比青氈。俴

學孤陋。文義不通者。固有。而考據不至者。亦不無焉。大方君子。孰不同

濟生之志。芻蕘之言。萬有取則幸甚。

文久元年辛酉暮春　今邨亮誌

脚氣鉤要目錄

脚氣鉤要卷上

上毛　今邨亮祗卿甫著

總論

脚氣之病。創見于宋齊梁隋之世。而諸家所論。或爲風毒。或爲濕痺。或緩風。或脚氣。或厥。或瘟。詳其治法者。雖莫孫王二氏如焉。猶無有定論矣。所謂千方易得。一効難求。得其要則一方可治百病。不得其要則百方不可治一病。雖多亦何益。蓋此病者。一種之水毒。地氣所生。而非風寒暑濕所干涉。其發必始於夏。終於秋。希有涉冬矣。予嘗謂暑月陽氣泄外。伏陰在內。運輸不健。水道不利之所致。而原其所由。則有從外因而來者。有從內因而致者。有與諸病併發者。驗之於患者。大抵由內因者。十之八九。由外因者。十之二三。與諸病併發者。十之五六。夫王侯貴官。出則肥馬華轎。入則高堂大廈。未嘗履地。其多患此病者。無他。膏腴過分。酒食越度。因以致之。是生於內因者也。田夫奴隸。負重涉遠。冒雨蹈淖。坐臥濕地而得之。是發於外因者也。傷寒中風。鼓脹瘧痢。寒疝黴毒。娩產之後。皆嬰此患。是與諸病併發者也。然而症有緩急。質有堅脆。不可執一而論焉。浮腫見于外者。比之於不見者。其毒較輕。千金方曰。脚不得一向以腫爲候。亦有腫者。

有不腫者。其小腹頑痺不仁者。脚多不腫。三五日令人嘔吐者。名脚氣入心。死在旦夕。水毒發于外者。尚延日。然至冲心則無異矣。又曰。食飲嬉戲氣力如故。唯卒起脚。屈弱不能動。又曰。脚氣未覺異而頭項臂膊。已有所苦。有諸處皆悉未知。而心腹五内已有所困。風毒之中人也。或見食嘔吐。憎聞食臭。或有腹痛下利。或大小便祕澀不通。或胸中衝悸。不欲見光明。或身體冷。疼煩發班蚊迹。以此相貌。須認陰陽經來路。又曰精神昏憒。或喜迷妄。語言錯亂。或壯熱頭痛。或身體酷冷疼煩。或覺轉筋。或脚脛腫。或不腫。或脞腿頑痺。或緩縱不隨。或百節攣急。或小腹不仁。此皆脚氣狀貌也。又曰。風毒脚氣之候也。其候難知。當須細意察之。不爾必失其機要。一朝病成。難可以理。以尋視之。是徒論派症。而似遺源本。雖症有數候。其要在於呼吸小便之何如耳。呼吸促迫。則毒侵心之兆。小便赤澀。則毒蓄之内。而漸加之。自汗嘔吐。肩息氣逆。其死不旋踵矣。内經曰。治病求於本。又曰。治之極於一。余家治之以利水爲急。夫人之水氣滲出腸胃。留瀦膀胱。下出爲溺。此其常也。今患者失常。欲利所畜之水氣。自非嚴禁鹽味。猛制膏粱。服藥無效矣。腸胃分泌水穀。譬如漉濁水。桶底穿穴。從宜納砂乎其中。則水瀝瀝而出。若使砂盛滿。則水道壅塞而不出。是同一理。不禁鹽膏。則猶納砂盛滿矣。乃治此病。初不問其由。嚴禁滋味鹽氣。使之啜紅豆碎萎。乃淡薄之品。而後對症施治。取效極易。是舍其見症。而極於一求於本之典訓也。症重者。固勿論。雖輕者。菲飲食。戒帷房。節行步。愼喜怒。而灸腰脚。是其大較也。楊大受曰。脚氣壅疾也。用宣通之劑。王德膚曰。無補法。有利性。勿漫用補藥。是醫之大禁。二子者。可謂有所見。然猶未爲得深詣。凡用峻藥行瀉下。病勢雖摧。元氣從損。元氣從損。則雖病不增進。而盡然遂至死者。比比有焉。此皆駛藥攻伐所使然也。許仁則論乾濕。蘇長史五種。王宇泰屬肺。張戴人吐法。羅天益地勢。張景岳內外因之說。各不無自出機杼發揮妙理者。然長短得失互有之。要不過於欲衒己說誇張偏見耳。聖惠聖濟。頗勝於諸子。而亦拘泥繁瑣。後世醫人。眩惑名義。而不尋討本源。徒因襲踐迹。不通活法。抑可嘆矣。

原因

脚氣之爲患。係水毒之所爲。其毒慓悍猛烈。外之則瘰痺不仁。內之則嘔吐衝心。侵入血隧。壅塞水道。斃人於數日之間。其猛可畏矣。蓋水性潤下。濕就于卑。自然之理也。故支法存仰道人輩。見其自下起。而上衝心胸。遂下脚氣之名焉。蓋永嘉喪亂。公卿徒跣跋涉。侵江南之蒸氣。不習水土。飲食亦異。脆弱之質。爲脚弱爲腫滿。比比相斃。支仰之徒。留心經方。偏善治術。晉室仕望。多獲全濟。不唯功于當時。令後人倚賴。孫氏亦有瘴毒之說。

蓋嶺南瘴烟卑濕之地。炎蒸毒霧不可行。感之則病。此不過表其所起之地。今不限南北。不分都鄙。所在皆行。則不止地氣卑濕瘴炎毒霧所致。而人身所自招可知矣。余漫遊諸州。熟視此病。江戶最多。京師浪華次之。僻陬地方希見。是似病從都鄙爲之差。而其實則出於都人飽昇平之澤。而游惰縱慾焉。貴人固也。下至賈豎。輕煖薰身。雉膏染唇。倦於淫樂。因乎過飲。精神爲之虛。形體爲之萎。釀一種之水毒於陽氣外泄之間。此其本源也。故嘔吐腫滿衝心氣逆。其候可以推其毒矣。乃觀其斃者。非死于脚氣。而死於水毒。瘳亦非脚氣之愈。而生於水毒之除。使毒過住於脚部。而不奔騰於心胸。則豈見暴死之患哉。蓋水毒者本。而脚氣者標也。爲醫者。通此理而救之。則守禦馳驅之策。可運諸掌上矣。

腫滿

毒見于外者。其病屬輕。然水氣充于內。而溢于外。則亦有暴速之變。所謂濕脚氣是也。須預慮焉矣。其毒莫不內外貫通。表裏環會。與水腫病之引日彌月者。迥異焉。治方倣治水之例。非所及也。泛然事利水。腫雖消。毒仍滯。遂有衝突丹府之變。比比所目擊也。拘泥水腫。而不審水毒之因。何如決流。或決之。津液枯涸。不能回生也。鑒之之要。在於胸動呼吸小便此三者須細察之。古人事於內者顧外。事於外者顧內。不辨之於始。症輕者亦難復陽。醫審此治之。如禹之行水。莫有不救者矣。

麻痺

水毒有壅塞表氣。使血氣不宣通者。謂之麻痺。所謂乾脚氣是也。至其甚者。搔皮膚如隔衣。謂之不仁。有機關緩縱。筋絡弛解。不能收攝者。謂之嚲曳。又血氣相搏疼痛者。屈弱不能起者。轉筋攣急者。雖證候有等。並係水毒所爲。今驗之患者。脚弱而麻痺強者。多不爲腫。小便不利者。雖發腫氣。無有及週身。足脛大腫者。麻痺及少腹少。麻痺強者。腫氣必少。其脈滯緩。皮膚枯瘦者。亦屬輕症。脈沉而實者。則水道閉塞。而其腫塡滿一身。是其初起。辨痺與腫之大較也。又有麻痺漸逆。入少腹。過膻中。迫心肺者。其脈必數急。動氣奔騰。嘔吐不止。呼吸短息。肩息煩悶。是沖心之兆。死在旦夕。不可一刻失治也。

候脈

脈者。醫門之法律。淺深緩急係焉。安危存亡判焉。不可不最詳也。夫血之在于心臟。出者爲經。入者爲絡。人身中血氣所往。經脈所輸。外則皮毛肌肉。內則藏府關節。凡腠理之所通會。猶張網羅。會合環回。上下來往。自有生之初。至衰老之終。晝夜運行。無有間斷。神氣雖睡。血氣無睡。是肺藏開闔之機所然也。乃人身有病。則經脈不順利。或沸騰。或凝泣。或緩或急。或實或虛。必徵諸脈行而知焉。古來診脈者。專於薄肉處候之。曰三部。曰扶陽。曰人迎。按方寸之地。切微末之動。而決生死者。似近誣。然古人往往百不失一。何也。人之所以生。因飲食。其要以胃氣爲本也。素問云。平人之常氣。稟於胃。胃者人之常氣也。人無胃氣曰逆。逆者死。蓋脈者。血之體而氣之用也。活潑流動。得中土之精英。得者生。失者死。故氣之盛者。血行疾而脈強大。氣之衰者。血行遲而脈弱小。是故生機熄。則脈亦絕矣。是所以胃爲原也。中藏經曰。脚氣之病。傳於心腎。則十死不治。入心則恍惚忘謬。嘔吐食不入。眠不安。口眼不定。左手寸脈乍大乍小。乍有乍無者是也。入腎則腰脚俱腫。小便不通。呻吟不絕。目額皆見黑色。氣時上衝胸腹而喘。其左右尺中脈絕者是也。又千金舉三品之脈。曰病人脈浮大而緊駃。此是三品之最惡脈。或沉細而駃者。此脈正與浮大緊者。同是惡脈。浮大者。病在外。沉細者。病在內。治亦不異。當消息以意耳。外臺引蘇長史曰。脚氣脈三種。以緩脈爲輕。沉緊爲次。洪數者爲下。自三十年。凡見得此病者數百。脈沉緊多死。洪數者並生。緩者不療自差。余亦屢驗之。脚氣不論乾濕。緩爲吉。急爲凶。短促爲險。沉伏爲死。須量人之少長肥瘠。與病之緩急劇易而救療之。至生死存亡之機。應手得心。不可筆以傳。不可言以說。存之於其人。

候膻中

人身中。莫不有動氣。而動氣亦察病之一端。獨於胸氣。動氣之候居重矣。夫心與肺互相應。心以出納血脈。肺以橐籥呼吸。俱係至貴之地。水毒衝之。生機即絕矣。膻中者。經血二脈之大幹。出自心藏。而達週身之本。乃候膻中者。察血之本也。診手足者。候血之標也。標本相照。源委互參。决死生判劇易。莫切於此矣。夫水毒潛匿心胸。阻閟血隧。則血往而無所還。逆行而逼心。值此之際。動跳築築然見于膻中。譬猶奔泉之激石。洪流之觸洲。水怒浪翻。所以水之迫心胸可徵矣。又方其初起。有忽然見跳動者。是尤急候。其禍不可測。又雖有短息嘔吐心胸煩悶等惡候悉備焉。而膻中無動者。必無冲心之虞。宜甄別之。而决死生於其初矣。

診法

水毒之發。衝心者爲必死矣。不論腫不腫也。而衝心之驗。醫非豫察而處之。則何得救。譬陰雲密布。而雨漸來。人預知之。晴天忽變風雨驟至。非候天氣者。不能預察之。察衝心之候。專在動氣。動氣得于手。而應于心。則死生判于一診。是我門之眞訣。動築自膻中上雲門。騰驤有勢。而氣息促迫者。其死不旋踵。小便短少。煩渴滿悶者。水毒伏于內之候。遂至衝心。心下暴悶。氣逆嘔吐不止者危候。言語聲氣不足者凶候。項頸或手足。或胸間。

突然發腫氣者。可甚怖之候。腫氣不滿週身。而聚于一偏者。爲水毒凝結。衝心之候。小便赤濇。大便溏泄者。屬不治。服利水劑。小便雖通。腫滿不減者。亦不治。指頭及口鼻氣冷者死候。腫氣堅者難治。軟者易治。堅者肉間之水也。軟者皮下之水也。是診法之大較。如其蘊奥。則不易縷述焉。

治法

病因有三道。如前所說。須子細尋來路。自外因者。宜發泄表氣之劑。自內因者。宜開洩壅滯之劑。與諸病併發者。宜隨證之主客。而斟酌療之。是其大概也。來路雖異。末節一歸于奔騰。小便祕濇者。胃元失權也。宜從事淡滲。下脘衰憊者。專從滋補。水毒不泄。勢必衝突。宜瓜蒂檳朴之類。至煩悶嘔吐上氣沖心。則非靈鐵鎮墜之方。不能奏偉勳於頃刻之間。揚大受云。脚氣之疾。自古尙疏下。爲壅疾故也。然不可太過。太過則損脾胃。使運營之氣。不能上行。反下注爲脚弱。又不可不及。不及則使壅氣不能消散。要之體質之強弱。病勢之劇易。水毒之寬猛。尤宜甄別而施治。不明此理而求速效。則補其所不當補。攻其所不當攻。參差錯亂。不能奏效。故雖良方。用之不中。則反致害。甄別之診。其可忽哉。古謂藥不貴執方。而貴合宜。方即兵家之法略。匠氏之規矩也。法可以授人。而不能使之必取勝。矩可以授人。而不能使之必取巧。運用之妙。存于其人矣。

補瀉

補瀉者。治療之大綱。死生之所繫。最不可苟且鹵莽也。蓋脚氣之爲患。係精虛邪實之症。瀉之則速死。補之則促命。二者不可行之。其故何。蓋水毒不在腸胃。在于膜外。而混淆血脈。環迴百體。終上騰于心肺。其候爲胸脇滿悶。下氣喘急。嘔吐中心。若誤下之。一旦雖減其勢。反激生卒然不測之變。治之。惟當以漸分泌水毒。輸之尿道。其意與水腫忌下藥正同。夫尿者。膀胱之津液。血之所化也。故尿之通塞。必徵之於氣血之流動。昧者不達此理。孟浪貪效。妄施攻擊。不止害胃氣。速其死更急。若誤補之。水毒愈鬱。經脈愈閉。胸脇脹滿。心煩嘔逆。助上奔之勢。蹙命期。古人以爲壅疾。雖補瀉殊途。其害性命者則同焉。難經有虛虛實實之戒。亦以此爾。故漫用補瀉。不至殺人者。雖有寡焉。千金方說補瀉甚簡。聖惠方敷演爲說。頗爲精確。錄備參攷。曰夫脚氣病者。雖虛羸不可多服補藥。補藥令人心腹脹氣實便死。非瀉不瘥。又不可見虛而不瀉也。見氣實而死者甚衆。十中無一人服藥致虛而殂者。縱甚羸。亦須微微通泄。亦宜時取汗也。其有太虛者。微用補藥助之。

食戒

人之所以生。因飲食。滋養身體。以餌爲主。然此病禁粱肉滋味。不可不最嚴也。其故何也。膏粱者。其性油膩。平時多喫。猶膠滯血液。沮其宣布。况其嬰病。藥力難達。斃命必矣。病者能守禁忌。斷乎無有不效之藥。嚴斷膏滋。澹泊攝養。古來以爲良策。其可喫者。不過紅豆碎麥平澹滲通之品。患者犯戒。責效於草根樹皮則非也。凡人好食膏滋。不能中土爲之分佈腸胃阜敦。身體肉脹。是以豪家多病。而華門少患。王公貴人。身無操作之勞。體有暖飽之佚。不唯華屋之宴安。更擁袵席之翠珠。頤養過厚。體力軟脆。以故患脚氣水腫者。十居七八。藜藿之家。則喫蔬取勞。以堅筋骨。以運氣血。病之難犯。不外於此也。東坡蔬食三益之說有云。寬胃以養氣。病家能曉此理。省膏滋而服藥石。何憂其不瘳。此不特療脚氣。戒之平平生。則攝生保壽必可期矣。

外因

外因得之於侵雨涉水。或坐臥濕地。或勞動中風。或飢飽不時。若大兵之後。若凶歉之時。蓋係壅塞表氣。凝滯氣血之所致也。靈樞曰。虛邪不能獨傷人。必因身形之虛而客之。正謂之也。蓋氣血者。如車輪。邪或乘之。心者血之主。肺者氣之主。氣主噓之。血主濡之。灌溉筋脈。升降有常。自然運行。今邪犯肌肉。是以水血否澁而鬱蓄成毒。內則侵漬藏府。外則流溢皮膚。古謂之緩風。又謂之濕痺。謂之脚氣。其狀貌有麻痺不仁者。有攣筋疼痛者。有心腹脹急者。有寒熱煩渴者。有小便短少者。有驚悸迷亂者。有足脛浮腫者。其末路途並歸于衝心。然較之平由內者。其勢稍緩。治法皆取之於發泄表氣運動水血之劑。風濕血痺。雖稍異其因。至其情機則同焉。是所以須桂麻朮附之品也。

史載脚腫。今拈出證由外因者。梁武帝大通三年。侯景圍建康。閉城之日。男女十餘萬。擐甲者二萬人。被圍既久。人多身腫氣急。死者什八九。隋煬帝大業元年。劉方征林邑。士卒腫足。死者什四五。後梁紀。會陰雨積旬。黃澤道險。堇泥深尺餘。士卒援藤葛而進。皆腹疾足腫。死者什二三。醫宗金鑑載青腿牙疳門。北路隨營醫官陶起麟言其治法。內地人初居邊外。得此症。十居八九。蓋中國人不耐邊外嚴寒。更坐卧濕地。致腿青腫。內體頑硬。步履艱難。又緣缺少五穀。多食牛羊等肉。胃火上熏。致下疳。按如此症。古所未聞。思亦後世因地氣寒濕發此種毒。因想方今江戶士人。多充北營。恐亦嬰此患。庶幾令其士醫人預慮治方。

烏頭湯（金匱）治脚氣疼痛。不可屈伸。

麻黃　甘草　川烏　黃耆　芍藥

右五味。內蜜煎中。更煎之。　案。此方用之於外因脚氣。閉塞表氣者。治關節疼痛。肌肉頑痺。君以麻黃逼表氣。開痺着。臣以芍藥。緩和筋絡。黃耆逐水固表。助以烏頭雄烈。驅寒燥濕。且甘蜜之和潤。可濡血養液。五味相合。其勢翕翕。行於肌肉關節之間。如此而外之凝滯者行。內之冷結者去。是長沙化工之妙手。

麻黃加朮湯（金匱）濕家身煩疼。發其汗爲宜。

麻黃　杏仁　桂枝　甘草　朮

右五味。案。此方表氣壅滯。血凝氣阻。不快於運行。故麻桂以達表。杏朮以逐水。綢繆失治。必變浮腫。至壅滯較深者。則可用麻黃杏仁薏苡甘草湯。

桂枝芍藥知母湯（金匱）諸肢節疼痛。身體尫羸。脚腫如脫。頭眩短氣。溫溫欲吐。

桂枝　芍藥　甘草　麻黃　生薑　知母　朮

防風　附子

右九味。案。此方治歷節之劑。今用之脚氣。能治痛痺轉筋不仁。蓋人之氣血。得溫則流動。遇寒則凝沍。淫溢于肌肉。攔阻表氣。是以桂麻防風之辛燥。開表行氣。知芍戮力。調和血液。於其間加附子。走濕邪於經隧中。助桂麻爲驅逐。朮能祛表裏之水。薑以其辛溫。使諸藥宜行也。名護屋丹水曰。今脚氣痛風。及鶴膝風。搘之用獨活寄生湯。當歸拈痛湯劑。其效力甚鈍。誰知之用之耶。嗚呼。當時醫道未闢。丹水發此言。可謂卓識矣。

六物附子湯 三因方 寒濕脚氣。疼痛不仁。兩尺脈來沉細者。

附子　桂枝　防己　朮　茯苓　甘草

右六味。　案。此方卽仲景甘草附子湯。加防己茯苓者。孫氏四物附子湯。方後云。體腫者。加防己。悸氣小便不利者。加茯苓。七味附子湯。方後云。濕痺緩風。身體疼痛。欲折肉。如錐刺。濕緩異名。其爲脚氣則一也。陳氏概謂之痺症。

蠲痺湯 楊氏家藏方 治風濕相搏。身體煩疼。項臂痛重。舉動艱難。及手足冷痺。腰腿沉重。筋脈無力。

當歸　羌活　薑黃　芍藥　黃耆　防風

甘草

右七味。入薑棗。　案。此方治痛痺之套法也。歸黃能入血分。和經隧。羌防耆薑。逐水氣。歛肌表。芍甘緩筋絡。利關節。衆味湊合。通暢血氣。羈持經絡。或加附子薏苡。其力更捷。

礬石湯 金匱 治脚氣衝心。

案此方渫脚之法也。以其出金匱。姑附于斯。然非仲景原方。千金論脚氣云。魏周之代。無此疾。出後世。可以證矣。脚氣涉日者。間有效。屬衝心者。實非此方所及也。

内因

此病近世所行者。係一種水毒。其毒酷厲峻烈。淫血脈。則爲麻痺痿弱。溢水道。則爲尿少浮腫。下注則膝脚不仁。上奔則冲心悶絶。與淡飲之水。迥然不同。如淡飲。其氣滲澹。縱爲腐敗。不過胸痛嘈雜惡心嘔吐心痛腹滿下利憒憒悶悶等症。至死亡者。斷無而僅有焉。水毒則甚峻。請詳論之。蓋昇平日久。人人遊惰。奉身飽煖。處形安逸。加之膏腴過分。房闈越節。自耗其元氣。元氣已耗。則脾胃不健。氣血不行。因釀一種之水毒焉。抑情慾成病居多。豈止脚氣。不可不猛戒也。男子春心未動。女子情竇未開。並不覩發脚氣。老人還童。慾念既斷者。亦復然。則可以證其由内因者。而其證屬重。亦可徵焉。蓋其水從腸胃直趨膜外。内而臟腑。外而經絡。凡衝脈所行之地。無處不到。駸駸乎將迫心藏。心藏爲之沸戾激拒。發見于胸間。謂之心跳。至其劇。毒氣貫心悶絶卽斃。謂之衝心。近日所見。愈多愈重。可知天下之病。隨時隨地。變化無窮。乃自非照氣化之厚薄。察時世之體性。而知病不必出于天。人人自招之。何以治之。

墨守古人之成法。治今之脚氣。所謂膠柱刻舟。不能爲用也。要之須先知古人立方之意而處變。妄自處方。亦我所不取也。

木防己湯（金匱） 膈間支飲。其人喘滿。心下痞堅。面色黧黑。其脈沉緊。得之數十日。醫吐下之不愈。木防己湯主之。虛者卽愈。實者三日復發。復與不愈者。木防己去石羔。加茯苓芒硝湯。

木防己　石膏　桂枝　人蔘

右四味。案。水毒奔騰于上。呼吸息迫。胸膈滿悶。心下石鞕。煩渴喘急。動氣如瀾。是爲衝心之兆。須用此急救矣。防桂並能行水散結。石膏清熱。人蔘滋液。其虛者。外雖痞堅。內無結聚。水去氣行而愈。其實者。復聚。仍依前方。減石膏。加芒硝之鹹寒。峻開鬱塞。以茯苓之滲利。直輸之水道。未有不愈者。吁。配合之妙。非後世所及也。

吳茱萸湯（傷寒論） 食穀欲嘔者。吐利手足厥冷。煩躁欲死者。嘔而胸滿者。乾嘔吐涎沫。頭痛者。

吳茱萸　人蔘　大棗　生薑

右四味　按。脚氣嘔吐。率屬危險。不可輕視。其變起于不虞。檢之於古經。長沙治嘔吐之方。不過十四方。其中雖有兼寒兼熱夾食夾蚘數症。大要不出於驅逐水飲之劑。當水毒冲心之時。無有抗其勢者。獨此方直入奏功。嗚呼偉矣。然須察勢之劇易。症之慢緊。而審可爲之機。且勿擬定一方。

十棗湯 傷寒論千金同外臺聖濟宣明論丹溪心法分量互有異同

芫花　甘遂　大戟

右三味爲散。煮大棗。去滓內藥末。服之。　案。此方利水飲之猛劑。深師所謂朱雀湯是也。脚氣上入。胸痛煩悶。喘息自汗。氣欲斷。非此方。不能抵當其勢。如逡巡失治。則禍在反掌。不可嫌其峻。坐待斃也。槩施攻擊之法。無不危矣。醫者不察于此。急於獲效。病者喜利藥。求通快。不知暫時取快。眞氣愈傷。去死不遠也。亦不哀哉。但其機可以言傳。非筆之所及。臨處之際。須仔細甄別尤審之。徐彬曰。甘遂性苦寒。能瀉經隧水濕。而性更迅速。大戟性苦辛寒。能瀉臟腑之水濕。而爲控涎之主。芫花性苦溫。能破水飲窠囊。故曰破澼。須用芫花。合大棗者。大戟得棗。卽不損脾也。

三花神祐丸 宣明論　治一切水濕腫滿。

甘遂　大戟　芫花各半兩　牽牛二兩　大黄一兩　輕粉一錢

右六味爲丸。溫水下。至快利。病去爲度。　按。儒門事親。載神祐丸。無輕粉。玉機微義。作宣明三花神祐丸。此方當以劉氏爲祖。蓋此方及舟車丸。皆自十棗湯。而變化之者。

越婢加朮湯 金匱 裏水者。一身面目黃腫。其脈沉。小便不利。裏水主之。

麻黃　石膏　大棗　甘草　生薑　朮

右六味　按。微寒熱。舌上有苔而渴。小便不利。脚弱腫滿。是此方之正候也。又案。金匱裏水越婢湯主之。外臺引古今錄驗。作皮水。於義似穩。然如皮水。當以甘草麻黃湯爲正對。蓋人身之於血氣。莫所不貫通環會。固不可論表裏內外也。蓋麻石同隊。則行水驅飲。其力稍勝。麻杏甘石湯。越婢加半夏湯。厚朴麻黃湯。小青龍湯。雖各有所主。至其逐水之功則同矣。要在臨病之際。隨其淺深。而斟酌之耳。又案。千金脚氣門所載。越婢加朮湯。加附子。外臺亦同。蓋從胡洽方也。此方加附子。其功更峻。用流走之性。逐週身之水。猶川有堤防。水由地中行矣。爲醫者。玩索方意。運用得宜。亦如禹之行水。聖惠方。麻黃散。治風水遍身腫滿。骨節痠疼。惡風脚弱。皮膚不仁。即本方加甘草防己桑根。

小半夏湯 外臺 文仲療脚氣入心悶絕欲死。

半夏　生薑

右二味。　愚常用此湯。吐仍不止者。加鐵砂。屢取功。趙以德曰。半夏之味辛。其性燥。辛可散結。燥可勝濕。用生薑。以利其悍。孫眞人云。生薑嘔家之聖藥。嘔爲氣逆不散。故用生薑散之。

唐侍中療苦脚氣攻心。此方甚散腫氣。極驗。外臺

大檳榔　生薑　橘皮　吳茱萸　紫蘇　木瓜

右六味。　案。此方爲治脚氣正對之方。驅逐水毒。渙散鬱塞。檳榔能分泌水血。導之尿道。木瓜能滲入血液。收斂汗溺。茱萸溫中降氣。蘇橘芬香行氣。衆味合力爲功。實爲溫利水毒之良方。推其立方之意。則亦足以知脚氣所起之理。散腫氣極驗五字。方中骨子。豈可不深味乎。案此方後人增減頗多。今牽聯錄之左方。

蘇恭尋常氣滿。三日兩日服一劑湯。於本方。去紫蘇木瓜。加厚朴。又蘇恭腫滿小便少者。紫蘇湯。於本方。去吳茱萸木瓜。加甘草。又許仁則曰。但覺脚腫疼悶沉重。有時緩弱。乍衝心腹滿悶。小腹下不仁。有時急痛。吳茱萸湯。於本方。去木瓜。加桂心。聖惠治脚氣心腹脹滿。煩悶喘息。檳榔散。於本方。去吳茱。加猪苓桑根白皮。朱氏集驗。加桔梗。名鷄鳴散。治脚氣第一隻藥。不問男女。皆可服。

文仲脚氣冷毒悶。心下堅。背膊痛。上氣欲死者。外臺

吳茱萸　檳榔　木香　犀角　半夏　生薑

右六味。　案。此證有瘀血。與水毒相結。聚心下。迫背膊。故方中伍犀角。

方下云、冷毒。方後云。破毒氣尤良。立方之意。可推知矣。

廣濟療脚氣急上衝。心悶欲死者方。外臺

檳榔子　生薑　童子小便

右三味。攪頓服。須臾即氣退。　案。人尿性溫味鹹。又主收斂。降逆氣。傷寒論用之於下利不止。厥逆無脈者。褚氏遺書用諸欬血殺人之症。

茱萸湯蘇長史方千金治脚氣入腹。困悶欲死。腹脹方。

吳茱萸　木瓜

右二味。進一服。或吐或汗。或大熱悶即差。此起死人方。　按。至脚氣冲心無藥可療。只此二味。較之諸湯。其效尤峻。足以奏功乎燃眉之際。千金贊之云。此起死回生之方也。殆不誣矣。外臺毒氣攻心。手足脈絕。此亦難濟。不得已作此湯。十愈七八。於本方。加青木香犀角。聖惠治脚氣衝心悶亂不識人。手足脈欲絕。於本方。加檳榔生薑。三因茱萸圓等分爲末。酒糊丸。即本方。

崔氏療脚氣遍身腫方外臺

大豆　桑根白皮　檳榔　茯苓

右四味。案。此方滲利之良劑。治遍身洪腫。煩悸殊甚者。愚每以水四合。先煮黑豆貳兩。減二合。內諸藥及郁李去殼一錢。取一合。日三劑。今加郁李仁。據聖濟。

犀角旋覆花湯（千金）脚氣之病。先起嶺南。稍來江東。得之無漸。或微覺疼痺。或兩脛腫滿。或行起澁弱。或上入腹不仁。或時冷熱。小便秘澁。喘息氣衝喉。氣急欲死。食嘔不下。氣上逆者

犀角　旋覆花　橘皮　茯苓　生薑　大棗

香豉　紫蘇莖葉

右八味服之。以氣下小便利爲度。崔氏名小犀角湯。如其不下。服後大犀角湯。卽本方。加白朮桂心防己黄芩前胡桑白皮。

降氣湯（元和紀用經）定上氣息鳴卒喘。便欲絶者。入口氣下。萬金不傳。

吳茱萸　桑白皮

右㕮咀。分四處。每一以水二升酒一升。煮三沸取淸汁。作三服立驗。每煮成。入生薑汁一匙匕。煮一沸爲準。自神龍致仕孟伊陽傳云。用無不效。　案醫心方引葛氏方。生薑同煮。不用汁。並無方名。又萬安方引可用方降氣湯。治氣虛喘促。及大病後虛喘。於本方。加五味子。蓋降氣之名。以元和紀用爲藍本。和田泰純。於此方中。加犀角茯苓。名豁胸湯。專治脚氣上沖欲死者。又合之於沉香降氣湯。治心下急迫尤甚者。曾聞泰純長于診候。決死生於一視。蓋踵事刓精之所得也。然如其藥方。率

屬浮泛。難以爲準。獨此方不失古意。其力最峻。可以奏功於切迫之際。

紫蘇子湯 千金方 治脚弱上氣。昔宋湘東王在南州。患脚氣困篤。服此湯大得力。

紫蘇子　半夏　前胡　厚朴　甘草　當歸

橘皮　大棗　生薑　桂心

右十味。案。脚氣痰喘上氣者。宜此方。方下云。困篤服此湯。今試之。此方不能敵困篤。古人之言。不可悉信也。局方易簡方名之曰蘇子降氣湯。

沉香降氣湯 局方 患脚氣人。毒氣上衝。心腸堅滿。肢體浮腫者。尤宜服之。

沉香　香附子　甘草　縮砂

右四味。鹽少許。沸湯點服。案。此劑皆辛溫。解鬱開壅。下氣散滯。故能治脚氣迫于心胸者。蓋此三方。其旨趣相均。緩急稍異。要在臨床之際。隨其劇易處置之耳。

小柴胡湯 傷寒論 治脚氣胸脇痞塞。寒熱如瘧者。

柴胡　黄芩　半夏　大棗　人蔘　甘草

生薑

右七味。按。本方加常山。更覺有驗。千金常山甘草湯。可併攻。

杉木湯（證類本草本事方今據蘭臺軌範）唐柳柳州云、元和十二年二月、得脚氣、夜半痞絕、脇有塊、大如石、且死、困塞不知人三日、滎陽鄭洵美杉木湯服半日、食頃大小便三次、氣通塊散。

杉木節（一大升）　橘葉（一升無葉以皮代之）　大腹檳榔（七個合子碎之）　童子小便（三大升）

共煮一升半、分二服、若一服得快利、停後服。　案此煎法不明、恐有脫字、愚以意酌量、吳崐曰、杉木節質重而氣芳、質重則能達下、氣芳則能疏壅、橘皮味苦而厚、過于青皮、檳榔質實而重、等於鐵石、味厚則泄、質重則降、故能令邪氣大下、童便鹹寒物也、鹹則能引邪氣、以走濁陰、寒則能平熱氣、使不上逆、活人書檳榔散、卽此方變方、余嘗驗杉木、肉色紅者、爲油杉堪用、白色者無效。

風引湯（金匱）巢氏云、脚氣宜風引湯。

大黃　乾薑　龍骨（各四兩）　桂枝（三兩）　甘草　牡蠣（各二兩）

寒水石　滑石　赤石脂　白石脂　紫石英

石膏（各六兩）

右十二味、杵粗篩、以韋囊盛之、取三指撮、井花水三升、煮三沸、溫服一升、徐靈胎曰、此乃臟腑之熱、非草木之品所能散、故以金石重藥、清其裏。

靈砂局方 治上盛下虛，痰涎壅盛，最能鎮墜，升降陰陽，和五臟，助元氣。

水銀一斤 硫黃四兩

右二味，用新鐵銚炒成砂子，或有烟焰，即以醋洒，候研細，入水火鼎，醋調赤石脂封口，鐵線扎縛，晒乾，鹽泥固濟，用炭二十斤煅，如鼎子裂，筆醮赤石脂頻抹其處，火盡為度，經宿取出，研為細末，糊為丸，如麻子大。每服三丸，空心棗湯、米飲、井花水、人蔘湯任下，量病輕重，增至五七丸。案，此鎮墜之要藥，腳氣嘔吐，或上冲，或動氣甚者，皆用之，有殊驗。東坡有靈砂說，文繁不錄，宜閱。

附 凡嘔吐不納藥者，最難救療，藥入即吐，安能見功。胃口愈逆愈翻，萬難處分。記安政戊午，自夏涉秋，暴瀉流行，其症洞瀉傾盆，須臾發嘔吐，上翻下出，急者一二時，緩者一二日，脈絕即斃。時師以其不納，種種怪藥強灌之，而一吐傾囊，束手俟死。愚偶閱幼幼集成，載靈砂止嘔治驗，因試之，多得功。其法倣局方丸靈砂，如梧子大，初服三丸，次服五丸，久之服十丸，冷水送下，胃口已安，候不復吐，始用對症之藥，脫人於困厄不少，真扶危濟死之神丹也。

紫雪 崔氏療腳氣毒遍內外，煩熱，口中生瘡者。方活人書曰，大煩躁者。紫雪最良。 案，千金翼與外臺分量不同，局方全據千金翼，蘭臺軌範。

減二消。用十分之一。黃金百兩。以飛金一萬頁代之。吾師家據外臺。擬定劑量。精核的當。屢得偉功。因錄告後學。

黃金煮汁六合　寒水石　石膏　滑石　磁石各六錢六分三厘五毛四絲

右五味以水一升五合。煮取六合。

玄參　升麻各二錢二分一厘一毛八絲　羚羊角　犀角　沉香

木香各六分九厘一毛二絲　丁子一錢三分八厘二毛四絲　甘草一錢一分五毛九絲

右八味八錢四分三厘四毛八絲　以前煮汁合一升二合　煮取四合五勺入消石一合二勺　芒消二錢一分一厘八毛四絲

右煎欲凝。入朱砂四分六厘八絲麝香一分七厘二毛八絲　攪調令匀。磁器收藏。藥成霜雪紫色。水調下。外臺。又曰服紫雪。強人一服二分。弱者一服一分。和水服。當利熱毒。　按此方藥品太雜。似無法度。用之傷寒中風驚癇脚氣等。其功殆不可言。蓋除祛熱毒。鼓盪神氣。要清涼之劑。非此方。不能達大症。信醫家必備之藥也。

養正丹局方　療元氣虛虧。陰邪交蕩。正氣乖常。上盛下虛。氣不升降。呼吸不足。頭旋氣短。及中風涎潮。不省人事。陽氣欲脫。

水銀　硫黃研細　朱砂研細　黑錫去滓秤與水銀結沙各一兩

右用黑盞一隻。火上鎔黑鉛成汁。次下水銀。以柳杖子攪匀。次下朱砂。

攪令不見星子。放下少時。方入硫黃末。急攪成汁。和匀如有焰。以醋洒之。候冷取出。研如粉極細。用糯米粉煮糊爲丸。如菉豆大。每服二拾粒。加至三十粒。鹽湯下。此藥升降陰陽。既濟心腎。空心食前。棗湯送下。神効不可具述。易簡方曰。脚氣之患。入腹衝心。或見嘔吐之證。無法可療。千金以大黃利之。大黃性寒。病既深入。必難導達。是速其嘔吐也。不若用養生丹。或黑錫丹。來復丹之類。煎降氣湯嚥下。更須多服。以大便通利爲度。脚氣無補法。此有利性。即非補藥。服之無疑。

案。脚氣頑痺不仁。緩縱不隨。行動難艱。轉筋屈倒。是其常態。不足大畏。但膻中動劇者。大可畏。須決意救療之。不論乾濕。胸脇逆滿。氣上急迫者。其變起于不測。寬者猶延日。但動氣奔騰。毒氣迫心。氣喘不停。自汗數出。其脈短促沉伏。嘔吐不止者。皆屬死候。方此之時。非草根木皮可衡抗。非金石猛厲。咄嗟之間。何能奏凱。不可憚其峻。束手待斃也。

倂病

脚氣與諸病相倂者。傷寒。痢後。瘧後。産後。往往發之。蓋五內未調。氣血不健。而生一種水氣者是也。宜照合前款。審病之淺深緩急。而爲之處療。此編所擧者。蓋緩治之策也。然忽之。則命亦忽諸。溺之之責。我得辭哉。

崔氏八味丸金匱 治脚氣上入。少腹不仁。

地黄　山茱萸　薯蕷　澤瀉　茯苓　桂枝

牡丹皮　附子

右八味。　案。蓋此方據蘇長史脚氣因于腎虛之説。則當編之於内因中。然功力迂慢。非猛制水毒之劑。仍收入于茲。又案。此方和血滲濕之劑。加以附子之健悍。行地黄之濡滯。使頽惰之氣。斡旋于經隧之中。施之於諸病後。少腹頑痺。腰脛委弱。帶腫氣。淹留彌日者。每見殊效。如脚氣上入。毒氣撞心。恐非此方所對也。又案。此方仲景所製。而治脚氣上入者出於崔氏所傳。故標以崔氏。崔氏名知悌著纂要方十卷。見舊唐書經籍志。吳昆方考載。漢武帝病渴。仲景爲處此方進之。無稽之談。不足信。又王海藏醫壘元戎。引易老云。八味丸。益火之源。以消陰翳。壯水之主。以制陽光。此語原係于王大僕素問注語。薛己專取此語附會八味六味二丸。爲補腎益精之説。遂開誨淫誘欲之路。此藥元無壯陽之効。且非所製之本意。甚矣其爲惑也。

又按。嚴氏於本方中。加牛膝車前子。名加味腎氣丸。治腎虛腰重脚腫。小便不利。又張璐玉本方加沉香。治脚膝枯瘦色淡。小腹不仁。腹急疼痛。上氣喘急。

千金一方　治脚氣氣血凝滯者。

大黄　木香　生薑　檳榔　枳實　橘皮

甘草

右七味。　案。此方原千金方。山脇氏加桂枝紫蘇。治脚氣兼痞積者。尤有驗。

蘇恭防己湯 外臺 主通身體滿。小便澁。上氣上下。痰水不能食。食則脹者。

桑白皮　大豆　防己　橘皮　茯苓　麻黄

生薑　旋覆花　杏仁　紫蘇莖葉

右十味。小便利。腫氣消。下冷多。加茱萸。熱多加玄參。

烏苓通氣湯 萬病回春

烏藥　當歸　芍藥　香附　糖毬　陳皮

茯苓　白朮　檳榔　玄胡　澤瀉　木香

甘草　生薑

右十四味。惡寒加呉茱萸。　案。此方泟家患脚氣。腰脚麻痺。或下部帶腫氣者。殊有功。

三和散 局方 治脚氣上攻。胸腹滿悶。大便不通。

大腹皮　紫蘇　獨活　沉香　木瓜　川芎
白朮　木香　甘草　檳榔　橘皮
右十一味。　案。此方原出于傳家秘寶。名大三脘散。治三焦氣逆。解大便祕滯。下胸脇滿脹。沉陳蘇檳開滯破鬱。川芎散血滯。獨活逐水濕。木瓜利筋絡。朮甘調和脾胃。夫氣血壅滯。則筋脈不利。三焦不和。則運輸不健。一用此湯。鬱滯開而三焦通。所以有三和之名也。
澤漆湯聖濟　治痢後腫滿。氣急喘嗽。小便如血。
澤漆葉　桑根白皮　郁李人　杏人　人蔘
白朮　陳橘皮
右七味。　案。本草澤漆味苦微寒。主大腹水氣。四肢面目浮腫。凡精氣衰憊。峻猛之劑。恐不能堪。故不得不取之於滲利。
實脾散本事方　治陰水。
木香　草果仁　大腹子　附子　茯苓　乾薑
甘草
右七味。　案。嚴氏濟生方所載。實脾散。治水腫。比此方。多厚朴白朮茯苓木瓜。蓋嚴氏原于本事。加四味。醫學綱目實脾散同本事。嚴氏一時太醫。後世以爲實脾之祖者謬。

導水茯苓湯　治水腫徧身如爛瓜。喘滿倚息。不能轉側。

茯苓　麥門冬　澤瀉　白朮　紫蘇　檳榔

桑白皮　木瓜　陳皮　砂仁　木香　燈草

大腹皮

右十三味。　愚每用之於水腫脚氣混淆者。加郁李仁更效。然未詳出于何書。姑據方賢奇效良方并錄于此。證治準繩。醫宗必讀。醫燈續焰。皆載此方。稱其功。

主脚氣大便澁方 千金月令

大黄五兩　大麻三兩

右二味。羅大黄爲末。和麻仁。以蜜爲丸。

紅豆煎 家方 治水腫。嚴斷米粟。專食菽麥。令疏通水毒。本林一一烏。祕方。

起廢湯 家方 脚氣日久。腰脚瘦削。或攣急。或麻痺。或骨痿蹣曳。一切虛羸。用之滋養。

鍼砂丸 家方 治胃虛一身洪腫者。余家每用鋼鐵。鐵家所磨鐵細末

季仲南永類方云。腫藥用鐵蛾及鍼砂入丸子者。一生須斷鹽。蓋鹽性濡潤。腫者再作。不可爲矣。此說信然。

高蜜丸 家方 治腫滿。

絲瓜十匁燒存性　巴豆一匁去皮熬研如脂

右二味。煉蜜丸如梧子大。強人初服五分。弱者半之。此方原出香祖筆記。元鮮于伯機記杭醫宗會之者。善治水蠱。以乾絲瓜一枚去皮。剪碎入巴豆。黃色爲度。去巴豆用絲瓜。炒陳倉米。如絲瓜之多少。候米黃色。去絲瓜研之。爲末。和清水爲丸。如桐子大。每服百丸。皆愈。宗言巴豆逐水。絲瓜象人脈絡。去而不用。藉其氣以引之也。　予試之。洞瀉如傾。用之於水腫膨脹。間覺有效。但脚氣忌巴豆之說。見于後條。

化毒丸　治痿躄不能起者。

薰陸一匁　大黃　雞冠雄黃　亂髮霜各三匁　生生乳一匁

右五味糊丸。　此藥剛烈。愼勿過用。二三分至四五分。服後有發赤疹者。有爲發熱者。皆中肯綮也。宜止後服。若服後覺瞑眩者。宜飲冷水喫冷粥。立定。

友人淺田識此曰。此方原出陳司成黴瘡祕錄。癸字化毒巳字化毒之類耳。山脇氏拔其精英。爲五味。治諸頑痼沉滯之病。案生生乳奇功靈驗。不可勝紀。然未詳其所始。蓋起于天官瘍醫歟。凡療瘍以五毒攻之。鄭玄注云。五毒者。五藥之有毒者。今醫方有五毒之藥。作之合黃堥。置石膽丹砂雄黃礜石磁石其中。燒之三日三夜。其煙上著。以雞羽掃取之。以注創。惡肉破骨則盡出。是乃生生乳之祖。陳氏曰。如水銀一物。得雲母礬石同煉。其毒卽解。不比粉霜輕粉之酷烈也。配風藥而治大麻風。配癆藥而治傳屍癆。配蟲藥而治諸蟲疾。配膈藥而治噎塞翻胃。配瘡藥而治頑毒頑癬久漏骨痛。種種奇効。不獨治廣瘡毒氣之聖藥也。

針灸

灸治刺血者。非拔本之法。然稱濕痺緩風者。隨症時用亦可。孫眞人王燾。專用炳灸。蓋取之於聳動經脈。宣通壅塞。如瘰痺麻木痿癖緩縱拘急轉筋者。宜灸其腰脚。凡灸而不覺熱者。其毒深也。乃至覺熱益佳。加多無妨。待身體輕利。然後可休矣。楊大受則以砭針出血爲第一。各有所見。如其灸法。千金外臺載之甚詳。用者當照看原文。茲揭其穴名。

千金灸穴

風市　伏兔　犢鼻　膝兩眼在膝頭骨下兩傍陷者宛宛中是

三里　上廉　下廉以上五穴陽明胃經　絕骨少陽膽經

外臺灸穴

風市　膝目　絕骨　陽陵泉　陽輔三穴少陽膽經

上廉　條口　下廉　犢鼻四穴陽明胃經　崑崙　委中

承筋　承山四穴太陽膀胱經　大衝　復溜　涌泉三穴少陰腎經

曲泉　中都二穴厥陰肝經　三陰交　陰陵泉二穴太陰脾經

少陽維在內踝後一寸動筋中　太陰在內踝上八寸骨下陷中　太陰蹻在內踝下向宛宛中是

余家别有打膿之術。施之於三里三陰交。及腰腿肉隙骨間。釀瘡洩毒。凝者散。滯者通。其功優于灸治。屢驗。

備案

一商人患脚氣。已歷諸醫。又請余。氣急喘悶。上攻已極。氣息奄奄。殆無脈。告不治而歸。家人遮留。曰生死命也。請贶一劑。殘喘尙存。何忍束手視死。余乃再候之。惟面目神光。猶似存生機。手足旣厥。綫息欲斷。與茱萸湯。入童便如法。告曰。服之。厥回汗出。或得活路。不然。雖司命。亦無奈之何。因宿其家。屢起診之。及曉大汗出。大熱悶頃之。厥回脈出。困悶頗安。余喜曰。得之矣。既而氣漸復。神漸旺。仍護前方。兼養生丹。調理五日。危候始穩。微喘未除。因轉方。投沉香降氣湯。服之旬有五日。得奏全績。願幸矣。非余之功。病家之命數未盡也。初當告不治之際。豈知有今日哉。

一婦人娩後十餘日。惡露不下。心胸滿悶。煩渴微嘔。前醫以爲瘀血。用桃核承氣湯。下利日三四行。瘀血不下。小便益短少。脚腿壅腫。麻木不仁。延予診之。心胸堅滿。動氣泄衣。每動搖。自汗息迫。予謂水毒使瘀血不下。蓋水毒爲之源。而瘀血則委也。於是作木防己湯與之。兼服鍼砂丸。嚴戒鹽味。小便通。瘀血下。經二旬而愈。

一沽豎年二十三。形質肥胖。染疫。舌上黃褐色。其脈弦大。譫語潮熱。時時蹙頻。時時嘔吐。按腹若腹痛者。用大柴胡加芒硝湯。大下之數日。續下利。裏急後重。腸垢雜下。一二十行至三十行。飲啖少進。熱勢大減。始自告所苦。轉芍藥湯。諸候向安。一日忽息迫。不能坐臥。膻中動氣如奔馬。予知其變于脚氣。急疊用蘇長史吳茱萸湯及甘遂大戟之類。不及而斃。按此症初而疫邪。中變痢。終變脚氣。固雖屬危險。非無可救之術。蓋攻伐屢用。胃元頓虛。遂生水毒。然復以駛藥刼之。我速其死必矣。今而思之。不能無赧然于懷。

一商人年四十餘。患脚氣。其症足脛麻痺屈弱。時不能起。按之有微腫。脈數而有力。膻中無動。小便短澁。至夜微嘔。晝則神色如平。投唐侍中一方。加旋覆花。間三日往診。狀貌依然。又間三日診之。嘔止。小便通。如報善候者。但口鼻氣冷。以指候之。舌心愈冷。意謂呼吸者。元氣所通。知是水毒伏心。神機竭于內之候。蓋異症也。大怖辭去。其家招一醫。醫來診曰。此脚氣常態。口鼻氣冷者。胃中有寒飲。溫之即愈矣。家人大喜曰。荷再造之恩。服藥一日。小便不通。嘔吐復發。沖心而死。

一士人上自頭腦面部。下至心腹臍下。麻痺不仁。呼吸逼迫。言語蹇澁。小便赤少。腰腿以下如常。時時顛躓不能起。家人大駭。招一友某。某至診不能詳其因。簡余議焉。余往察之。脈緊而有力。膻中生動。有跳騰之勢。謂某曰。病候甚似風痺狀。然非風也。蓋脚氣也。某曰。何以徵之。曰膻中有動。呼吸息迫。小便赤澁。是不水毒難伏于內。而逼心肺耶。麻痺不仁。腰脚屈弱。是不水毒淫于外。而壅塞表氣耶。是病涉表裏者必矣。曰何藥處之。曰以麻黄加朮湯。發洩其表鬱。可使氣血通暢周行。兼以木茱湯。收其水而輸之尿道。則內外並行無相悖矣。經曰。清陽出上竅。謂呼吸也。濁陰出下竅。謂二便也。蓋體之變異。必徵之於此二者。呼吸與二便。其出入關竅。所以爲生之要。曰善矣。乃投所擬。不日而痊。

一士人年強仕。職居繁劇。初覺脚重短息。以鞅掌無暇。置而不療。腫漸增。氣愈急。請余診之。心下堅滿。膻中築築然。余曰。是脚氣也。慊請之遲。趣早療之。何至此。與唐侍中一方。兼服禹功丸。小便快通。諸候殆安。一日召同僚。會飲。犯禁饕餮。息迫復發。小便閉塞。涓滴不洩。小腹膨脹。苦楚喊叫。擡首搦項。不能安臥。家人吃驚。走僕邀余。至則呼吸短息。時時冲心。作大黄甘遂湯。一綸投之。庶幾穀道幸開。尿道從通。頻服前方。須臾稀溏數行。呼吸平穩。冲心稍安。然尿道未通。技殆窮矣。其家相議。延蘭醫。醫至。用導溺管。猶不能通一滴。無復策可出。又召二醫。蘭醫曰。實芰海葱疏之。漢醫曰附子溫之。或曰。大黃盪之。議論坌出。亂投調停者。十餘日。全軀洪腫。短氣息迫。虛里如奔馬。自心下至少腹。膨脝盤然。青筋如貫索。陰囊斗大。陽莖沒其中。又會衆醫商議。而紛然不決。余謂衆曰。今水路塡塞。不泄一滴。滲出之水。不能入脬。泛濫百體。爲此洪腫。猶川瀆壅塞。水潰于野。勢將襄山。一旦衝丹府。死不旋踵。用慢藥坐待斃。豈如投駃藥乎。或回生於萬一。引本經證班蝥利水之效。將用之。衆醫猶疑。余奮曰。孤注視病者。有時不得不敢執柯伐柯。前賢所驗。余亦數試用。縱不利於病。必不至裂肝碎腸。決策遂投。其夜溺初通三夕。翌一合五勺。於是用木防己加茯苓湯。仍兼服班蝥。如是兩三日。小便日通一升五合。既見建瓴之勢。洪腫漸減。氣急亦弛。尚護前方。止班蝥。飲啖少進。精氣日旺。家族欣然。始動喜色。自初病起。至此凡五十七日。病已除十之九矣。此役也。凡自通利分消之藥。至攻擊推擻之品。遍用不遺餘力。卒無影響。然一蟲能建奇勳。豈不偉乎。姑錄告同志。使知治法隨時處劑。而不可拘于常套。但大患重症。變起不測。不可不懼而戒也。

藥者毒也。不可輕用。蓋養胃莫粱肉若焉。攻病莫藥石若焉。粱肉猶禮樂也。藥石猶攻伐也。人有病。不得已用藥。無病而服之。必惹利害。崔寔政論有云。蓋爲國之法。有似理身。平則致養。疾則攻焉。夫刑罰者。治亂之藥石也德教者。與平之粱肉也。以德教除殘。是以粱肉治疾也。以刑罰治平。是以藥石供養也。近坊富家之子某。其質嬌軟。年甫十九。乃翁太鍾愛焉。時屬仲秋。某遊郊。帶醉散步。渴多飲水。明日脛生微腫。而其所親狎醫某。不學無術。奉承爲業。視之曰。脚氣腫滿之漸。雜藥亂投。腹滿微喘。醫駭曰。恐爲衝心。於是。家人惶惑。招數醫乞治。余亦見延。診之。其脈緩。氣息如平。膻中無動。又無麻痺。但腹中有飲。按之漉漉然。蓋腸間之水耳。無脚氣可徵。余曰。是湯液過飲所致。蓋軟脆之質。不慣行步。煩渴飲水。因發微腫。今吐水者吉兆。胃惡濕。欲排泄之耳。紅豆粥代藥。不出數日。應自愈矣。翁陽諾陰疑。余亦不強而去。衆醫日夜環守床褥。甲曰。宜逐暑邪。乙曰。宜滲利。丙曰。宜溫補。爭欲効功。前藥未行。後藥繼至。各陳臆説。湯液丸散。種種怪藥。疊進頻服。嗟呼。軟脆腸胃。何堪多藥之毒。某遂斃於藥。可憐也哉。要是出於醫人貪利之不仁。而世俗不解藥之爲毒之過也。富家死於藥。往往有焉。况王公貴人。爲臣子者。可不鑒戒哉。

脚氣鉤要卷下

上毛 今邨亮祗卿甫著

藥能

語曰。工欲善其事。必先利其器。器不利而善成其事者。未之有也。醫欲治病。須先審藥性之功能。而應病證之變遷。病之陽。投之以陰。病之陰投之以陽。陰不至於涸。陽不至於亢。方症相當。則其治必矣。或反之。陰者死於陰。陽者死於陽。惡乎救焉。然而神農本經。說藥能不純粹。諸家之說亦龐雜。馳多岐焉。陷邪徑焉。倀倀昧昧。愈讀愈迷。或拘寒熱氣味。或謬補瀉剛柔。說是而藥非。方可用而論不中。樊習沉痼。其害非淺也。是以藥栈之能。非取徵於張氏方中及孫王之說。則不足信焉也。夫治療之道。以法爲師。以藥爲器。器既利。法從括。乃可遊也。苟獲其要。則數種而足。苟不獲其要。則百藥不能奏功。藥益繁而理愈昧。說益奇而術愈疎。老子曰。少則得。多則惑。醫之於藥亦然。故郭履道有云。藥之爲用。不過六十四品。如易爻流傳。運用不窮。褚澄曰。用藥如用兵。善用兵。徒有車之功。善用藥者。薑有桂之能。華元化處方。亦不過數種。古人於藥。識之精。而用之簡。猶能肉骨者。相望于簡册。非如今之支離煩碎爲用。

之少也。輓近匪學者。讀蠻土夷域之書。探深山幽谷之枝。競採異藥。爭衒新奇。且剖死體。檢臟腑。配當藥品。以瑣末之學。製奇怪之藥。自稱爲窮理。顧夫理也者。造化之妙。形而上之物。可得諸心。非目可覩也。則豈得言窮之。不止自欺。使後學守局。不知處活物之機變。抑可嘆矣。凡人食穀續命。穀不過數種。飲藥治病。藥亦不貴多。在處方之何如耳。今揭其驗於脚氣者若干種。爲用藥之標的。庶幾乎不背張氏孫王之意焉。

石膏

張長沙用石膏數方。其症顯著。無有疑惑。而後人妄開竇逕。陷荊棘。不可不辨也。白虎湯條曰。表有熱。裏有寒。又曰。脈滑者。裏有熱也。加人參湯條曰。服桂枝湯。大汗出。大煩渴。又曰。時時惡風。大渴。舌上乾燥而煩。欲飲水數升。又曰。渴欲飲水。口乾舌燥者。加桂枝湯條曰。身無寒。但熱。大青龍湯條曰。不汗出而煩躁者。又曰。無少陰症者。又曰。溢飲者。越婢湯條曰。風水一身悉腫。加朮湯條曰。一身面目黃腫。因是觀之。則長沙隊伍之妙。較然明晰矣。白虎之爲症。兇燄暴虐。侵入皮膚。爍熬胃中。與承氣相近。而其所異者。係熱之聚散已。大青龍者。表氣壅塞。緊束骨節。壓迫營衛之所使。是以身體疼痛。無汗煩躁。是麻黃之症。而進一等者也。越婢者。水道壅閼。溢滿肌肉。遂爲腫滿者。猶流水不歸川瀆。泛濫原野。以爲民害也。據此數條。則石膏之爲効。一則可以淸熱。一則可以泄汗。一則可以利尿。其雄戈偉勳。固可以與烏喙將軍駢驪而并騁也。長沙之道。不語隱怪。不涉奇僻。正大明實。如靑天白日然矣。後之醫者。不由正路。不履實學。爲邪說所惑。不覺墜窠臼。所謂一盲引衆盲。終載胥及溺。哀哉。

人蔘

人蔘之說。載在歷代本草。人所共知。而其說曖昧不明。要之。不過補虛益氣之說耳。予初好使用韓產。試之者數百人。其中有害而無益者。十居七八焉。於是檢傷寒論。論中用人蔘者二十有七方。而治心下痞鞕者十一。治嘔吐涎沫者十一。是其彰明較著者也。而其量最多者。木防己湯。主用之者。人蔘湯。其證曰。支飲喘滿。心下痞堅。又曰虛者卽愈。實者三日復發。復與而不愈者。去石膏加茯苓湯。所謂虛者。非體氣衰憊之謂也。實者。非體氣盛旺之謂也。用木防己湯。三日復發者。邪熱旣深也。乃非用蕩刷。則不能除之。故曰。加茯苓芒硝湯主之。是人蔘芒硝。分治心下痞鞕與痞堅也。古人立方。可謂精微矣。赤石脂禹餘糧湯條曰。理中理中焦。此利在下焦。此爲粗工。被攻擊。遂致下腸滑脫。以故用赤石脂禹餘糧之品。固濇收斂之也。又曰喜唾不了了者。理中丸。大病差後。胃中未復。轉輸未健。水飲停滯爲痞者。此湯所宜也。因是觀之。蔘之主治。衝痞緩鞕。行水生津者。可推知也。乃改舊轍。專用官蒔人蔆不經蒸焙者。其味初苦後甘。是蓋蔆之正味。而試之於患者。其功効。與論中所舉相符。桐雷二氏之論。不我欺也。且性力敏捷。大勝於韓産。聞韓人貪利之甚。用糞滋之。且多方極製造。然則今商舶所輸。皆脫眞味。何存排闥直入之力。然而尊崇之甚。比之金玉。使人徒費貲財耳。夫自甄權始唱補虛。後醫熒惑。牢不可解。至薛己張介賓李時珍王肯堂張石頑之輩。主張其說。以爲續命者。果然則朝饔夕飧。當保數百年而不死。此決無之理。三尺童子猶知之矣。藥者毒也。以偏氣救變。無病餌之。其生害必矣。久患長恙。元氣衰憊。及薄禀漸虛之人。豈人蔆所能使壯哉。越人曰。攻病以毒藥。養精以穀肉菓菜。有病服藥。固可也。無病則常餌穀肉。省思慮。節飲食。愼起居。遠帷幄。或可以充元氣而壯弱體也。余嘗意寓内之大。坤輿之廣。不覩人蔆之國。必有之。而患者未必皆死。則雖無此物。亦不爲闕事也。陶隱居曰。人蔆與甘草同効。孫思邈曰。無人蔆。以茯苓代之。據二子之言。則蔆亦一裨將。豈有統帥之才乎。故曰小寇可拒。大敵非其所當。是誠知蔆者。可謂獲我心矣。金元已降。延命長壽之說。盛行于世。而蔓延于我邦。乃今有病之家。每遇危篤。不問可否。必餌之。醫亦容悅用之塞責。終至於使正氣日蹙。自招其死。不亦痛歟。嗚呼。苟志于濟生者。忍乎爲之司命之職。宜猛省焉。

地黃

地黃。古方所用。生與乾已。其稱熟者。亦不過於用酒灌焙。而後世九蒸九暴。以酒氣損其性。是出於庸醫過鑿。既失眞味。豈中於用乎。此物春生苗。其葉毛茸皺文。似車前草而無光澤。花如胡麻。其色有黃紅紫之别。黃者爲眞。大抵莖長數寸。連皮肉皆黃。根發黃色。則結實。形如小麥粒。質重實。投水卽沉。爲黑色者。係腐敗耳。凡草木堪寒氣者。其性屬寒。而地黃則怯寒。遇霜卽死。故種者用藁裹之。置火於其上。取暖俟春。由是觀之。神農經及本草。言性寒者。不足信也。味甘質潤。經久不乾。其能滲入血中。養血液。營運行。夫血液虧乏。按脈無力者。係虛候也。其脈細數者。爲瀕死之候。非地黃之力。不能挽回矣。案莖葉毛皺無澤者。蓋以其氣專鍾於根蒂也。故雖滋潤。澁而不滑。能治吐血衄血下血。且調婦人產後亡血。以其滋血液導運行也。芎歸膠艾湯。可以見其效能。婦人在草蓐。發露得風。四肢苦煩。宜三物湯者。以君地黃。臣苦辛。黃芩解其煩也。虛勞腰痛。少腹拘急。小便不利者。宜八味丸。轉胞亦用八味丸。以地黃滋潤。利血中水氣也。又治脚氣入腹。小腹頑痺。痛痒不覺。短氣有微飮。當從小便去。則苓桂朮甘湯主之。而兼用八味丸。要之。血水同道而並行。故主地黃。伍茯苓澤瀉之滲利。男子消渴。亦以此治之。是仲景氏妙手段也。錢仲陽八味丸中去桂附。稱六味丸。以療小兒。夫小兒血氣未厚。故脈多疾數。乃用地黃丸。其治五遲五軟等證。其方雖失古意。可謂能知地黃之能者矣。薛己始唱補虛益精之說。後醫信其妄。不惟舉之於口。又筆之於書。遂使此草藥爲恣慾誨淫之媒。何其冤乎。

大黃

神農經曰。大黃味苦寒無毒。蕩滌腸胃。推陳致新。夫蕩滌腸胃者。大黃之所主。而推陳致新者。人身之天機也。喻如竹木刺入肉。知痛者神氣。而非皮肉也。所傷生膿。則自拔。是天機爾。乃助天機者。一切治療之要紐也。大黃能入腸胃。掃除諸惡液。是所以逐癥瘕留飲宿食諸邪氣。自大便下之。其性膩速滲透血中。以故服之。小便帶黃色。大便從瀉下。配之平枳實。利甚急。合之平甘草。利較緩。所以大承氣與調胃承氣。有差別也。合黃連黃柏梔子等。則瀉心胸清瘀熱。配水蛭䗪蟲桃仁等。則下瘀血。與甘遂。則瀉水氣。明醫錄云。治女子寒血閉脹。小腹痛。諸老血留血。誠然矣。其治諸瘡瘍。亦以有解毒之能也。用之泄瀉下利。解熱逐毒。毒盡則自止。治食已即吐者。及痢病後重。並以疏滌惡液。健運腸胃也。可謂藥中之將軍矣。

附子

天雄。烏頭。附子。側子。漏籃子。詳于本草綱目。而其種本一物。因年歷多少。

異名焉耳。而仲景氏。獨用烏附者。蓋取力之優者。猶如芋魁於側子也。余少時。漬附子於水。減其鹽。經宿洗之。手指觸毒熱痛。後洗土芝。指甚痒。已。於是悟附子辛熱。自毛孔滲入發痛。而土芝蘞氣。自汗孔滲徹發痒。二物固並有毒。然附子則宿根所生。經寒暑而成。故其毒猛烈。土芝則春種秋熟。其質軟脆。不堪寒暑。且係食料。故毒亦從薄。功能之別可推知矣。烏附氣味雄悍。驅寒冷。補衰弱。開達表氣。以溫百體。乃服之過度。必生瞑眩。至其甚。脈絕大吐水。是與縱飲之人。不堪酒氣慓悍。發嘔吐。同一理。仲景氏附子去桂加朮湯條曰。一服覺身痺。三服都盡。其人如冒狀。又烏頭桂枝湯條曰。如醉狀。皆言其瞑眩之狀。所謂藥不瞑眩。厥疾不瘳是也。然其氣猛悍。難施之於元氣衰漓之人。不可不戒者也。大凡腸胃生寒。而血液敗。則藏府爲之拘攣掣痛。或繞臍而痛。或腹中絞痛。或雷鳴切痛。或手足厥冷。其治舉屬於烏頭。大烏頭煎條曰。治寒疝繞臍痛。脈沉弦者。烏頭桂枝湯條曰。寒疝腹中痛。逆冷。附子粳米湯條曰。腹中寒氣。雷鳴切痛。案。陽氣壅塞。則身體鬱滯。生敗液。經脈爲之乖戾。從其毒之所在而發痛。是痛風脚氣之因。發浮腫。亦屬烏附主治。故烏頭湯曰。風濕相搏。身體疼痛。不能轉側。是用烏附。除敗液。豁滯氣也。又發汗。病不解。反惡寒者。其人虛也。芍藥甘草湯主之。發汗。遂漏不止。其人惡風。小便難。四肢微急。難以屈伸者。

桂枝加附子湯主之。是並亡陽之症。非附子。不能治也。陽窮生陰。人天一理。乃漸甚。則玄武四逆白通等。隨症投之。但人身虛實不同。寒熱異途。而邪氣亦不一。則或直見少陰症。麻黃附子細辛湯。麻黃附子甘草湯。附子湯。玄武湯。此皆附子所主治也。脈沉。沉小。沉微。沉緊。浮而濇。是皆係寒冷所致。人爲寒氣所襲。血氣不和。運行從阻。譬如魚肉汁。遇寒凝結。非附子辛熱。何以得溶解之哉。傷寒金匱。所載藥方二百有餘。而烏頭附子配合者二十九。烏附功能居多可知矣。夫切於人身者。無如水火。而其爲害者。亦無如水火。火者熱也。水者寒也。乃治熱用寒藥。治寒用熱藥。是固理所然。雖然術存乎其人。果得奏効。豈易易也哉。

牛膝

此物有脂膩之氣。滲徹血中。清淨瘀液。開散鬱塞。疏通水道。神農經曰。主寒溼痿痺。四肢拘攣。不可屈伸。蓋此品。雖有養血營筋之力。非以之治四肢拘攣膝痛也。嘗試之爲拘攣踡曲者。以關節含廢液滯血也。醫苟不達此理。則藥屬徒用。且此物能引諸藥下行。乃腰腿之疾。不可缺之品也。

朮

逐水止瀉。熯濕除痰。朮之用。得桂枝附子。則治小便自利。得麻黃石膏。則治面目黃腫。小便不利。配桂枝人參。則治利下不止。在眞武湯。治四肢沉重疼痛。在茯桂朮甘湯。治心下有痰飲。古唯謂朮。無蒼白之別。陶氏方分兩種。自宋以來。始言蒼者苦辛氣烈。白者苦甘氣和。自此世人。多貴白賤蒼。蓋蘇頌作之俑也。今試之。性功不甚相遠。其質多脂且氣烈。故能滲透血肉。宣通水道。此爲滲利之專劑矣。猪苓澤瀉。亦疏通之品。因隊伍各異其使用。宜類推取驗矣。

芍藥

傷寒論中。用芍藥十八方。主腹痛者七方。主體痛者八方。腹痛頭痛。身體不仁。脚攣急。皆係筋絡拘急。而芍藥之功居多。且用之廣。合朮苓則逐水氣。合藭歸則走血脈。合桂枝則開腠理。其他効用極博。故經驗方。用之於風毒骨痛。事林廣記。用之於脚氣腫痛。古今錄驗。用之於衄血咯血。聖惠方。用之於血崩帶下。詳載愚著藥能考。今不復贅焉。

薏苡仁

神農經曰。治筋急拘攣。不可屈伸。筋急拘攣者。係風濕痺。乃仲景氏治風濕相搏。身體疼痛者。用麻黃杏仁薏苡甘草湯。可以知其然矣。此方去薏苡。加石膏。治喘急。古人立方之意。不忽諸也。薏苡附子湯。治胸痺緩急。而敗醬散。則於此方中。加敗醬。以治腸內癰腫。馬援在交趾時。餌薏苡仁。言輕身資慾。又勝瘴氣。其避濕邪。可以徵焉。

橘皮

呂氏春秋曰。果之美者。江浦之橘。雲夢之柚。是則名產取對耳。孔安國禹貢注。小者爲橘。大者爲柚。神農經曰。主治胸中瘕熱逆氣。利水穀。按橘橙柚柑枸櫞之屬。性功相似。時珍說其功。甚精細。然不足盡信也。往初垂仁帝。命田道間守。求非時香於海外。按寒天萬果皆墜。然橘獨存。非時之名。蓋取之於此。又聖武帝時。播摩直弟兄。始齎甘子。自唐歸。甘子卽柑。今則所在繁殖。其皮不乏藥用。靑陳之別。因采時老嫩耳。非二物也。其功能開胃驅痰。和中焦。故仲景氏伍之大黃芒硝湯。治胸間宿滯。如橘皮竹茹湯。則專主橘皮治噦逆。芳芬之氣。開豁脾胃也。

厚朴

張元素曰。厚朴之用有三。平胃一也。去腹脹二也。孕婦忌之三也。試之。二者果如其言。在孕婦不必然也。按。是見承氣湯中有枳朴。便謂枳朴大泄元氣。甚可恐。是所以爲是說。吠聲之徒不察。槩爲瀉泄之物。而不知其辛溫提滯氣。治腹脹也。平脾胃者。健運營也。以故仲景氏。大小承氣湯。厚朴七物湯。配之於大黃。以蕩滌腸胃。後世平胃散。伍之於蒼朮橘皮。以主消導。非專主瀉也。

防己

防己別漢朮。而爲二種者。出于後世。外臺云。漢中木防己。出漢中爲上好。蘇頌曰。折其莖。一頭吹之。氣從中貫。如木通然。因知其功透胸間腸胃。達四肢。開閉塞。泌水氣。實利水之仙藥。無可代之者。故用木防己湯。治膈間支飲。其爲喘爲痞者。皆因水氣也。防己茯苓湯。治四肢爲腫者。祛水氣也。他如防己黃芪湯。治身重。己椒歷黃丸。利腸間水。要與木通滲泄之劑同焉。

枳實

按。枳卽橘柚之屬也。故其形狀似橘。其葉似橙。多刺。周禮云。橘踰淮而北。爲枳是也。時珍不辨之。別載于灌木條者誤矣。七八月采者。稱枳實。八十月采者。呼枳殼。寇宗奭曰。枳實枳殼一物也。小則性酷而功速。大則性詳而功緩。宋開寶本草。始出枳殼條。香川太仲非之。謂不解殼實字義。但唐人詩。處處春風枳殼花。采盡高山枳殼花。然則殼實二字。古不必差別。後世實殼分爲二。乃說主治亦異途。可謂泥矣。此方出薩州者。臭橘而非眞枳也。凡橘柚柑枳之類。皆有刺棘。而枳最多。因知其性直入腸胃。衝蕩滯畜之汙物。資食物消化之機。故古人譬之於衝牆倒壁。可謂善喻矣。仲景氏治心下堅。大如盤。邊如旋杯。用枳朮湯。蓋此證。胃中瘀飲滯緒之所爲。乃枳實朮俱戮力。衝破結實。使之疏通。四逆散亦配合枳芍。以治胸脇苦滿。心下痞塞。腹痛泄利。產後腹痛。煩滿不得臥者。用枳實芍藥散。是配酸味收斂之枝。以消導瘀血也。如排膿散亦然。大黃枳實合力。則蕩滌腸胃。最猛烈。是以大小承氣。大柴胡湯。皆併用之。調胃承氣湯。除枳實用芒硝。加甘草。以主緩緩。因此觀之。則破結塞。消脹滿。逐停水。止下重者。皆取功于枳也。

茯苓

氣味甘淡。性澁濇。帶脂氣。故滲入血肉。澁濇水氣。聚之輸送尿道。通利小便。是以仲景氏用之於茯苓四逆湯。治汗下後之煩躁。又用之於眞武湯。治心下悸。頭眩身瞤動。筋惕肉瞤之症。若衝脈激動而爲悸者。則桂枝甘草湯。所主治也。桂枝條可併見焉。小便不利。厥而心下悸者。茯苓甘草湯所主也。葵子茯苓散。主頭眩小便不利。茯苓桂枝白朮甘草湯。主心下逆滿頭眩。二方俱水氣之所爲。茯苓滲濕之功。可推知矣。

麻黃

此物纖細勁直。外黃內赤。中空有節如竹。形宛似毛孔。故有疏通之功。因知其氣入腸胃。透徹血脈。逐達肌表。發越閉塞。令邪從汗出焉。又至肌表怯弱。汗自出者。則還收斂其汗。是資表陽之氣。使之適宜也。外感之邪。猛悍慓疾。壅塞表氣。直逼于骨節。爲身體疼痛。逼于肺。爲喘爲欬。用麻黃湯。

發泄鬱陽。則疼痛欬喘爽然而痊。麻黃湯症。而壅塞尤劇者。爲大青龍湯症。治無汗煩躁。本方加麻黃六兩石膏鷄子大。其峻烈可推知矣。桂枝麻黃各半湯。桂枝二越婢一湯。桂枝二麻黃一湯。並係纏滯之邪。小青龍湯之兼飲。麻杏甘石湯之兼喘。葛根湯之兼項背強急。此屬太陽病之治例也。踡臥惡寒。脈沉小者。麻黃附子併用。以鼓舞表陽。是爲麻黃附子細辛湯。麻黃附子甘草湯之症。此屬少陰病之治例也。蓋汗之與尿。俱津液所化。故麻石同合。則驅水。越婢湯。文蛤湯。厚朴麻黃湯可以見焉。麻桂同配。則逐汗。小青龍湯。葛根湯。麻黃加朮湯。桂芍知母湯可以證焉。蓋仲景氏。用麻黃之法。雖有數方。大率無出此範圍。擴充而運用之。則病之宜發汗。又宜利水。皆不得不取法於此矣。或曰。木賊燈心草接續草等。皆中空而仲景氏何獨用麻黃。曰。木賊外皮糙澁不滑。燈心內有白穰。並少透徹之力。接續輕浮。固不堪藥用也。古來說麻黃之功者曰。治衛實無汗。又曰。肺經專藥。後人因更爲說。附會不足取。予經驗似有所得。是所以與昔人之解不同也。又案。仲景氏煎法曰。先煮麻黃。去上沫。內諸藥。陶弘景曰。沫使人煩。陶說恐非也。予嘗觀世之擣紅花製臙脂。初則色淡。去滓之後見濃紅。麻黃去沫。正與之同。去上沫得純精。所以逞其功也。葛根亦同。瓜蔞根水飛。以爲天花粉。則極有功。牡蠣亦燒之。治敗液。其他經製而見功者多。

不可不知也。

木瓜

爾雅曰。楙者木瓜也。郭璞注。木實如小瓜。味酢可食。三月花紅色。其實小而似瓜。故謂之木瓜。味極酸。故滲入血肉中。收斂血液。絞出津液。弛筋脈牽縮。故晉唐方書。多用之於脚氣。又治轉筋。疝亦縮脚筋。故用之見功。又治霍亂煩渴。陶隱居曰。木瓜最療轉筋。如轉筋時。但呼其名。及書上作木瓜字。皆愈。按呼名作字。理所可疑。然呼青梅。口生津。人心感物。此理不可謂必無矣。雷斅曰。凡使木瓜。勿犯鐵器。以銅刀削用。凡藥有專長。有專忌亦不可不知者也。

吳茱萸

茱萸有三種。藥用者。以其出吳地。故冠吳字。其味辛溫。神農經曰。溫中下氣。仲景氏用吳茱萸湯。治吐利厥逆。又治嘔而胸滿者。及乾嘔涎沫頭痛者。是其氣質之力。豁胸膈。止嘔吐。溫胃中。治煩亂。孫眞人半夏湯之外。皆用之於疝氣風氣脚氣冲心者。取辛溫推下之能也。

沉香

沉香。楊億談苑。范成大桂海志。張邸正倦游錄等。辨之甚精。但就薰香而隲之耳。至服用之功。置不論焉。按此物生蕃國。本草所載。亦不能無疑矣。

其伍藥方者。蓋昉千金五香湯。歷代運用極廣矣。予試之患者。降氣祛痰。開豁閉塞。其質堅硬鎮墜。香氣芬芳所致也。且治水腫。療喘急。檢之取少許投水。其沉者爲良。沉香之名。可謂一言蔽之也。

檳榔子

質堅硬。味澀而苦辛。治水毒逆搶心下者。與鐵石之沉重。能墜諸液。至於下者正同焉。分泌水血。通大小便。是以消穀逐水。除痰去癖者。如本草所載。且治水腫積聚。止痢之後重。又能下蟲截瘧。其他功能見于古人經驗中。羅氏崔林玉露云。嶺南人以檳榔代茶禦瘴。朱晦菴檳榔詩云。檳病收殊効。修眞錄異功。亦足以證其能焉。

大腹皮

時珍曰。大腹皮與檳榔同功。又曰大腹皮檳榔子皮也。今碎視之。總有筋絲。蓋其線質滲入血肉。開洩閉塞。驅逐水氣。故局方五皮湯。泄膜外之水。入門大腹皮湯。亦能逐水氣。治脚氣。伍紫蘇和氣飲。爲產前通治之方。且療惡阻胎動。時珍曰。健脾開胃。消肌膚中水氣浮腫。是也。

牽牛子

氣味辛辣。逐水利氣。用之少則動大便。多則瀉下。劉守眞張子和之徒。專表其功能。至今爲通用下藥。蓋用碎之。配他藥者。恐氣脫也。或言其色黑者屬水。而破血中之氣。白者屬金。而瀉氣分濕熱。是附會之說。不足辨也。

半夏

性辛溫有毒。能消頑痰。止嘔吐。治欬逆。利咽喉。按飲食過度。留滯胃中。漸成積聚。胃不能堪任。鬱結爲粘痰。爲敗液。而惡心嘔吐並發。半夏能散結聚。以輸停水。瀉出敗液。嘔吐從止。故仲景氏大小半夏湯。半夏乾薑湯。專治嘔吐。附子粳米湯。及半夏瀉心湯。皆伍半夏。治嘔吐下利。其功可以見。如半夏苦酒湯。蓋屬外襯。亦半夏之一活用也。

蘇

古昔單稱蘇。後世有白蘇。故加紫字別之。猶陶氏辨朮之蒼白。其紫色者。氣極香。味辛溫。略類桂。有行氣利膈之功。故仲景氏。配半夏厚朴湯。治咽中如有炙臠。後世伍香蘇散參蘇飲。治感冒微邪。又配正氣天香湯蘇人湯。開散愁鬱。又伍紫蘇和氣飲。治産前諸患。其辛溫芳香。開排閉塞發揚表氣。是以三和散之治疝氣。正氣散之逐風邪。檳蘇散之療脚氣。蘇子降氣湯之下氣。除喘鳴。消痰飲之類。極見奇驗。揚雖輕浮。豈可棄之哉。采葑之詠。可以推焉。

桂枝

凡愛好香。而嫌惡臭者。情之所然也。嗅之快。則飲之亦快。理之所然也。是知桂枝氣味芳烈辛溫。其香鼓舞精神。助衰微運營衛。故傷寒論中。發汗過多。其人叉手自冒心。心下悸。欲得按者。用桂枝甘草湯。又發汗後。臍下悸者。欲作奔豚者。苓桂甘棗湯主之。按其悸雖異心臍。其源一耳。何則。人身中。有一大幹在于腹底潛伏運行。以掌心血下行。內經謂之衝脈。難經謂之腎間動脈。爲發汗所激生悸。但在心下者。與桂枝甘草湯。在臍下者。與苓桂甘棗湯。是仲景微旨也。其悸惕惕然跳動者。精神之衰弱已。其劇者。曰奔豚氣。桂枝加桂湯所之也。桂枝善爽精神。順血運行。故鎮動氣。傷寒金匱中諸方。多出于桂枝湯變方。桂枝者可謂衆藥之長矣。

犀角

犀有三種。山犀爲上品。時珍曰。角者精靈之所聚也。胃爲水穀之海。飲食藥物。必先受之。故犀角能解諸毒。能療諸血及驚狂斑痘之證。按時珍解毒之說。原于金匱犀角湯。療血之解。據千金犀角地黃湯。今試之。其功涼血熱。而旁利水毒。是以犀角地黃湯。治諸血妄行。醫學綱目犀角湯。治傷寒伏熱在心。怔忡驚悸不得眠者。千金月令。崔氏旋覆花湯。延年茯苓飲等。治脚氣。皆用之以理血分。豁胸膈。通小水也。

甘遂

船來爲佳。味辛烈。性慓悍。泄水之聖藥也。凡水毒結胸中。非此不能破之。

其氣直透所結處。故攻決爲用。十棗湯。大陷胸湯。甘遂半夏湯。大黃甘遂湯。湊合之妙。可以觀矣。但其有毒不可輕用。凡駛藥除病。其功速。然有弊。如甘遂之煩。桃花之渴。營實之下重是也。王璆百一選方用甘遂。治腳氣上攻者。是亦可以備一時之需。猶戒之於脾胃虛羸之人。

大戟

味辛烈入腸胃。逐水氣。淮南子繆稱訓曰。大戟去水。葶藶愈脹。用之不節。反爲病。宜臨症斟酌矣。

芎藭

字典。营香草又作芎。引本經注云。人頭穹窿。高天之象。此藥上引專治頭痛諸疾。故號芎藭。仲景方中。雖無治頭痛之文。此物氣味芳烈。而脂質。因推其理。能入血分。順血行。開氣鬱。案古方大抵芎歸併用。伍當歸芍藥散。治腹中急痛。合膠艾湯。治漏下。其單用者。爲酸棗仁湯白朮散。一曰虛煩不得眠。佐酸棗仁。治血液枯燥不能眠。一曰心下毒痛。倍加芎藭。乃知藭不特調血分。又有破氣止痛之功。奔豚氣用芎。亦不外于此義。又案。歸甘平主和柔。芎辛溫主排散。猶仁與義相依。而全其德也。香川太仲。以氣味論優劣。恐不當矣。

木香

木香產于蕃。不能詳其形狀。味苦辛氣芳烈。因知溫煖脾胃。鼓盪神機。開氣鬱。散血滯。故用之霍亂嘔瀉。痢疾裏急後重。及積聚血痛。要以香竄之氣。走宣通之功也。與沉香俱屬氣劑。同途異轍。

薑黃

李時珍曰。姜黃鬱金蒁藥三物。形狀功用皆相近。古方五痺湯用薑黃治風寒濕痺手臂痛。戴氏要訣云。入手臂治痛。

香附子

李時珍曰。此乃近時日用要藥。而陶氏不識。諸注亦略。乃知古今藥物。興廢互有。則本草諸藥。亦不可以今之不識便廢棄之。遂至爲之說曰。氣病之總司。女科之主帥。愚嘗熟檢此物。葉如老韭而硬。如劍背有稜。根大如羊棗而兩頭尖。是知此草。備功能於形狀。入胃中。助消化之機。透血分。袪污濁之液。開愁鬱。舒氣血。使運動得其宜。小便通。月水調。故配之香砂平胃散。治食傷。資消化。主沉香降氣湯。開壅滯。順升降。又用之脚氣衝心。方後云。常服則開胃消痰。散壅思食。時珍盛舉候沙之功。旁引精密。然皆他物之功。而非本分之所有也。

縮砂

縮砂白豆蔻益智草菓。大抵形狀相似。性功亦相似。但各有專長。菓之於瘧蔻之於醒。縮益之健脾胃。散鬱塞。蓋皆取乎其芳香氣烈之性。世有用伊豆縮砂者。此物係高良薑實。以其名紅豆蔻。途混用誤人。宜辨別。

烏藥

烏藥。辛溫香竄。能散諸氣。溫冷痛。伍烏藥順氣散。則治半身不遂。配四磨湯。開七情鬱結。合烏沉湯。袪一切滯氣。曾聞享保中。囑商舶。齎天台烏藥。種之於諸州。熊野山最繁殖。土人搾油爲燈火。充之藥料。芳氣淡薄。不中用。蓋地氣令然也。

郁李仁

爾雅所稱。棠棣卽是。碎核取仁。味微酸。本草曰。主治大腹水腫。面目浮腫。愚數試之。蓋似收斂血液而輸之尿道者。利水之功。殊優于諸藥。若過量則瀉下。

獨活

本經曰。獨活一名羌活。以出羌地爲上品。坊間宿根爲獨活。新根呼羌活。蓋舊者其氣薄。新者其氣烈。生切浸水。則脂浮水面。瞥瞥然。其莖葉有毛茸。可知其質含脂膏。故透徹關節。止疼痛。資陽氣。配之三和散。治疝氣。合羌活導滯湯。治脚氣。君沉香天麻湯。治癇症。佐小品葛根湯。治子癇。是皆由除伍之功。又入膀胱。則利小便。入子宮。則除污濁。用時宜選舶來上好。

邦產力稍劣。

桑白皮

其功滲入肺中，治咳嗽喘滿。又治水氣塡體中，發喘滿者。陶氏所謂利水道也。外臺崔氏治脚氣遍身腫滿方，君桑根。聖濟桑白皮湯，治痢後身腫脹滿，頗有驗。

杏仁

李杲曰，散結潤燥。此說得之。思夫無脂膩，不能潤燥。無尖質不能散結。合桂枝，則透徹汗管，開毛竅，能發汗。伍麻黃石膏，則滲入肺中，治喘急息迫。又能驅停飲，消腫氣。配薏苡，則治風濕。併麻仁，則潤燥。本經曰，主欬逆上氣雷鳴。蓋今之哮喘。

柴胡

人皆知石羔大黃附子之多功用，而不知柴胡亦然也。蓋柴胡之用，徵諸先哲配合之旨，則主治邪滯于胸脇，而熱爲往來者。聖惠聖濟用之於脚氣，治心胸滿悶。楊仁齋用之於血熱。薛鎧用之於鎭肝。東垣取之升提。聖濟合之虛熱。其功甚博。他如補中益氣湯及逍遙散之類，升發精氣，開豁鬱塞，皆不離小柴胡湯之旨。世醫或安其平穩，不問得失，濫用謬誤。不可不審焉也。

黄耆

耆之功。大端有二矣。一則逐表濕。黄耆桂枝五物湯。烏頭湯。耆芍桂酒湯。桂枝加黄耆湯。皆能祛濡滯之邪。陶氏所謂風水家要藥是也。一則托内虚。黄耆建中湯。治裏虚。張元素所謂壯脾胃補諸虚是也。蓋此物健血液之運行。資水道之通利。此其所專長也。故能治爲痺。爲腫。爲黄汗。爲歷節疼痛。爲衛虚漏汗者。然其性和緩。非配燥熱之品。則不能奏效。故得桂朮附酒之向導。而是運行之力。長沙配合之微旨可察焉矣。因隊伍。各異其能。非一味兼衆功。顧在於用之如何耳。後世不達此意。自合柴胡升麻。逢虚人必用黄耆。專于補虚。所以久服必生偏勝之害也。

鐵

本經載金石之功。多涉于方士服食致長生之説。至藥能。則略焉。不能徵之于此。按鐵之爲物。頑塊剛戾。無味。又無臭氣。素問始説治狂疾驚癇之功。歷世遵用。其功顯然。予嘗用之乎脚氣及水腫。頗策偉勳。蓋其性鎮墜。功屬收斂。故能入血脈。泌别水氣。鎮動悸。降上攻。又有資運行之功。又助飲食消化之機。凡藏府及諸部。縱緩萎衰。而發水腫脹滿者。爲之要藥。但用之者。非得肯綮而執樞機。不能著其功。詳之于藥能考。不復贅焉。

旋覆花

仲景治心下痞鞕。噫氣不除。用旋覆代赭石湯。治婦人用旋覆湯。胡洽治痰飲在兩脇脹滿。用旋覆花丸。皆取驅飲。甄權曰。主水腫。逐大腹。開胃止嘔逆。不誣也。

羚羊角

此物邦産雖與漢産少異。形狀性功則同。先輩既辨之。本經逢原曰。諸角皆能入肝。散血解毒、而犀角爲之首、蓋以精銳之氣、破鬱結之毒。故用之鎮癇。又用之眼疾。又用之利水飲。觀其隊伍。可知其功能焉。或云所舶之羚羊角者。山驢之角也。本草云。其角長尺餘。有節。特起環繞。如人手指握痕。得二十四節者。尤有神力。今所見即此物。蓋非山驢也。

巴豆

其性辛熱大毒。擾亂腸胃。蕩滌水穀。走馬湯。白散。備急丸、紫丸之屬。藥陣中無有爭鋒者。乃大用之。則有斬關奪門之功。少用之。則有撫綏調中之妙。以故消堅摩積。通腸泄水。不可一日無者。然用之於脚氣。服後枯渴津液。耗疲天眞。變症轉生。快藥之害。不可不畏而戒也。

古人以醫術比軍術。誠然矣。病者敵也。不可不攻。而病勢有強弱。病候有虛實。或合或併。或緩或急。其症多端。乃應證處方。猶臨敵設謀。辨性用藥。猶命將攻敵。大黃附子巴豆石膏。則其性雄猛絕倫。即戡亂之將也。如漢高用韓彭。而功可取矣。否則。不止不能成功。或爲大害矣。陳皮茯苓紫蘇黑豆。則其性平淡。不過督卒伍充防禦之役。然將卒相待。君臣相資。可以奏其全功。卒豈可闕焉哉。要之善用將。則敵可陷。善用藥。則病可治。且藥石之於病。有單捷奏功者。有參伍成功者。有衆味戮力致功績者。是亦所謂知彼知我而可戰也。醫人非知病知藥。安得奏捷。摧陷廓清。策功于千載。其可不期乎哉。

脚氣鉤要後序

溫熱瘧痢，非不厲，然一匙可起。膈脹瘵癘，非不惡，然其斃有漸。唯脚氣則不然，寢啖如故，神色依舊，一朝冲心而絕者，比比有之，况於其誤治者乎。然則病之尤可畏，醫之尤可愼者，孰加於此。余平生於脚氣，無能治愈。百方硏究，未得其肯綮。蓋古今名一而病則異，和漢證齊而因不同，是以處治無統，衆說紛紜。特吾邦山脇東門、林一烏、磐瀨玄策等所論述，差爲庶幾，但其學淺薄，其書鄙俚，不足傳信，每以爲憾矣。吾友了菴今村君，以三世之學，穎飽之才，深憫世之死于斯病者夥，著書以公于世。其辨論若犀之燭淵，若電之破闇，惜不使起前數子刮目稱快也。嗚呼，臨至險之病，施至當之治，苟非能運古法而應機變，出新奇而不離規矩，則未易臻此域也。余風塵碌碌，愛莫助之，姑書所感以返之。

文久元年辛酉二月

淺田惟常識此

陳存仁編校

皇漢醫學叢書

脚氣概論

淺田惟常識此著述
岡田昌春录克等纂

脚氣概論

提要

本書爲日本脚氣病院院長栗園淺田翁所輯。以歷驗實效。彙成一冊。首列總論。次及種類、證別、診治、緩急、變化、攝養。末附婦人脚氣之診斷。全書共分三十又五條。每條俱有發揮。與歷驗效方。旁證博引。頗爲精詳。雖其畧爲概論。實不愧稱脚氣之寶筏也。

其所輯材。多取吾國先賢精華。如金匱、千金、外臺、聖濟總錄、直指、三因、永類、得效諸方。以及丹溪、蘇恭、景岳、東垣諸說。凡關脚氣論文與驗方。莫不採收而彙集。分條詳列。尤爲醒目。書尾並附高島久也祐啓氏之跋語。與栗園淺田惟常氏之筆記。

脚氣概論序

醫雖小道。天下蒼生性命所繫。固已非末藝之可以比也。故能原於醫經經方之旨。精究其術而博施濟衆。始可稱醫也。近年脚氣之證最夥。各家方論。撰述浩繁。日競新月爭奇。以唱一家之說。或背經訓而好自用。或泥故常而不知變通。如此而任人之生死。譬猶工之不費鍛鍊。農之不務耕耨。而求其利。希其秋。脚氣之治。嗚呼亦難矣哉。夫脚氣之爲病。風會遷變。時有不同。近年嬰斯疾者益多。致橫夭者亦爲不尠。恭惟朝廷至仁。涵育羣生。痌瘝一體。以周救元元爲念。於明治十一年六月。創立脚氣病院。以救民瘼。於是余輩深體聖意。謹奉官准。與高島祐啓久也下條貞固通春淺田子誠惟敷松山賁剛挺等及有志諸子相議。以其八月開病院於本兩替坊。名曰博濟堂。推栗園淺田翁爲院長。其年所療殆數百名。危候險證頗多。而上鬼籙者僅百分之二。又足以見多年歷驗之實効矣。栗園翁尤爲與有力焉。因輯其方論。釐爲一編。顏曰博濟堂脚氣概論。攷證精覈。該括古今。折衷羣言。探源窮委。挈綱提要。辨別陰陽。較量風土。證分乾濕。治殊緩急。旁及婦人。並艾灼攝養之法。收采無遺。苟熟讀斯書。施之於實際。得通變活潑之妙。則於脚氣之治法。無復餘蘊。豈唯爲此院之模範耶。庶幾沐浴昭代深仁懿澤。萬一涓涘有補平川嶽。亦竊所爲幸也。因今活字印刷。以貽同志。欲表博施濟衆之意。余輩淺學孤陋。濫竽衛生之家。而負專任之責。不能肯辭。遂忘駑鈍。記顛末以爲序。

明治十二年五月岡田昌春　桑克清川玄道　念祖謹撰

凡例

一此書纂要知院中諸子治脚氣之軌範。故揭證候簡明。治法襯切而已。若夫證候明備。治法區別。則詳於千金。外臺。聖惠。聖濟。及本邦醫心方。萬安方。等書。宜就而參攷。

一脚氣治方。仲景以降。歷代諸法。及本邦所傳亦頗多。然地異風殊。時移物換。自不能無損益。今特採切於施用者。是所以名概論也。

一脚氣證候多端。鮮有能分析之者。今提其要領。分爲九道。以論說治法附之。以便覽觀。

一脚氣有併傷寒者。有併瘧痢者。有併停飲蚘蟲者。有併黴毒疥癬者。有大病產後併之者。宜審其本證。先治其急者而已。其稍涉輕緩。可以從容調理者。非此篇所關。故置不錄。

一每方出典。多隨見採摘。未遑一一尋究。恐未免差錯。且如本邦諸方。悉出於先哲實驗。而載籍未備。姑以本朝經驗四字標之。

一證有遲速重輕。藥有多寡緩急。務在臨時斟酌。故方劑藥量亦適其宜。而不可執滯。此篇所以分兩升合略之而不錄也。用者當視病輕重。察藥緊慢。酌古準今以裁之。

一如紫雪。黑錫丹。控涎丹靈砂丹之類。諸病通用套法。故不具錄。

一脚氣之外治。有鍼灸渫洗砭刺諸敷方。然渫洗及熨注等。間有爲大害者。而如鍼灸則在初起與少瘥後最効矣。故今揭其大法耳。

一脚氣證最要嚴禁忌。愼攝養。若犯之則雖處方適宜。不能獲効。此宜懇諭而深戒。

一此病老人小兒少患者。間有之。不如少壯急劇之證。故治法不別舉。若夫婦人。自有與男子異治者。因附錄之。以俟臨證者酌其人之稟賦。病之主客。而變通焉。

脚氣概論目次

脚氣概論

淺田惟常識此甫刪訂

岡田昌春彔克
下條通春貞固
高島久也祐啓
清川玄道念祖　同纂
淺田惟斆子誠
松山　挺貲剛

脚氣統論

濕邪侵人。隨處悉能爲病。而偏著於脚者何耶。蓋地濕之氣。因風土而異。夏秋之際。其邪最熾。足先受之。於是足指頭覺麻痺。漸及脛脚之內廉特麻者有焉。外廉特痺者有焉。其最甚者。內外俱瘰痺。發攣痛轉筋。既而其痺傳皮膚及頭面口吻。兩手亦不遂。猶兩脚漸爲痺。是邪在經絡者也。若其邪入藏府者。少腹先爲不仁。次胸腹頑麻。遂侵胃則見食嘔吐。或腹痛下利。或大小便秘澀。侵肺則聲音嗄嘶。或氣急逆喘。不能臥寐。侵心則膻中動悸亢盛。巨里如奔馬。困悶撓擾。煩渴短氣欲絕。或喜忘語錯。或頭眩不欲見物。或精神惛憒。氣息奄奄如綫。舌上冰冷者。是爲危篤之極也。蓋此證有乾濕二候。其乾者皮膚乾枯。筋脈痿軟。身體頑痺不能起。是邪但傳經絡。而不汎濫于肌膚者。侵其藏府爲最急也。然胸中無動悸。心下寬快。脈不緊駛者。遂成痿躄。而幸免死矣。若夫邪汎濫于肌膚者。其初足脛微腫。漸從脞腿及遍身。小便秘澀。當此時疎氣利水以防之。若腹滿微喘。嘔吐。心下急迫。胸肉突起。人迎及腮下腫脹。肩背強急。脈洪盛數急者。爲水氣侵藏府之候。衝心之機在瞬息間。不可不豫慮焉。若早與疎滌鎮墜之劑。降氣利水。腫勢大減。而手足痿躄者可得治矣。夫腿足屈弱者。足痿之兆。脚膝腫痛者。腫滿之漸。外由風土暑濕相干。内由飲食濁氣所致。故其證與瘧痢無異。古人曰。暑毒在脾。濕氣連脚。不泄則痢。不痢則瘧。余謂不瘧痢則脚氣。是以有瘧痢愈後發脚氣者。有瘧痢中併發脚氣者。皆同因也。素問云。傷于濕者。下先受之。可見是病之要。以治濕爲主。但當辨經絡藏府之分乾濕二者。兩辨既明。自無貽誤矣。

論脚氣異名

千金方曰。黄帝云緩風濕痺是也。外臺引蘇長史論曰。晉宋以前。名爲緩風。古來無脚氣名。後以病從脚起。初發因腫滿。故名脚氣也。醫說曰。脚氣古謂之緩風。又謂之厥者。是古今之異名也。楊大受曰。古無脚氣。内經名厥。兩漢名緩風。宋齊謂脚氣。張景岳曰脚氣之說。古所無也。自晉蘇敬始有此名。然其腫痛麻頑。卽經之所謂痺也。其縱衍緩不收。卽經所謂痿也。其甚而上衝。卽經之所謂厥也。

論脚氣卽古尰疾

毛詩小雅巧言篇云。既微且尰。鄭玄箋云。此人居下濕之地。故生微腫之病。人憎惡之。故言女勇伊何。何所能也。是也。

論脚氣卽古重膇

左傳韓獻子曰。郇瑕氏土薄水淺。其惡易覯。易覯則民愁。民愁則墊隘。於是乎有沈溺重膇之病。不如新田土厚水深。居之不疾。有汾澮以流其惡。通鑑陸遜上疏云。鬱霧冥其上。鹹水蒸其下。善生流腫。轉相洿染。胡三省注曰。流腫者謂毒氣下流足爲之腫。古人謂之重膇。今人謂之脚氣。

論脚氣卽古呰窳

史記曰。楚越之地。京海爲鹽。飯稻羹魚。地勢饒食。不待賈而足。以故呰窳。註呰弱也。窳病也。羸弱而足病也。枚乘七發云。手足惰窳。李善注曰。窳弱也。千金云。此病發初得先從脚起。因卽脛腫。時人號爲脚氣。深師云。脚弱者卽其義也。按脚弱始見名醫別錄。及通鑑晉安帝義熙六年條。而脚氣名亦見梁武帝書。則其來尚矣。

論脚氣卽素靈痿厥

生氣通天論云。秋傷於濕。上逆而欬。發爲痿厥。王冰注云。陰陽應象大論曰。地之濕氣感。則害皮肉筋脈。故濕氣之資發爲痿厥。厥謂逆氣也。異法方宜論云。中央者其地平以濕。天地所以生萬物也衆。其民食雜而不勞。故其病多痿厥寒熱。王冰注云。濕氣在下。故多病痿弱氣逆及寒熱也。按素靈稱痿厥者。皆當作瘚。後世所謂脚氣是也。王冰注曰。厥論云。厥謂氣逆上也。世謬傳爲脚氣。廣飾方論焉。後人皆主王說。但林億千金方凡例云。古以瘚爲脚氣。雖峯方云。夫中央者其地平以濕。法土德之用而生物也衆。故中國之人食雜而不勞。是以多痿厥。今考素問五藏生成論。血凝於足者爲厥。及痿厥之厥。皆瘚字之義。竟與厥論所說之厥不同。說文瘚僵也。呂氏春秋盡數篇。處足則爲痿爲瘚。本生篇招瘚之機。重己篇多陰則瘚。多陽則痿。此後世所稱脚氣。而高誘注以逆寒。寒疾釋之。是以厥解瘚。謬也。按靈樞陰陽二十五人篇云。痿厥足痺亦同義。醫學綱目云。脚氣頑痺厥痛爲痺厥。足痿軟不收爲痿厥。脚氣衝心爲厥逆。恐泥矣。

論脚氣天下遍有

千金云。近來中國士大夫。雖不涉江表。亦有居然而患之者。良由今代下風氣混同。物類齊等所致之耳。外臺蘇長史論云。近入京以來。見在室女及婦人或少年學士得此病者。皆以不在江嶺。庸醫不識。以爲他病。皆錯療之。多有死者。風氣毒行。天下遍有。非獨嶺問也。

論漢土脚氣古今異治

劉茝庭曰。唐以上所謂脚氣。卽今之脚氣。而宋以降所謂脚氣。蓋不過尋常脚痺脚痛等。而所爲脚氣。殆非今之脚氣。豈風會變遷。時有不同乎。又曰焉知後來脚氣。更非今日之脚氣。醫者宜同時措施已。按本邦脚氣病。始見于日本後紀大同三年藤原緒嗣辭職表。而天元中丹波康賴著醫心方。立脚氣一門。鑿鑿論此病。降至嘉元之間。梶原性全著萬安方。亦載其治方百餘首。則知我邦千年以來已有斯病也。厥後四海鼎沸。干戈相接。此病寥寥莫聞。迨近世再盛。其症候與晉唐所論同轍。是亦風會變遷。時有不同也。

論本邦脚氣古今異證

香川景與曰。脚氣之證。漢唐諸家。所論脚弱腫滿氣急衝心。及不仁麻痺等之症。吾邦振古以來曾無之。但有脚氣痺痛之症耳。故不別立一門。而附諸痹痺。先人已故。自寶曆年間。始有斯病。其證候全若漢唐諸家所論。然多發于夏秋之間。春冬稀有之。多在男子壯年之人。在弱齡之人及婦人者甚尠矣。爾來此病盛行。死者亦不少矣。蓋此病雖自足發。而病根在腹。故心下解豁者。縱令諸症重者多易愈。心下鞕緊則難治。可觀其根在腹也。又有蓄瘀血瘀汁之人。兼時氣而發者也。恰如疥癬用速愈法。而內攻毒氣入腹水脹氣急者。故欲治此症者。不問足。須問腹如何。雖腫消麻解。而腹裏病不除。必再發。可不慎哉。

論脚氣由風毒

千金云。夫風毒之氣。皆起於地。地之寒暑風濕。皆作蒸氣。足常履之。所以風毒之中人也。必先中脚。久而不瘥。遍及四肢腹背頭項也。劉茝庭曰。今推眞人意。蓋寒暑風濕鬱蒸傷人。皆名風毒。非別有風毒者。

論脚氣因飲氣下流

外臺許仁則曰。脚氣有數種。有飲氣下流以成脚氣。飲氣即水氣之漸。亦有腎氣先虛。暑月承熱。以冷水洗脚。濕氣不散。亦成脚氣。李東垣曰。夫乳酪醇酒者。濕熱之物。飲之屬也。加以奉養太過。亦滋其濕。水性潤下。氣不能呴。故下注於足脛。積久而成腫滿疼痛。此飲食下流之所致也。

論脚氣由腎虛

外臺蘇長史論云。脚氣之為病。本由腎虛多中肥溢肌膚者。無問男女。若瘦而勞苦。肌膚薄實。皮膚厚緊者。縱患亦無死憂。濟生方云。觀夫脚氣皆由腎虛而生。然婦人亦有病脚氣者。必因血海虛乘宿塊嗔恚哀感悲傷。遂成斯病。兼令婦人病此者衆也。知婦人血海虛而得之。與男子腎虛類矣。治婦人之法。與男子用藥固無異。但兼以治憂恚藥。無不效也。

論脚氣有內外

景岳全書云。脚氣之因有二。一則自外而感。一則自內而致也。自外而感者。以陰寒水濕雨霧之氣。或坐臥濕地。致令濕邪襲人皮肉筋脈。而凡清濕襲虛。則病始於下。致為腿足之病。此外因也。自內而致者。以肥甘過度。酒醴無節。或多食乳酪濕熱等物。致令熱壅下焦。走注足脛面目漸腫痛。或上連手節者。此內因也。然在古人謂南方卑濕。病多外因。北方嗜酒酪。病多內因。此固一說。然北方亦有寒濕。南方豈少酒濕。此固不必分南北。按此說本出李杲醫學發明。醫學正傳醫燈續焰。亦有說可參考焉。

論脚氣有乾濕

千金云。脚氣不得一面以腫為候。亦有腫者。有不腫者。其小腹頑痺不仁者。脚多不腫。小腹頑痺後不過三五日。即令人嘔者。名脚氣入心。如此者死在旦夕。外臺許仁則曰。有乾濕二脚氣。濕者脚腫。乾者脚不腫。漸覺枯燥。皮膚甲錯。聖濟云。脚氣有乾濕之異者。蓋陰陽所自分也。在藏爲陰。在府爲陽。然皆由風濕毒氣乘虛而入。其證大同小異。故乾脚氣之狀。血脉否澀。皮膚瘰痺。脛細痠疼。食減體瘦。藏府秘滯。上衝煩悶。濕脚氣之狀。脚先腫滿。或下注生瘡。肌汁流下。兩脚熱疼。上攻心腹。欬嗽喘急。面浮膝腫。見食嘔吐。馮魯瞻曰。凡腫者名濕脚氣者。筋脉弛長而軟。或浮腫是也。治宜利濕疎風。如不腫者。名乾脚氣者。乾即熱也。筋脉踡縮攣痛。枯細而不腫者是也。治宜潤血清燥。有從外感者。有從內傷者。其爲濕熱則一而已。林氏活人編云。脚氣治法。乾脚氣初則疎散。中則和解。末則潤下。濕脚氣初亦疎散。中亦和解。末則宜平清補。婦人脚氣亦有乾濕之別。顧氏曰。今揚地俗呼亦有公母之稱。公脚氣其痛也腫而色白。治之縱愈。不能望其生育。因其血氣大虧。經必過期而至。慳澀無多。母脚氣其痛也腫而色紅。其熱如烙。經多先期而至。治之如法。尚可望其生育。

論脚氣脉異他病

脚氣之脉。大抵浮弦起於風。濡弱起於濕。洪數起於熱。遲濇起於寒。沈而伏爲毒在筋骨。指下澀澀不調。爲毒在血分。而又有一種可惡之脈。巢源云。病人脈浮大而緊駃。此是三品之中最惡脈也。或沉細而駃者。此脈正與浮大緊者同是惡脈。浮大者病在外。沉細者病在内。治亦不異。當消息以意耳。其形或尙可。而手脚未及至弱。數日之内上氣卽死。小品云。脈浮大者病在表。沈細者病在裏。脈浮大緊駃者。三品之中最惡脈也。按駃脈脚氣之外鮮覯。而嬰兒或傷寒閒有之。傷寒總病論云。脈朝夕駃者實癖也。可下之。朝平夕駃者。非癖也。不可下。駃謂數脈六七至者也。幼幼新書引嬰童寶鑑云。兒三歲至七歲。其脈駃一息七八至爲平。蓋嬰兒性聲高脈急。固非大人之比。而脚氣與傷寒。邪勢猖獗。不可摸捉。故現此脈狀也。

論脚氣似傷寒

郭雍曰。傷寒頭疼身熱支節痛。大便秘。或嘔逆。而脚屈弱者脚氣也。傷寒只傳六經。故症與脚氣相似。然終不同者。孫眞人云。卒起脚屈弱不能轉動者。此爲異耳。其脈弦而浮者起於風。濡而弱者起於濕。洪而數者起於熱。遲而濇者起於寒。風者汗而愈。濕者溫而愈。熱者下而愈。寒者熨而愈。脚氣之病。始得不覺。由他病乃知。毒氣入腹。則少腹頑痺不仁。令人嘔吐。死在旦夕矣。然脚氣之候。必先從脚起。或先緩弱疼痛。寒勝爲痛痺。或行起忽倒。

或兩脛腫滿。或不腫。脚膝枯細。或心中忪悸。或少腹不仁。病久入深。營衛不榮。故爲不仁。不仁者皮膚頑木不知是也。或舉體轉筋。或見食吐。遂惡聞食氣。或胸滿氣急。或遍體酸疼。皆脚氣候。黃帝所謂緩風痺是也。頑弱名緩風。疼痛爲濕風痺。痺者閉也。而不仁故名痺。朱肱云。頭疼身熱。支節痛。大便秘。或嘔逆。而脚屈弱者。此名脚氣也。傷寒只傳足經。不傳手經。地之寒暑風濕。皆作蒸氣。足常履之。遂成脚氣。所以病證與傷寒相近。林氏活人編云。脚氣與傷寒原屬二症。難以溷淆。只有寒熱嘔逆。及三陰三陽。傳變深淺。與傷寒相似。故曰類也。若論致死之因。凡風寒暑濕之邪。無不由於經絡。而傳於六腑以至五臟。自輕至重。自重至危。何獨脚氣爲然。而必與傷寒並論哉。按脚氣與他病相併者。不止傷寒。如痢後瘧後產後。往往發之。蓋五內未調。氣血不健。而成麻痺痿弱。脚浮腫者。宜審其似者與併者。而爲之處療矣。董西園醫級云。脚氣之候。傷寒有傷之名。謂其有寒熱巓疼之證也。然實則本於濕。因經言傷于濕者。下先受之。可見是證之要。總以治濕爲主。但當分寒熱二者。當以赤腫者爲熱。寒浮不赤爲寒。兩辨既明。自無貽誤。

論脚氣衝心候

聖濟云。脚氣衝心之狀。令人胸滿。上氣喘急。甚者嘔吐是也。蓋風濕毒氣。

初從足起。縱而不治。至於入腹。小腹頑痺不仁。毒氣上衝。是謂腎水尅心火。故謂脚氣衝心。孫思邈曰。凡小覺病候有異。即須大怖畏。決意急治之。不可槩以腫爲候。亦有不腫者。正謂此也。按衝心之候。正在膻中。蓋其毒潛匿心胸。阻閡血隧。則血往而無所還。逆行而逼心。當此際動悸築築然見于膻中。譬猶奔泉之激石。洪流之觸洲。水怒浪翻。所以毒之衝心胸可徵矣。又當其初起。有忽然見動悸者。是尤惡候。其禍不可測。又雖有短氣嘔吐心胸煩悶等惡候悉備。然膻中無動者。必無衝心之虞矣。

論脚氣壅疾

外臺云。夫脚氣者壅疾也。消渴者宣疾也。春夏陽氣上。故壅疾發即宣疾愈也。秋冬陽氣下。故宣疾發壅疾愈也。審此二者。疾可理也。楊氏曰。脚氣是爲壅疾。治當以宣通之劑。使氣不能成壅也。若壅既成而盛者。砭惡血以消腫熱。砭之後以藥治之。

論脚氣色診

橘元周曰。夫平人縱理細密。色黑有光。如脹不脹。循之不留。皮膚滑堅。時緩時急。其色亦不同。帶黑則毒盛。見白則毒緩。常或頭痛。或齒根痛。或目赤耳聾。時見衄血。腹裏拘攣。腰脚軟痛。且其人多性急過思慮。又灸瘡不發。乾枯落痂者。皆脚氣也。神機精微以言不可盡。明者其深察焉。又曰。古來諸書。皆以風寒暑濕外來客邪立論。故謂肥白肉軟難已。瘦黑肉硬易治也。今予說鬱毒果在內非由外。譬猶痘瘡本胎毒。因有時氣所觸而發。脚氣亦本鬱毒。因有時氣所觸而發。痘瘡爲膿疱靨痂。故不復發。如脚氣無膿疱。故雖得瘥者。或至一二年。復更發動也。覘有其時氣所觸。而以爲風寒暑濕卽病脚氣者。因循舊貫。無如之何耳。夫肥白肉軟者毒輕。其治早則易治。瘦黑肉硬者毒盛。其治晚則難愈。何必以黑白瘦肥爲易難哉。予經試多有因鬱毒而見皮膚黑脹者。唯是以毒之輕重決吉凶。不強拘肥白瘦黑也。今驗之病者。是說大信。

論脚氣外發諸法

凡脚氣得之於侵雨涉水。或坐臥濕地。或勞動中風。或飢飽不時。若大兵之後。若凶慊之時者。皆係外因。宜發泄表氣運輸水血之劑。若雖屬于內因者。苟有表證。宜傚此法。聖惠云。縱甚羸亦須微微通泄。亦宜時取汗是也。

論脚氣內疎急治諸法

脚氣不內外二因。凡有裏症者。宜疎氣利水。若緩忽失治。勢必衝突至攻心。故少覺心下痞悶動氣在胸腹。則宜瓜萊檳朴之類。若至煩悶嘔吐上氣沖心。則非金石鎮墜之品。則不能救。所以有急治之設也。

論脚氣內疎緩治諸法

脚氣之疾。古人以急治爲要。然其證緩者。方劑亦不無斟酌。所以有內疎緩治之法也。

論脚氣滲利滌瀉諸法

脚氣固忌大泄大補。然水毒劇甚。有滔天之勢者。非峻瀉則不能救一時之急。况其滲尿疎泄之劑。在所專用乎。

論脚氣滋養諸法

脚氣固忌補。古人有微戒。然其人精氣虛。麻痺痿弱不振者。非滋補劑不能起之。濟生方云。入冬已後。須量人之盛衰。微加滋補。不然則氣血日衰。必使年年遇蒸熱而作。理之必然也。

論脚氣灸法

孫思邈王燾專用灸炳。蓋取之於溫導經脈。宣通壅塞。如濡痺麻木。痿躄緩縱。拘急轉筋者。宜灸其腰脚。凡灸而不覺熱者。其毒深也。灸至覺熱爲佳。凡灸炳加多無妨。待身體輕捷。然後可休矣。

千金云。若欲使人不成病者。初覺卽灸所覺處二三十壯。因此卽愈不復發也。

又云。毒氣外滿。則灸徧其氣。內滿則藥驅之。

蘇恭曰。凡脚氣內須服藥攻擊。外須膏摩火灸發洩等。並是脚氣之要。

又云。凡人雖不患脚氣。但苦脚膝疼悶。灸此無不應手卽愈。極爲要穴。

又云。脚氣初發轉筋者。灸承山承筋二穴。（或云承山穴凡宜脚氣其效勝於八處穴）

外臺側子酒條云。須隨病內外灸三兩處以洩氣。

徐王曰。比見毒氣攻處疼痛如刺。隨病卽灸。火徹便瘳。不拘上下。凡毒氣所衝。如賊欲出。得穴卽出。豈在大門也。

唐論云。凡灸不廢湯藥。藥攻其內。灸洩其外。譬如開門驅賊。賊則易出。若閉戶逐之。賊無出路。當反害人耳。

丹溪心法云。外以附子末津唾調敷涌泉穴。以艾灸之。引熱下行。

一閑齋云。脚氣初得脚弱痺疼。速可灸。並服越婢湯。惟急速治之。病輕者則愈。灸壯不多者。惟差復更發。或以年月日時發動者至氣急殺人。愼之。

論脚氣攝養法

外臺云。不得露足當風。入水以冷水洗脚。雖夏月常須著綿袴。至冬寒倍令兩脛溫煖得微汗爲佳。常令按摩數勞動關節。令氣血通暢。此養生之要。拒風濕之法也。

養老新書云涌泉穴在足心濕氣皆從此入日夕之間。常以兩足赤肉。更次用一手握指。一手摩擦數百。多時覺足心熱。卽將脚指略略動轉。倦則少歇。或令人擦之亦得。終不若自擦爲佳。脚力強健。無痿弱痠痛之疾矣。

東垣曰凡飲食之後。宜緩行二三百步。疲倦卽止。如此則不能成壅也。

脚氣所因有濕邪中足。壅塞經脈而致者。有腎氣不足。飲水失道而致者。有高粱過度。脾胃濕鬱而致者。故預防之法。忌久坐陰濕地。或著滋濕衣。或冒霧而行。或步久雨乍晴地氣蒸達之處。忌食魚鳥餅菜一切厚味。忌大酒及醉睡。忌慾事過度及醉後入房。忌久坐久立。及行步勞動。俱失其節。愼茲五者。則不止脚氣。而諸病不生。誠久視之良訣也。櫟蔭遺說

脚氣痺攣

脚氣痺攣者。濕邪著筋脈也。濕邪著筋脈。則攣痺不能轉移。艱於步履。不可屈伸。是爲脚氣初起之候也。

千金越婢加朮湯。治肉極熱則身體津脫。腠理開。大汗泄。厲風氣。下焦脚氣。

即金匱越婢湯加朮。

按松原閑齋曰。初起膝脛不仁痺不能行。脚弱歷節疼痛。或不能屈伸者。宜此方。

聖濟越婢湯。 治風毒脚氣。痺攣行步不遂。

即金匱越婢湯加朮附子。

按張路玉曰。風毒脚氣。濕痓最甚。非藉附子之大力。無以開之。今以朮附彙入越婢湯中。即是近效。白朮附子。而兼越婢之製。得此金鎞。何憚堅壘不克。

同風引湯。 治脚氣痺攣。風毒攻注。脚疼痛。

獨活 防風 當歸 茯苓

大豆 人參 乾姜 附子

石斛

右九味

按張路玉曰。風引末疾。而四肢引動也。故立方專以朮附爲主。而兼麻黃。越婢。麻附細辛。麻杏石甘。苓桂朮甘。甘姜苓朮等之製。其金匱六石風引湯。千金更名紫石散。列之腸腑風癲門中。與此風馬牛不相涉也。蓋金匱風引湯。治脚氣。陳念祖悉之。說具于後。

同防己湯。治脚氣攣痺。或四肢攣腫。不可屈伸。

防己　桂　麻黄　茯苓

桑根白皮　芎藥　甘草

右七味

聖惠檳榔散。治脚氣春夏防發。宜此疎風調氣。

檳榔　獨活　茯苓　枳殼

羚羊角　沉香　大黄　芎藭

甘草　生姜

右十味

千金風緩湯。治脚氣舉體痺不仁。熱毒氣入臟。胸中滿塞不通。食卽嘔吐

獨活　麻黄　犀角　半夏

大棗　烏梅　桂枝　鼈甲

升麻　橘皮　枳實　甘草

吳茱萸　大黄　生姜　石膏

貝　齒

右十七味

按此亦大鼈甲湯類方。脚氣用鼈甲。後人不詳其義。治療雜話云。瘧及脚氣之痞。非鼈甲則不能奏效。永田德本曰。脚氣之治。不在脚而在腹。此所以用檳榔鼈甲也。

同石膏湯。　治脚氣風毒。熱氣上衝頭面。面赤矜急。鼻塞去來。來時使人昏憒。心胸恍惚。或苦驚悸。身體戰掉。手足緩縱。或酸痺頭目眩重。眼反鼻辛。熱氣出口中。或患味甜諸惡不可名狀者。

石　膏　　龍　膽　　升　麻　　芎　藭

貝　齒　　甘　草　　鼈　甲　　黄　芩

羚羊角　　橘　皮　　當　歸

右十一味

聖濟小鼈甲湯。　治身體微腫。心胸痞滿壯熱。小腹重。兩脚痺弱。

鼈　甲　　升　麻　　黄　芩　　麻　黄

羚羊角　　前　胡　　烏　梅　　杏　仁

桂

右九味

按此方比風緩湯甚簡易用。宜斟酌增損而用之。

三因六物附子湯。　治寒濕脚氣。疼痛不仁。兩尺脈來沉細者。此痺症也。

此方主之。

附子　桂枝　白朮　甘草

防己　茯苓

右六味

按仲景甘草附子湯。千金名四物附子湯。云體腫者加防己四兩。悸

氣小便不利。加茯苓三兩。陳氏據之合爲一方也。

本朝經驗桂枝加朮苓附湯。　治脚弱緩風。

卽桂枝湯加朮。茯苓。附子。

脚氣脚膝腫痛

脚膝腫痛者。風寒濕氣客於經絡。氣血不能宣通。則壅滯爲腫。凝塞爲痛

也。蓋邪氣初中。但在於下。而未及乎上。所謂傷於濕者。下先受之也。疎導

其下。固護其中。法斯善矣。

聖濟防風湯。　治風毒脚氣無力。瘰痺疼痛。四肢不仁。失音不語。及風毒

衝心。

防風　大棗　桂　麻黄

當歸　檳榔　犀角　茯苓

右八味

千金犀角麻黄湯。　專治脚氣屬實熱者。

犀角　麻黄　防風　獨活

防己　芎藭　白朮　羚羊角

當歸　黄芩　石膏　生姜

甘草　杏人　桂心

右十五味。一方有茯苓。附子。細辛。無獨活。羚羊角。杏人。

按此方諸書載在衝心門。然專治脚氣風毒腫痛屬實熱者効。本邦老醫傳云。治脚氣腫。脈數。小便赤澁。毒氣犯血而發熱者得之。

直指追風毒剉散。　治脚氣熱多證。疎泄風毒。

羌活　檳榔　防風　桑白皮

郁李仁　大黄

右六味黑豆百粒煎服。

按犀角麻黃湯證。而屬裏實者宜此方。其効優於羌活導滯湯。

寶鑑當歸拈痛湯。治濕熱爲病。肢體煩疼。肩背沉重。胸膈不利。下注於脛。腫痛不可忍。

羌活　茵蔯　黃芩　甘草

知母　澤瀉　茯苓　豬苓

白朮　防風　人參　苦參

升麻　乾葛　當歸　蒼朮（吾門常去白朮人參不用）

右剉作一貼。水二盞。浸藥少時。煎至一盞。空心臨臥各一服。一相公領兵至南方。忽得脚氣。遍身微腫。其痛手不可近。足脛尤甚。內經云。飲發於中。胕腫於下。又云。諸痛爲實。血實宜決之。以三稜鍼數刺其腫上。血突出高二尺餘。漸漸如線。其色黑紫。頃時腫消痛減。以當歸拈痛湯服之。是夜得睡。明日再服而愈。又云。廉平章。體肥得脚氣。微腫皆赤色。足脛腫痛不可忍。手不敢近。投以當歸拈痛湯一貼。其痛減半。再服腫痛悉除。

醫方大成檳蘇散。　治風濕脚氣痛。疎通氣道。

即和劑局方。香蘇散加檳榔木瓜。

簡易普濟神效檳蘇散。　治脚氣如神。

檳　榔　　蘇葉梗　　防　風　　羌　活

當　歸　　木　瓜　　乳　香　　沒　藥

右薑葱水酒煎。入片糖一指大溶化熱服。酒隨量飲爲度。綿被蓋脚痛。待藥力尋到。痛處汗出避風。以有汗爲愈道按麻痺腨脹痛不可忍者。屢用屢效。婦人更效。

楊氏趁痛散。　治濕攻注腰脚疼痛。行步少力。

沒　藥　　杜　仲　　延胡索　　當　歸

肉　桂　　萆　薢

右六味爲末

同攢風散。　專治寒濕脚氣。先用此發散。

麻　黃　　甘　草　　淮　烏　　萆　薢

杏　人

右五味

新效方防己飲　治風毒脚氣。

防　己　　蒼　朮　　黃　柏　　生地黃

川芎　木通　白朮　甘草

檳榔　黃連　犀角

右十一味

按丹溪心法。防己飲亦同之。壽世保元云。治脚氣憎寒壯熱者。此濕熱在足也。

醫學從衆雞鳴散。治脚氣第一品藥。不問男女可服。如感風濕流注。脚痛不可忍。筋脈腫者。並宜服之。加鹿茸者。其效如神。時方歌括云。其服於雞鳴時奈何。一取其腹空。則藥力專行。一取其陽盛。則陽藥得氣也。其必冷服奈何。以濕為陰邪。冷汁亦為陰屬。以陰從陰。混為一家。先誘而後攻之也。卽外臺唐侍中一方加桔梗。

拔粹方除濕丹。治諸濕客傳腰膝重痛。足脛浮腫。

檳榔　甘遂　威靈仙　芍藥

葶藶　乳香　沒藥　牽牛子

大戟　陳皮

右十味糊丸

金匱翼加味二妙丸。治兩脚濕痺疼痛。或如火燎。從足跗熱起。漸至腰胯。或麻痺痿軟。皆是濕熱為病。此藥主之。

蒼朮四兩　黄柏二兩　川牛膝一兩　防己
當歸尾　川萆薢　龜版各一兩
右爲細末。酒煮麵極熟。糊丸如梧子大。每一百丸。空心薑鹽湯下。
脚氣腫滿
脚氣腫滿。漸成水狀者。濕邪壅塞氣血。水氣散溢。滲於皮膚。流徧四肢也。蓋水濕二氣。内外合邪。積而成滿。閉而成脹。則忽有衝心之虞。不可緩也。
聖惠漢防己散。　脚氣通身浮腫。小便不利。氣壅煩悶。脇連膀胱虚脹。上氣喘促。坐臥不得。
漢防己　桑根白皮　澤瀉
茯苓　木通　郁李人　猪苓
檳榔　紫蘇莖葉　生姜
右十味
拔粹方桑白皮散。　治脚氣盛發。兩脚浮腫。小便赤澁。腹脇脹滿。氣急坐臥不得。
桑白皮　郁李人　茯苓　木香
防己　大腹子　紫蘇子　木通

檳　榔　　青　皮

右十味

按活人書云。治脚氣浮腫。尿澁氣急腹滿。驪家醫言云。治婦人脚氣。

外臺黑豆湯。　療脚氣遍身腫。

黑　豆　　桑根白皮　　檳　榔　　茯　苓

右四味 同黑豆一合半。以水一升煑取六合。煑三味。取三合。爲一劑。分二服。

按聖濟去茯苓。加郁李人。生薑。名黑豆飲。治一切風毒脚氣軟弱等。

今本方加郁李仁。治脚氣周身洪腫欲衝心者效。

聖濟赤小豆湯。　治脚氣氣急大小便澁遍身腫。兩脚氣脹。變成水者。

赤小豆　　桑根白皮　　紫蘇莖葉

右三味。除小豆外。爲末。每服先以豆一合。用水五盞煮熟去豆。取汁二盞半。入藥末四錢。生姜一分碎煎至一盞半。溫服。

同柴胡豬苓湯。　治脚氣緩弱。及痺腫滿。心下急。大便澀。

柴　胡　　豬　苓　　紫蘇葉　　陳橘皮

防　己　　大麻子　　郁李人　　桑根白皮

右八味

按雜峯柴胡湯。治風寒濕毒。脚氣痛。皮膚不仁。緩弱癱痺。足脛腫滿。心下急。大便澀。卽本此。

活人編三陰脚氣主方。

薏苡仁　茯　苓　防　風　羌　活
澤　瀉　防　己　大腹皮　生　姜

右八味

按本書云。邪在三陰。誤用重濁之藥。則傷元氣。右方輕清利導。化濕清熱之平劑也。

本朝經驗九味檳榔湯。（經驗筆記）治脚氣腫滿短氣。

檳　榔　大　黃　厚　朴　桂　枝
甘　草　木　香　橘　皮　紫蘇葉
生　姜

右九味

按此方無厚朴。木香。蘇葉。有枳實。名七味檳榔湯。治脚氣氣血凝滯者。其原出于千金。云今本方去大黃。加吳茱萸。茯苓。每用得效。

本朝經驗石膏湯。（山本氏一名雙解散）治脚氣腫滿氣急。

卽越婢湯與唐侍中一方兩合。

按今用此方加茯苓。朮。更效。

同禹水湯。聿修堂 治脚氣腫滿胕腫者。

赤小豆廿五錢 檳榔十五錢 猪苓廿錢 澤瀉十五錢

麥芽廿五錢 神麯十錢 木瓜十錢 木通十錢

右同炒焦。水煎溫服。一方加黑炒赤龍皮。效甚速。

同桑白皮飲 盤瀨氏脚氣論

桑白皮 沉香 防己 木通

厚朴 茯苓 檳榔子 郁李人

紫蘇子 犀角 生姜

右十一味

按此方係拔粹桑白皮散變製。而降氣之力特緊。故有折衝之效矣。

外臺桃花散 療脚氣及腰腎膀胱宿水。

按本草綱目云。痰飲宿水桃花散收桃花陰乾爲末。溫酒服一合取利。覺虛食少粥。不似轉下藥也。

脚氣大小便不通

脚氣大小便不通者。由風濕之氣搏於脚膝。上攻胸腹。脇肋塡滿。榮衞否隔。三焦之氣升而不降。所以傳導變化皆不能出。而大小便不通也。

千金月令主脚氣大便祕方。

大　黃五兩　大麻人二兩

右二味先將大黃搗羅爲末。入麻子人研勻鍊蜜丸。

同茱萸散。　主脚氣心悶不通。及乾霍亂等。

鍊成朴硝一斤　茱萸末八兩

右相和服一匙。

聖惠升麻散。　治濕毒脚氣發動。心胸躁熱悶亂氣急。口乾舌燋煩渴。大小腸不利。

升　麻　黃　芩　茯　苓　木　香

犀角屑　朴　硝　麥門冬　甘　草

右八味

同麥門冬散。　治脚氣大小便秘澁。發熱煩渴。口乾心躁。

麥門冬　茯　苓　木　通　大　黃

黃　芩　朴　硝　枳　殼　桑白皮

紫　蘇

右九味

同治脚氣發動。大小便秘澁。肢節煩疼。頭目旋暈。氣壅昏沉。不欲飲食。宜服此方。

大　黄　枳　殼　旋覆花　芍　藥

木　通　紫　蘇　犀　角　朴　硝

黄　芩

右九味

究原方三脘散。治脚氣發腫。大便澁。氣滿。加大黄煎服。

卽三和散。

直指三和散。加木香枳殼。

永類鈐方三和散加減。

沉　香　木　香　羌　活　芍　藥

檳　榔　甘　草　撫　芎　青　皮

枳　殼　紫蘇葉弁子木　瓜

右十一味

按澹寮方。無方名。云治脚氣便秘。或入腹衝心。疼痛腫滿等證。

得效三將軍圓。　治脚氣入腹衝心。大便不通。

吳茱萸　木瓜　大黄各等分

右爲末。米糊圓如菉豆大。每服五十圓。粳米枳殼湯下。

同木通散。　治脚氣服熱藥太過。小便不通。淋閉臍下脹。

當歸　梔子仁　赤芍藥　赤茯苓

甘草

右五味

金匱翼木香湯。

青木香　生黑豆皮　大黄　紫雪

右水煎五錢。入紫雪三錢。分二服頓再服。當下燥糞。

脚氣小腹不仁

脚氣濕淫之邪。自下侵上。下元氣弱不能禦之。則漸入小腹而痺著不仁。至其最甚者。胸腹麻痺。遂及于兩手口吻。失知覺矣。蓋此症有二道。一爲八味丸。一爲三脘湯加薏苡人也。

金匱八味丸。

乾地黃　山茱萸　薯蕷　茯苓
澤瀉　牡丹皮　附子　肉桂

右八味

濟生加味腎氣圓。治腎氣腰重脚腫、小便不利。

即金匱八味丸。加車前子。川牛膝。

三脘湯加薏苡人。治脚氣小腹不仁屬疝者。得效方云。脚氣稍愈。常服三脘散。弱人更宜朮附湯。

三因吳萸丸。治脚氣入腹。腹中不仁。喘急欲死。

吳茱萸（湯洗七次）　木瓜（去瓤切片日乾等分）

右爲末。酒糊丸梧子大。每服五十丸至百丸。酒飲任下。或以木瓜蒸爛研膏爲丸。尤妙。

脚氣上氣

脚氣上氣者。風毒濕氣循經。上入於肺故也。肺主氣而司呼吸。邪氣入之。則氣道奔迫。升降不順。故令上氣喘滿。甚不得偃臥也。

千金紫蘇子湯。

三因紫蘇子湯。治脚弱上氣。陰陽交錯。清濁不分。上重下虛。中滿喘急。

嘔吐自汗。無復紀律。

卽千金紫蘇子湯。

聖惠治濕脚氣上攻心胸。喘促悶絕。宜此方。

檳　榔　吳茱萸

右二味

家寶四磨湯。　治氣滯攻衝。心腹疞痛。張景岳曰。脚氣上衝心腹。喘急不得眠臥者。宜此方。

沉　香　木　香　檳　榔　烏　藥

右濃磨水煎服。濟生有人參。無木香。名四磨湯。治七情傷感。上氣喘急。妨悶不食。

局方黑錫丹。徐靈胎曰。黑錫丹鎭納元氣。爲治喘必備之藥。當蓄在平時。

脚氣嘔逆

脚氣風濕毒氣。上入侵胃中。則胃氣上逆。故令心胸妨滿。食飲不下。而爲嘔逆也。嘔吐一證。爲脚氣衝心之漸。最爲可畏矣。

千金犀角旋覆花湯。　治脚氣腫滿。或行起痿弱。小便秘澁。喘息氣衝。食嘔不下。

旋覆花　茯　苓　橘　皮　豆　豉

蘇葉　犀角　生姜　大棗

右八味或去豆豉

按外臺崔氏去犀角。名旋覆飲子。

聖惠旋覆花散。治乾脚氣欲發。惡心頭旋。吐痰水。不思飲食。兩脚膝疼痛。漸漸心悶。

旋覆花　犀角屑　大腹皮　檳榔

前胡　茯苓　半夏　枳殼

右八味。入生姜薄荷水煎。

按此方係犀角旋覆花湯變製。用者斟酌可適其宜。

直指木香飲。治脚氣入腹攻心嘔。

木香　甘草　吳茱萸　木瓜

橘皮　紫蘇　檳榔

右七味

傷寒論吳茱萸湯。治脚氣攻心嘔吐甚者。

本朝經驗三靈湯。治脚氣嘔吐兼蚘。或諸藥不止者。

莎草　紅花　檳榔

右三味

局方靈砂丹。　治脚氣嘔吐。水藥不入者。

靈　砂

右一味爲丸。棗湯服十粒日一夜一間有損口者。勿治自然愈。病急者爲散以冷水下之。

金匱小半夏加茯苓湯。　治脚氣嘔吐甚。諸藥不納者。

按外臺。必効療脚氣方。及文仲療脚氣入心悶絶欲死者方。並用小半夏湯。但以薑汁代生薑耳。又直指方治諸水氣。用小半夏加茯苓湯。吾邦原南陽山田業廣。亦善用小半夏加茯苓湯。治脚氣險證。其治驗載在醫事小言醫學管錐外篇。宜就而看焉。

脚氣衝心

脚氣衝心之候。令人心胸煩悶。嘔吐。氣急喘渴。人迎腫起。巨里動如奔馬。甚者脈絶不出欲死也。蓋風濕毒氣。初從足起。閉塞血氣。妨害筋脈。忽上衝心胃之分。最爲危急。下氣除濕泄毒。不可緩也。外臺唐侍中療苦脚氣攻心。此方甚散腫氣。極驗。

大檳榔　生　姜　橘　皮　吳茱萸

紫蘇　木瓜

右六味

按萬安方引衞生良劑方。名檳茱湯。治風濕毒氣中於足脛。遂爲脚氣。下注兩脚。腫脹疼痛。履地不得。及内攻心腹。手足脈絕。悶亂煩喘、氣不得息。極有神效。

外臺犀角湯。療脚氣冷毒悶。心下痞堅。背膊痛。上氣欲死者。

吳茱萸　檳榔　青木香　犀角

半夏　生姜

右六味方後云。破毒氣尤良。原無方名。

千金茱萸湯。治脚氣入腹。困悶欲死腹脹。

吳茱萸　木瓜

右二味方後云。此起死回生方。按澹寮方加大黄爲丸。名二將軍圓。

千金半夏湯。治脚氣上入腹。腹急上衝胸。氣急欲絕。

半夏　桂心　乾姜　甘草

人參　細辛　附子　蜀椒

右八味

按劉桂山嘗用千金治痰飲。半夏湯。半夏生姜附子呉茱萸四味方。以治脚氣衝心危症。即此方之單捷者已。按張路玉曰。脚氣用補。乃證治之變。此以病久正氣傷憊。濁邪元劇。不得已而用四逆加人參湯。更加半夏蜀椒桂心細辛。專散入腹衝胸濁陰之氣爲急。若兼攻外毒。則救裏勢分。不能克濟專功矣。

同主風毒脚氣。多睡心驚悸。石發攻心方。

麥門冬　石膏　茯苓　人參

淡竹葉　生姜

右六味。道按。蘇恭方无人參。有小麥。

蘇恭犀角湯。　風熱輕但毒氣入胃。唯心悶煩。索水灑胸面。乾嘔好叫喚。欲斷絶者。

犀角　羚羊角　射干　沉香

青木香　丁香　石膏　麥門冬

竹茹　麝香　人參　茯苓

右十二味

外臺紫雪。　療脚氣毒遍內外。煩熱。口中生瘡。狂易叫走。

按活人書云。大煩躁者。紫雪最良。醫心方鑒眞曰。若脚氣衝心。取一小兩。和水飲之。

良方木香散。治婦人脚氣卒發。衝心悶亂。

木香　郁李仁　赤芍藥　大腹皮

紫雪　桑白皮　桂心　檳榔

茯苓

右九味

聖惠治脚氣衝心。煩悶氣喘。坐臥不得方。

黑豆　生姜　杉木節　沉香

木瓜　紫蘇莖葉　檳榔　童子小便

右件藥細剉。先炒黑豆及生姜令熟。後入小便幷諸藥。

聖濟沉香湯。治脚氣衝心。煩悶氣促。脚膝痠疼。

沉香　芍藥　紫蘇莖葉　木通

檳榔　吳茱萸　生姜

右七味入紅雪。

同赤茯苓湯。治脚氣衝心。煩悶膝痛。

赤茯苓　石膏　犀角屑　升麻
麥門冬　木香

右六味入竹瀝。

按金匱翼去升麻。加枳殼。沉香。紫蘇梗葉。檳榔。防風。名犀角散。治脚氣衝心。煩喘悶亂。頭痛口乾。坐臥不得。

同趁痛丸。　治脚氣上攻。及風毒走注疼痛。

卽控涎丹

婦人良方。　治婦人脚氣衝心。悶亂不識人方。

紫蘇　松節　吳茱萸　檳榔
木瓜　橘皮

右六味入童子小便。

局方養生丹

按易簡方云。脚氣之患。入腹衝心。或見嘔吐之症。無法可療。不瘥。用養生丹。黑錫丹。來復丹之類。更須多服。以大便流利爲度。脚氣無補法。此有利性。卽非補藥。服之無疑。痃癖疝氣。膀胱奔豚之氣入腹者。亦宜用此。

萬安方九味木香丸。治脚氣衝心胸膈煩滿喘急嘔吐。

木　香　訶子皮　桂　心　枳　殼各二兩

檳　榔二兩　芍　藥　柴　胡各一兩二分　大　黄三兩

厚　朴二兩　牛

右細末蜜丸。大小便秘結。加牽牛子末二兩。赤茯苓一兩二分。尤神妙。

本朝經驗三鎮散。治脚氣衝心。

犀　角　角　石各二錢　檳　榔一錢

右三味研末。暖水送下。

同沉香豁胸湯。治胸腹滿腫氣急息迫喘咳者。

沉　香　砂　仁　香附子　甘　草

吳茱萸　桑白皮　犀　角　生　姜

右九味

按局方沉香降氣湯云。患脚氣人毒氣上衝。心腹堅滿。肢體浮腫者。尤宜服之今用此方。其效更優。百百漢陰曰。豁胸湯者。和田東郭所名。余屢試用。比之於外臺大犀角湯。其效差勝。然原取之大犀角湯。而其方單爾。

同大陷胸湯。治胸腹水邪充實。衝心苦悶者。

大承氣湯。治脚氣上入。腹滿不大便者。或云脚氣素係飲食濁氣。非此湯不能除之。

風引湯。陳修園曰。治脚氣入心。仲景用腎氣丸。通膀胱之氣。安其腎氣。不使攻心。巢氏用風引湯。取石性易於下達。勝其濕熱。不使攻心。二方皆爲救急之神劑。一治腎氣之虛。一治濕熱之盛。宜憑症擇用之。

硇砂散。治脚氣攻心難解者。即一味水服。

按外臺張文仲硇砂牛膝三物散。療脚氣上氣。即用硇砂。牛膝。細辛。各三兩爲散。酒和服。又蘇恭脚氣散。主脚弱上氣。痺滿不食。常服方即於三物散方中。加丹參。白朮。郁李人。今單服其効更捷。

本朝經驗砂膽散。

硇　砂一匁　熊　膽一分

右二味研合。以單檳榔湯。或沈香降氣湯。送下。或加鐵砂爲湯用之可。

高島久也曰。其人衝心。唇色青黑者。毒氣已深。不治。若唇口滋潤微赤者。早用此方。則可救矣。

脚氣痿弱

脚氣濕邪侵經絡。則筋弛縱而痿弱。自膝至脚巳有不仁。或屈弱不能行。其初有肉削筋急而發之者。或有水氣去。衝心差後發之者。古謂之緩風。濕痺脚氣成功槩歸此一症。

八味丸料。　金匱云。治脚氣上入。小腹不仁。醫通云。三陰受寒。濕著於脚膝上枯瘦色淡。小腹不仁。腹急痛疼。上氣喘氣。本方加沉香。有持希藻曰。每歲發者。徐徐服之。兼省膏粱。得免後患。

局方大防風湯。　證治大還。治痢後脚痛緩弱不能行步。或腿膝腫痛。有持希藻曰。脚氣日久。脚脛枯細。或痒或軟。蹣曳者及痢後風。鶴膝風。附骨疽。一切腿膝腫毒。潰爛膿水不絕。其人虛羸者。皆治之。

同思仙續斷圓。　治脾腎風虛毒氣流注。腿膝酸疼。艱於步履。小便餘瀝。大便後重。

防風　川烏頭　杜仲　木瓜

薏苡人　牛膝　續斷　萆薢

右八味

按本事方去川烏木瓜。加五加皮羌活生姜。

本朝經驗健步丸。天正記。菊亭右相方。

鹿角十錢　白朮　防己各五錢　檗皮炒三錢

右四味糊丸

四物湯加牛膝木瓜。　醫學心悟云。脚不離乎濕熱。亦有兩足忽然枯細者。俗名乾脚氣。此爲風燥之症。四物加牛膝木瓜主之。今帶腫氣者。去牛膝。加蒼朮薏苡人更佳。

同桃核承氣湯。大防風湯。並治脚氣痿弱。枳園方譜

聖濟乳煎硫黃散。　治脚氣久虛緩弱。

黃牛乳三升　硫　黃一兩

右二味先將牛乳煎令減半。每服以乳五合入硫黃末二錢。調和服之。服畢宜厚以衣被覆臥取汗。按牛乳治脚氣。其來尚矣。千金方云。宜生牛乳。生栗子。千金翼主脚氣初發。從足起至膝脛腫骨疼者方。烏牛尿一服一升。日二服。腫消止。羸瘦者。二分尿。一分牛乳。合煮乳結。乃服之是也。又有用此方。治脚氣衝心者。詳見于時還讀我書。清川道曰。備後福山豪商家。傳治脚氣衝心秘方。卽以烏牛尿一合點服硫黃末一錢。蓋服烏犢牛尿方。多見外臺秘要。名醫別錄云。牛溺治脚氣。據之用牛尿亦可。但有虛候者勿用。

附錄

論婦人脚氣

婦人脚氣證。聖惠及婦人良方詳論之。而厥後寥寥罕見。因謂脚氣病。男子最多。婦人特少者。以婦人月事以時下。濕邪無所凝滯也。蓋近來婦人患之者。間有之。而至今茲戊寅。余診療者頗多。按顧世澄瘍醫大全。江南揚州府。江都甘泉儀徵三縣。婦女脚氣。始自康熙五十年間。從前並無此證。此乃得於陰陽錯謬之沴氣。非上古男婦濕熱壅腫五痺之脚氣。蓋此類也。其感受也。皆由於富貴之家。情性驕傲。稍不如意。恚怒易生。安享太過。飲食無節。傷饑失飽。喜飡生冷。亦有女子婚姻愆期。經事驟閉。或配非其偶。抑鬱不舒。肝氣凝結。脾氣鬱滯。是以肝脾兩傷。肝血日虧。肝氣日增。肝無血養。筋脈拘攣。脾氣日困。胃陽不振。脾失健運。濕熱漸生。肚口不覺。加之飲食非時。七情自戕。初見症也。月事不調。肚口作痛。嘔吐酸水。綠水。痰涎。身體大腿作酸。小腿漸痛。臍下或左或右。必有或長或圓。氣塊作硬。拍拍跳動。由上而下。覺肚中稍寬。則疼痛至足脛趺。口熱如火烙。再則痛至足指。指甲縫中痛如針刺。日夜喊叫。欲生不可。欲死不能。忽而足痛稍定。則肚口依然脹悶。甚則面色呈青。目睛倒視。胸前非重手按捺。男子脚跟踹仕。則昏厥不省人事。兩足非婦女替換揉搓。不能少定痛楚。更有四肢搐搦。頭項動搖。昏厥僵仆。有一二時而甦。或半日而甦者。無論體之強弱。但能清餓七日。其痛漸定。亦有十四朝。二十四朝。始能漸定者。此又在醫之用藥。善與不善。及病家妄與粥湯。吊住邪氣之所致也。此說今驗之於病者。有略似者。而至其治法。則亦與男子無異。但涉其血分者。有宜丹溪心法防己飲者。有宜醫學心悟四物湯加減者。有宜婦人良方牛膝散者。又有顧氏所謂因肝氣鬱結。脾氣鬱滯者。是當辨別加意而已。因抄出良方及顧氏方以備其證云。

良方牛膝散。　治脚氣浮腫。心神煩悶。月候不通。

川牛膝　羚羊角　檳榔　大黃
芒硝　防己　桂心　牡丹皮
赤芍藥　甘草　桃仁

右十一味

顧氏解鬱湯。　治婦女脚氣。因氣惱恚怒而發者。兩脇作脹。腿脚酸痛。

蘇葉　廣陳皮　半夏　當歸
鬱金　香附　白芍　遠志肉

白茯苓　青皮　鉤籐鉤

右白水煎

同鎮風湯。治婦女脚氣。肝風內鼓。搐搦拘攣。心中跳動。脚腿錐痛。面青厥逆。

橘紅　半夏　白茯神　鉤籐鉤

明天麻　白芍　當歸　秦艽

棗仁　川續斷

右白水煎

脚氣概論跋

右博濟堂脚氣概論刻成。或曰是書獨舉一病。而不復他及。其無嫌於博濟之名乎。余曰否。奉官准也。余嘗周遊乎歐西諸國。歐西之人。就求治者衆矣。其症大抵與和漢之病症無異。而脚氣則絕罔見也。故歐西醫家。亦無有發明焉。是以官特創病院。以救療斯疾。吾黨之士。亦體斯旨。原古今之良法。集諸家之經驗。普施博試以著此編者。何傷其偏狹乎。且夫賀川子玄之於產論。池田錦橋之於痘科辨要。華岡青洲之於瘍科瑣言。皆嘔心鏤骨之所得。世以爲圭臬。顧一握驪珠於脚氣病中。則百端疾疢皆爲我使用。猶正統一歸則九夷八蠻悉受其正朔也。或唯唯而退。則書以爲跋。明治十二年五月高島久也祐啓謹識

博濟堂記

夫堯舜大聖也。其德蕩乎巍乎。薄海蒼生咸蒙其澤。而孔子言其病諸者。深贊其能事極功之底於濟衆也。今欲以醫之小技。體天地之心。而成天地之大德。其責抑亦大矣。今茲明治十一年戊寅秋八月。岡田彔克高島祐啓。下條貞固。淸川念祖。淺田子誠。松山資剛等。奉官准。創病院於鳳闕之北本兩替坊。名曰博濟堂。蓋取諸孔子之語云。諸君推 惟常 爲長。亦令惟常爲之記。惟常 固辭不可。乃記曰。恤孤養疾之典。本屬古制。管子曰。有痼疾不能自存者。官收而衣食之。南齊書文惠太子與金陵王子良。立疾館以養窮人。後魏書宣武詔太常立一館。使京畿內外疾者。咸令居處。使醫治之。舊唐書武宗紀。廢天下僧寺。尋以悲田養病坊。僧尼還俗。無人主持。恐殘疾無以自給。乃命兩京量給寺田。諸州或七頃或十頃。擇本所耆老勾當。宋史徽宗紀。崇甯九年。置安濟坊。養民之貧病者。仍令諸郡縣給養。夷堅志亦云。崇甯閒設孤老院。以養孤老。安濟坊以養病人。自是周末迨六朝唐宋。已著爲令甲。而未聞有醫人相會。以私力救活者也。今諸君與有志之徒相議。出力捐貲創開此館。將體天地好生之大德。以擧博施皆濟之法。可謂古今未曾有之義舉矣。古昔蘇軾知杭州。裒羨緡二千黃金五十兩。作病坊以處病者。常林知廣德軍。亦置慈幼局。諸君抑其流亞耶。夫醫之處世。不爲則已。苟爲之。必濟疾苦施仁術。以成一世之軌迺足矣。況復創此院。以敬其德業。嘉惠後人。其功於此道果爲如何。惟常老景頹唐。鹿鹿無所爲。心恒歉焉。然幸遭此盛舉。深欣仰名賢後先濟美。合博濟人民之意。故謹稽古典爲之記。栗園淺田惟常謹識

陳存仁編校

皇漢醫學叢書

疝氣證治論

大橋尚因著

疝氣證治論

提要

本書原名疝癥積聚編。爲大橋尙因氏所著。對於疝氣一證。頗具心得。審證施法。輒獲捷效。爰將往昔經歷。參以要略外臺發表杜根療法。而著斯篇。首述疝作諸症。次診疝法。再次諸疝證象。並及積聚。治驗。寒疝主方。末附積聚治方論。藥說。凡八條。關於疝證。多有發揮。旣可增醫林之識見。實堪作治疝之準繩也。

疝氣證治論序

夫世有病腹痛者。諸藥無驗。遂爲痼疾。連綿常苦。不知其由也。予嘗用心考究之。外臺有石疝盤疝等說。要略有寒疝之論。就閱之今之腹痛多其症也。余因此治之而得效甚多矣。實似得其術。然猶未爲得也。何則。痛愈後。經百日或越一年有復發者。然則不可謂絕根竭源之法也。彼積聚之症。病根難斷。世醫或欲以下劑斷之。非其治也。今余論疝亦類之。雖非可果斷者。然若果不治。則何一治乎。能一治則不可無治。是未得其眞故爾。然欲一治之。亦不得其法則難治。假令再發。復以其法則足凌痛楚矣。有用古方不治者。余新製方施之。屢得效矣。由此終身不發者不鮮也。今編集其論其法得奇效者。以爲一卷。至使其病果不再發之治者。俟後之良工耳。

安永七年戊戌春三月張州海西大橋尚因識

凡例

一諸書謂疝者多矣。然其深痼者。或似他症。疝之眞者。古人言不盡意。故初論之。其論與古言照。則諸疝可見。吾言可信也。故錄古人所謂疝之諸疝。又七疝之名。彼是不同。有同名而異狀者。有名狀俱異者。以此見之。則疝不止七。各以其所見命名者乎。故錄諸症。以令知疝之萬殊耳。

一謂積謂癥謂疝。不知其形。則易混同。而誤治則無效。故委舉諸形爾。

一諸方者。余用之而得效之方。而多古人之方也。其古人方而難治者。余別製方以療之。其方則稱家方。以附錄焉。

一全類他病。而吾爲之疝者。記其治驗以證焉。

一世醫有以下劑治積者。吾爲之撰論以辨惑。故不記方。知其法則於衆書中自可採用也。惟於疝之方。試之奇者。特錄此耳。

疝氣證治論目錄

疝氣證治論

張州海西　大橋尚因著

疝症之分類

大凡治病。先當正其名。不正其名者。猶緣木而求魚也。病欲治之者。先當論其因。正其名。蓋有積聚癥瘕腹痛諸症。歷數年不瘉者。吾能見之。疝病十居八九。然人不知。而治之何得愈矣。蓋不正其名。不論其因故也。疝之諸症。雖古人所言許多。然心腹痞硬如盤。或如袋盛瓜。或痛或不痛。經數年而不瘉者。心下痞硬而嘔吐清水。或年年吐食似反胃者。或小腹微疼。瀉利不止。其病綿連者。小便淋瀝。陰莖痛而出膿血者。腰脚麻痺。或脚弱走痛難久立者。腹中不和。懶言語動作。身體羸瘦不欲飲食。五心煩熱似虛勞者。或腹中卒如鼓脹昏倒。四肢逆冷欲死者。或惡寒發熱。舌上有白胎。不入穀食。四肢拘攣者。午後發熱。烝烝汗如流。上逆目眩者。或遊足胸背。或暴嘔吐。或卒惡寒戰栗。咬牙頃刻而止者。或痛甚而爲角弓反張者。或腰足痿不動者。此等諸症。皆疝之所爲。而古人所不言也。至如此者。世醫不知何病。猥與藥。或中脘久痛。則曰脾胃虛。胸膈痛。則曰痰。腰卒痛。則曰風濕相搏。偶雖知之。藥非其藥。以此疾愈盛。連年不瘉。遂爲不治。而服餌都廢。束手俟死者甚多矣。夫疝者。陰病而發動者也。其主則肝腎也。其患先起于肝而入腎。遂成二臟病。其主二臟。而先謂肝者。何也。肝易動難靜。嬰兒無心亦動者。惟肝而已矣。故肝者。寒濕易侵易客也。而非無依熱者。雖然其熱非温柔之陽氣。故寒又易客也。雖元屬熱極則爲寒。是其常也。傷寒硝黃之症。亦有久而用姜附者。諸積久而爲疝。則其寒不可全無也。其諸積變爲疝。何也。肝急速而能動矣。故走而接之。遂爲己病。腎膀胱小腸爲之所迫自病。則盤腸氣症起焉。肝以他之病者。譬如俠客之救他之鬪。以他之敵。爲己之敵也。疝之爲諸症。肝惟動故所畜之寒冷結氣。橫行腹中。衝上之心下。則痞硬嘔吐。下降至小腹。則疼痛泄痢矣。寒氣則如勞瘵。塞膀胱則爲淋瀝。肝主筋。故攣急或筋縮屈伸不便。又其肝腎二脈。病則爲麻木痿弱等症。外以經脈謂。則起於足大指交出大陰後。循股入陰中抵小腹。屬肝絡膽。上貫膈。布脇肋。連目系。上出額。與督脈會於巔。是肝之所循也。腎又起於小指之下。循内踝之後。別入跟中。出膕内廉。上股。内貫脊。屬腎絡膀胱。其直者。從腎上貫肝。上膈入肺中。循喉嚨。如此其經從足至額。則其元雖在腰腹。而膽腨項背之病爭起可知也。疝之所成。惟寒而已也。故非烏附以敗殲散寒。梔子以行結氣。則難治矣。世人偏用木香檳榔烏藥香附青皮枳殼等。不問寒熱新久。一例施之。彼檳榔烏藥之輩。何足敗殲散寒。是以累年不瘉者。盲惑衆盲故也。醫者豈可不選哉。漢高得三傑而興矣。蜀主得孔明而安矣。凡患疝者。得以烏附治者。應自安矣。唯有麻木攣急五心煩熱等症。則他病而何謂之疝。果見有疝之所爲。而後可以疝治之。故以胗疝之法。別書之。

胗疝法

諸積各有部位。惟於其疝也。雖無有定位。然多皆遶臍動氣。腸間奔鳴。惟似蛙鳴者也。或自歧骨至橫骨如建竿。或自胸下至小腹。大筋一條相貫者。或臍傍一塊。奔突鉤痛者。或其元在臍。而胸脇苦滿。心下痞硬者。或睾丸連小腹急痛者。或結聚臍腹。則腰痛上衝胸脇。則徹背痛。或腹痛則脚攣急。及轉筋。此等諸狀。非有常者。朝見此症。夕見彼症者也。是此諸症皆疝之候也。雖無顯然其形。而必有動者。有鳴者。皆此症也。其元如此。而雖有似痿痺及反胃者。爲疝無疑。藥餌如法。可自瘉也。雖似他病。皆疝之所爲也。以此診察。則是非明也矣。

諸疝

水疝囊腫如水晶。或囊痒而流黃水。陰汗自出。小腹按之作水聲、
筋疝。陰莖腫脹。或挺長不收。或痛痒。
狐疝。狀如仰瓦。臥則入小腹。如狐之晝出穴而溺。夜入穴而不溺。
尸疝。心腹厥逆。不得氣息。痛達背膂。
石疝。心下堅痛。不可手近。
寒疝。臍下堅痛。得寒冷食輒劇。或達臍痛。若發則自汗。手足厥冷。或腹中痛及脇痛裏急。或身痛。手足不仁。
盤疝。脇下堅痛。大如手。時出見若不見。
脈疝。小腹脹滿引膀胱。急痛。
氣疝。上連腎俞。下及陰囊。或難於前後溲。而溺赤。病見寒氣則遺溺。使人腹脹。
牡疝。在臍下。上連脇。
血疝。臍下結痛。女人月事不時。或如黃瓜。在小腹兩傍矣。予按李挺曰。如黃瓜在小腹兩傍。俗曰便毒。瘡家之一病。而與疝不同。便毒不日而膿潰。或又其部位不限腿胯小腹間。其症雖不速膿潰。然非無膿潰者。雖非無其潰。與便毒之潰不同。治方又不同。便毒之未膿潰者。與下劑則輒癒。至

血疝之症者。難以下劑。治與疝之以諸劑自瘉者甚易辨。何混而謂之乎。然其書之意令人易知耳。爲易知則可也。謂俗曰便毒者。而實非便毒。則豈如斯書之說乎。如斯書之說。則雅名血疝。而俗名便毒也。便毒與血疝二病不同。李子之言。不分明矣。

盤腸氣。腸中奔氣作聲成痛。

膀胱氣。小腹陰囊。手按作聲而痛。

小腸氣。小腹臍傍一硬。升上鉤痛。

腎氣小腹下注。上奔心腹急痛。

腸癩。外腎偏墜。腫痒或痛。

卵癩玉莖腫硬引臍。絞痛甚。則陰縮。肢冷。囊上生瘡。

氣癩。素有濕熱。因怒激起相火。昏眩。手搐如狂。

水癩。外腎腫大。如斗如升。或不痛不痒。

木腎。睾丸腫痛。或堅硬頑痺不痛。

偏墜。陰子偏大偏小也。

癩疝。在婦人則爲陰戸突出。

諸積

肝積。名曰肥氣。在左脇下。如覆杯。有頭足。
心積。名曰伏梁。起臍上。大如臂。上至心下。
脾積。名曰痞氣。在胃脘。覆大如盤。
肺之積。名曰息賁。在右脇下。覆大如杯。
腎之積。名曰奔豚。發于小腹。上至心下。若豚狀。或上或下無時矣。

予按入門曰。有積聚成塊。不能移動者曰癥。言堅硬貞固也。或上或下。或右或左者曰瘕。然則積之甚者謂癥。其移動者謂瘕。與積聚無異。如鱉癥鱉瘕。以其形名者也。豈依吃鱉邪。如米瘕。豈因吃米哉。凡有積聚癥瘕者。其臟腑必不平。故偏好一物耳。世病積者。有好吃果實。有好吃蔬菜。以米癥等說名之。則可稱果實癥。蔬菜癥。是不因吃米可知也。如應聲癥。腹中雖爲人語。然吾未見之。古人謂之。則雖非決無。然不知其眞。故不論此。又諸癥瘕與同類。故不別列名狀也。

治驗

丁未之春。予右足大指痛。物觸之痛甚。強踏亦難忍。擇方服之無驗。以藥貼之。以藥湯薰洗之。猶無寸效矣。自謂緩風濕痺等症將發乎。然用治風痺方無驗。則非其病可知也。一日疝上。充塞心下。疼痛劇矣。卽服桂枝加附子湯。三貼而腹痛止。趾痛亦去矣。後歷數月復發。治之如初而指痛忽止。於是全愈。始知疝之患。亦及四末。蓋以疝方治其病。故記載以爲後助矣。

一婦吐食甚。衆醫皆以爲翻胃。身體羸瘦。起居轉難。十有五年。猶未治。諸醫俱束手。予診脈以爲寒疝。根在臍腹。大如覆杯。此痛令人吐者也。是衆醫所過也。與家製半夏湯五貼便止。止而又下痢。蓋寒邪逐水飲。上奔則吐也。下行則下痢。今也實下行矣。宜先治瀉。因與家製苓朮先附湯。瀉果止矣。而後以古梔附湯攻病源。不過五七劑而愈。病婦曰。百年之患。爲君失矣。傍人又曰。起號之妙也。

同袍牧子圭。過予曰。吾母病。心腹痞滿疼痛。不飲食。日吐水數升。骨立倦怠也。他醫爲留飲。治之無驗。其年七十餘。一以喜其壽。一以懼此病。吾子願治之。予往診其脈。告曰。寒疝也。病得之寒矣。病母曰。君之言是也。吾一日嚴冬冒風。忽爲惡寒。無幾此病發。予曰。一朝之邪。何至此乎。是元有疝。外感之邪。相促以使然也。卽爲之作茯苓湯飲之。藥入腹吐卽定。又與桂枝加附子湯平其疝。而病方已。子圭又來曰。曩阿母疾病矣。藥治無驗焉。僕不勝其憂。足下爲吾惠藥。以起其廢。深荷大德。何日忘之。

一男子。有患天行病者。惡寒發熱頭痛煩燥譫語。而病頗癒。雖然猶未了了。腹或微疼。飲食不進。間有發熱頭痛。餘邪似未盡。然無有邪脈。將是勞復乎。用其方無驗。用諸調理之劑。無有寸效。再診之。心下有所結聚。按之暗然有冷氣。時鳴動矣。是果寒疝也。嗚呼過矣。諸所爲非其治。參芪雖尊。非其症。何得其效。遂轉方治其疝。五七貼而頗安。繼與之諸症豁然。其方則桂枝加附子湯也。

森村生。晚秋患痢疾。甚而口燥。溺澁。下痢晝夜二百餘行。裏急後重。腹硬滿疼痛。不欲飲食。予以承氣湯等平之。病漸已。雖然惟精神未復。飲食未進。起居勞倦矣。自以爲其脈代也。疲甚矣。恐關性命耶。傍人又曰。攻擊之弊。遂成之邪。即迎予令診脈。予曰經曰。脈去來時一止無常數。名曰結。此脈無常數。與臟腑虧損之代不同。是結脈也。結是積也。應有積。便診腹。則果有矣。按之爲蛙鳴。是疝也。與補腎湯。病已脈又平也。

一男子。嚴冬之日。卒惡寒戰栗。手足逆冷。近火惡寒不止。半日漸退。而心腹脹滿疼痛。腰腳攣急。下利不食。舌上白黃胎。衆醫皆以爲卒中寒。予診脈曰。寒疝也。補腎湯加附子與一劑。病頗緩。繼與之諸症豁然。此病豈卒中寒爲之。舊冷相積以使然也。所以知其病者。其脈緊而結。緊寒也。結積也。腹鳴似蛙鳴。是余所以爲疝也。

一老翁。手臂疼痛。自以爲痰。予診脈曰。疝也。他日心腹痞硬。或腹中應拘急。翁曰然。予曰臂與腹。其本同矣。與桂枝加附子湯病已。

一男子。患腰痛。三十日不能起。藥餌針灸皆無驗。一日迎予請治。診其脈。滑而急。予曰是積之脈也。非有積邪。病者曰無有矣。予曰。如疝痛則雖其形不顯。然或引睾丸。或臍邊有動氣。或爲腹中雷鳴耳。病者曰。然雖無引睾丸等症。時雷鳴。或似積在腰下。予曰果疝也。疝伏而不顯。反者腰以令痛。與補腎湯。其病尋已。

予曩客蓬北。有人過予之旅館曰。吾久患下痢。衆醫皆以爲脾胃虛。治之數年而無瘉。願爲吾治之。予診脈曰脈無虛候。豈爲脾腎虛乎。若果虛。則數年之病。形體何不衰乎。其人小腹有塊雷鳴。予曰是寒疝也。吾能可治之。卽製劑與之果驗。其方家製苓朮羌附湯是也。

有人患心痛。三年百藥無有驗。予診之曰。石疝也。痛甚故痛及心也。痛者殆虛。不可攻擊。以建中湯養中焦。加附子以和疝。繼與蒼朮湯和心下。不過十貼全已。

一婦人病。衆醫爲鼓脹。治之無效。予診其脈曰。疝之濕症也。先與三白湯。

下如豆汁者數升。脹頗瘉。繼與桂枝加附子湯全愈。所以知其病者。鼓脹則無消長。今病緩則消焉。盛則脹焉。時腹鳴響。是所以爲疝也。

松山生者。患淋疾十餘年焉。一日大發。莖中疼痛。小便膿血。小腹有塊。牽引脇下。予診之曰。盤腸氣也。便血雖似血淋。有塊痛者。難爲血淋。設使爲血淋。亦當利腸氣。卽作四味茴香散與之。卒痛止。血淋全愈。

一男子。腹中遶臍有塊。爲鳴動。一日卒得腰脚痿弱不能動。予診其脈曰。寒疝也。此病寒邪。客肝腎二藏令然。其經亦爲寒邪所關。故爲此症耳。非烏頭以治疝。附子以行經。不可治。卽與烏頭煎一劑。瞑眩甚矣。病夫曰。藥增苦楚不堪服。予曰。是將愈之候也。藥不瞑眩。其病不瘳是也。曲喻之强服之。病略愈。再與梔附湯加味豁然。

一婦人有病。接予診其脈。疝癥也。與大黃附子細辛湯。下其寒。再與桂枝加附子湯病已。予未往診時。以五心煩熱。心氣不樂。羸瘦倦怠。衆醫爲虛勞。予獨以爲疝癥。何者。心下顯然有塊。按之有冷氣。而爲鳴動也。勞症之邪。在脾者。或雖似之。然勞之痞塊。何有鳴動冷氣乎。疝亦從七情起。則心熱不樂。亦疝之候也。此人果勞。則治勞之劑。何不效乎。吾以爲疝。不亦宜乎。

一老翁小腹痛。腹鳴。血痢日數十行。自以爲痢尤甚者也。予診之曰疝也。夫疝病屬肝。肝藏血。正邪相搏傷其血。故下血也。邪傷血而利。則可與血利同治。雖然是病元自疝來。不治其本。不可也。即與補腎湯病癒。

一婦人患心痛五年。諸藥針灸無有效。予診脈曰。心下痞硬。正是積也。然非五積部位。雖殆如盤疝。然其位高。則難爲盤疝。極知疝客心脾。邪正相爭奔騰。故上衝心下而痛也。先與桂枝加附子湯和其疝。疝和而後以手法拈散餘邪。心脾痛全已。

一男子常苦疝癥。一日大發。腹硬滿疼痛。予診之。其脈沉緊而伏。旁人皆以爲死症。予曰積聚癥瘕之病。不可卒死。何足恐哉。即與神保丸十五丸。藥下咽病卒已。

寒疝主方

桂枝加附子湯。治寒疝心腹疼痛。手足逆冷。身體拘急方。

桂枝　芍藥　附子各六分　甘草　大棗　生姜各三分　水煎服。

補腎湯家方　治寒疝肚腹疼痛。泄瀉胸滿痞塞。或虛火上攻舌胎不食方。

附子　人參　白朮　茯苓　黃芪　木瓜各五分　羌活　乾姜　沉香各三分　紫蘇　川芎　甘草各二分　右水煎服

苓朮羌附湯家方　治寒疝小腹疼痛。泄瀉不止。甚則交血利者方。

茯苓　白朮　羌活　附子　甘草　大棗　右水煎服

甘草乾姜湯家方　治諸疝泄利者方。

甘草　乾姜各五分　蜀椒　附子各三分　右水煎

茯苓湯家方　治諸疝嘔吐不止。飲食不納方。

茯苓五分　陳皮　附子　白朮各二分　半夏　吳茱各一分　水煎臨服入姜汁一匙溫服。

生姜半夏湯家方　治同前方

生姜六分　半夏　吳茱　附子各三分　右水煎

姜椒湯外臺方　治胸中積疝嘔吐。飲食不納方。

半夏　茯苓各三分　桔梗　陳皮各二分　桂枝　附子　蜀椒　甘草各一分　右水煎臨服入姜汁一匙溫服

烏椒湯　治心胃時痛時止。經年月不止。

烏頭　蜀椒各六分　乾薑　桂枝各四分　大棗一枚　右水煎服。

半夏乾姜湯　治心胃痛不可忍方。

乾姜　桂枝　半夏　蒼朮　生姜各等分　右水煎服。

蒼朮湯　治諸疝心痛時痛時止久不已。

蒼朮八分　藁本五分　右水煎温服。

十味蒼柏散　治諸疝肚腹疼痛方

蒼朮　黃柏　香附各七分　青皮　玄胡　益知　桃仁各五分　茴香

附子　甘草各三分　右水煎温服。

古梔附湯　治寒疝入心腹卒痛及小腸膀胱氣疞刺脾腎氣攻攣急極痛難忍腹中冷重如石自汗不止等方。

梔子　附子等分　右水一盞酒半盞鹽一撮入煎服。

烏頭湯千金方　治諸疝腹痛方。

乾姜八分　桂枝六分　芍藥四分　烏頭　甘草　大棗各二分　右水煎温服。

蜀椒湯外臺方　治寒疝心腹如刺繞臍腹中盡痛者方。

蜀椒　乾姜　附子　半夏　甘草　粳米　大棗　水煎服

茯苓桂甘湯傷寒方　治疝作奔豚方。

茯苓八分　桂枝　甘草各四分　生姜少許　水煎服。

四味茴香散　治疝作淋瀝囊莖抽痛方。

烏藥　良姜　青皮　茴香等分　右爲細末温酒調服。

三白湯家方　治疝作腹脹滿方。
白丑三分　桑白皮　白朮　木通　陳皮　茯苓各五分　大棗一枚　右水煎。臨服入姜汁一匙溫服。

厚朴七物湯要略方　治疝腹痛甚而爲脹滿者方。
厚朴八分　甘草四分　大黃三分　大棗　枳實　桂枝　生姜各二分　右水煎服。

大黃附子湯要略方　治疝腹脹滿。痛甚欲絕者。以此方。不爲下利者不治。
大黃　附子各六分　細辛四分　右水煎溫服。

心疝湯　治繞臍痛上支脇心下大痛方。
芍藥　蜀椒　桔梗　細辛　桂枝　乾姜各六分　附子二分　右蜜少入水煎溫服

艮姜湯家方　治諸疝心腹絞痛如刺。兩脇支滿煩悶不可忍方。
艮姜五分　當歸　枝桂各三分　厚朴　附子各二分　右水煎溫服。

姜桂湯家方　治寒疝心胃痛不可忍方。
乾姜　桂枝　蒼朮　半夏　附子　生姜各等分　右水煎溫服。

飢疝湯　治飢則心胃痛。得食則痛止方。
龍膽　附子　黃連各等分　右水煎溫服。

奔豚湯　治寒疝手足厥冷。上氣腹滿絞痛欲絕方。

生姜九分　半夏　桂枝　吳萸　人參　甘草各二分　右水煎溫服。

硫荔丸　治寒疝上衝塞心臟痛甚。手足冷厥欲死者方。

荔枝核　陳皮　硫黄各等分　右爲細末以飯爲丸梧子大。每十四丸溫酒送下

手拈散　治疝塞心下痛甚方。

玄胡　沒藥　甘草　五靈脂各等分　爲細末每三錢溫酒送下。

當歸茴香散家方　治寒疝小腹痛方。

當歸　茴香　附子　艮姜各等分　右水煎溫服。

神保丸　治諸積氣痛。項背注痛。宣通臟腑之方。

金蝎七個　巴霜十個　木香　胡椒各五分　右爲細末蒸餅丸麻子大。硃砂爲衣。每五七丸用

烏頭煎方　治暴疝閉塞諸方不應者。

烏頭二錢　水一盞蜜半盞煎一盞取用。

抵當烏頭桂枝湯　治暴疝腹痛逆冷。手足不仁者。身痛灸刺諸藥不能治方。

方要略見寒痧下

積聚治方論

人有五積六聚。有痧有癥。有瘕同腹中有形之病。而異名者甚多矣。是何因而得之。積聚者。宿食痰瘀血以成塊者也。癥瘕者。臟腑虛弱。飲食不消化而結聚也。痧者濕熱凝滯于肝經令然也。是皆古人之論。而非無是理。然痰瘀血宿食則利下可以治。已利下而不癒。則似難爲痰瘀食。予按是皆一氣凝滯結聚而令然也。故難經曰。氣之所聚名曰聚。氣之所積名曰積。是之謂也。故氣之所不平者。則邪之所以相集也。雖言相集。然積聚之地。其邪相依託而已。非其物成病。故氣不和。則雖攻其塊不消。見其不消者。爲痰瘀食治。則至害人命。故恬淡虛無而理心者。無有此患焉。故飲酒人有積者少矣。其氣不凝滯故也。是以處女不出閨門者。而患積聚。則百藥不治。嫁則自消和矣。其氣舒故也。是其相集者。標而其氣爲本可知也。不治本而治標。非眞治也。故節思慮養性情者。何積之有。然頑愚婦女輩。何以行之。故酒以忘憂。或假絲竹以蕩之。如此而不愈者。藥不可不以治之。欲治之者。以朮苓半夏厚朴生姜枳殼橘皮木香檳榔等藥。下氣行氣。解胸腹痞塞。鬱氣結聚。或有熱者和解之。甚者小逼利之。痰食託之爲害。

則消化之劑併治之。自愈也。又疝之症。有久而吐瀉者。惟此症與諸積不同。客寒內沉。故邪正爭而使吐下也。其吐水者。以朮苓生姜。吐食者以附吳半夏。下利者以羌附朮苓。腹痛者桂甘芎附。或寒客之深者。以溫下之藥少下之。則病雖深痼。無不治矣。五積之症。猥以峻下之劑。則反至生他變。世醫往往有用下劑者。眞救縊而引其足也。可不戒哉。惟女血塊。雖可攻之。然有氣和自消者。則不攻亦可也。諸積雖行氣之劑可以治。一憂一慮。復正發如初也。故欲斷病本。先斷思慮可也。使之能節思慮者。非醫之所能。其不能節者。無如之何。

藥說

病有寒熱。藥有溫冷。非寒病多而熱病少。又非熱病多而寒病少。故周而不比。不可不節溫冷。然而溫冷之藥。以何爲主。是各有其功。優劣難分。然非無優者。參附姜桂硝黃芩連是優者也。以此物爲勝何也。百病不能離寒熱之二焉。寒熱二病。不能離此藥。此餘雖有溫冷之藥。以此諸藥爲最也。故特爲尊之而已。爲治者宜分此二品。然此症亦有難者。表熱裏寒潮熱之症。反宜寒藥也。內傷挾外邪壯熱者。有宜溫藥者。非徒是也。似寒不寒。似熱不熱者屢有之。一藥違則大害生。是此八物甚難用矣。其餘諸藥。

雖間有違失。非忽告變者。只此八味之藥。最難使焉。若可與姜附者。反以硝黃。則其害不少也。以一七之藥。害人之性命。爲醫者不可不愼。然恐其猛。而徒用其劣者。則無有驗。然古今醫人治方。有各不周者。或有偏寒者。或有偏熱者。如斯則一寒一熱。不得無過。故分八物之性。寒溫不偏。而能治之。可謂良工君子。醫其偏者爲下工小人。醫凡行醫者。無爲小人之醫。每臨百病。以八品之藥爲主。加之以溫涼之良藥五六品。出入能用之。則其病無不瘉。而自達治病之妙境耳。

跋

海西大橋氏。爲世良醫。以其居邊徼。人不知也已。少時入京。受業於駒御醫。既還。病者麕至。今年七秩。其間所治藥者。不知幾千萬也。最用心於疝瘕一症。奏效最捷。其法其方。世醫所不企及也。余曾聞諸門人玄節爾橋生。一日來謁于余曰。僕生來用工夫於疝瘕一症。似粗有所得者。可謂愚者一得也。唯恐其法其方。蕪沒於後世。而無有識者也。因著疝氣證治論一卷。方將梓之。以傳播人間。願先生賜一言以嚆矢之。余取讀之。文字雖固陋。而似有所見者也。因語之曰。余觀近世方書。猶歉歲之玉。雖美於目。無益於飢也。如吾子斯書。猶豐年之穀。雖爲人所賤。而不可一日無之耳。果使其方有益於世邪。何問文字之工拙哉。吾子欲梓之。余何惜一言。遂題其後還之。

安永七年龍集戊戌夏五月張藩醫官滕惟寅撰

陳存仁編校

皇漢醫學叢書

中國接骨圖說

二宮獻彥可著

中國接骨圖說

提要

本書根據吉原先生之手術。彥可氏所著述聖濟證治諸書。有正骨接骨科目醫宗金鑑有摸、接、端、提、按摩、推拿、八法。骨損治療。因已大備。彥可氏篤志博學。尤精斯業。復師吉原先生之門。盡得正骨之秘。研究二十餘年。更獲歷驗發明。遂承吉原先生之夙志。及己之所心得。著中國接骨圖說二卷。正骨之術。最重手法。與西學獨恃器械以正骨者。迥然不同也。其法有母法十五。子法三十又六。揉法一百五十。有圖以示之。有說以解之。則於跌蹶硼撞諸類。骨折骸碎節脫筋斷諸傷。及應施之麻熨敷骨藥劑。一一備詳無遺。可補先輩骨治之闕。而爲骨科之巨著也。

中國接骨圖說序

三折肱爲良醫。九折臂爲良醫。盲史湘纍吐能言之。則治打撲折傷者。古之良醫也。周官有折瘍之祝藥焉。政論有續骨之膏焉。而本草鴆然吐言地黃屬骨。而甘草生肉。祝藥膏藥。聖賢所教。何曾無效乎。雖然骨折骸碎。節脫筋斷。其所傷者。在于腠之內。而藥施諸皮膚之外。不近似隔履搔癢乎。予嘗論之。人身之與家國。其理一致。動履平寧者。太平清明之象也。其失常不快者。禍亂之象也。內證者。內亂也。外證者。外寇也。病之得於喜怒飲食者。猶衽席沈蠱之禍。朝政廢缺之害也。病之得於風寒暑濕者。猶夷狄內侵之禍。諸侯叛逆之亂也。若夫打撲傷損之類。是非內患。又非外懼。是猶星隕地震。海嘯山崩之變。水火饑饉之災乎。是宜別有其法焉。豈可比諸內外之治術乎。是故趙宋始有正骨科焉。至明又有接骨科焉。其法載于聖濟證治之諸書。近世醫宗金鑑所載摸、接、端、提、按、摩、推、拿之八法。是予所謂別得其治者也。唯恨其法未得精細耳。濱田醫官二宮彥可。博學篤志。精于其業。嘗西遊至于長崎。師事吉原杏隱。得正骨之術。杏隱元武夫也。擴充其嘗所學死活拳法。以建其法。彥可盡傳其祕蘊。東歸之後。

屢驗諸患者。桴鼓相應。十愈八九。遂以艮聞。頃原其師說。加之以其所自得者。著中國接骨圖說二卷。請序於予。予閱之。其書探珠、弄玉、靡風、車轉、圓旋、螺旋、躍魚、遊魚、熊顧、鸞翔、鶴跨、騎龍、燕尾、鵠尾、尺蠖、諸法焉。母法十五。子法三十六。合五十一法矣。有圖而象之。有說而解之。又別建擬法百五十法焉。富哉術也。比諸金鑑諸書所載。則猶金罍玉爵之於汙尊杯飲邪。杏隱海隅隱士。懷抱奇術。遁戢不出。銷名幽藪。然得彥可而顯于天下。豈不爲大幸乎。今之醫生。匿其師傳。以爲自得。詡詡誇人。釣譽于世。以弋身家之腴者。比比有之。甚則至彎射羿之弓焉。彥可則不然。著其書而顯其師。比諸彼徒。豈不亦天冠地履乎。予於此書。不獨喜其術之精。而有青藍之譽焉。又以喜意出于敦厚。慕君子長者之風者乎。

文化五年戊長夏旺日　　丹波元簡廉夫氏撰

中國接骨圖說序

吾家五世。以外科承王之傳醫。專奉西洋氏之方。而漢洋二書諸門方法。旁搜廣討。略無遺漏。獨於整骨一門。漢氏未能詳悉。洋氏多用器械。未詳悉者。難施之治。用器械者。苦其難得。長崎有杏隱老人。專以手法整理骨傷。善生其創意。吾友濱田二宮彥可從杏隱老人。盡受其方。救患起廢。其功不尠。令兒國寶及弟子輩。學其方。吾家今用之矣。近日彥可作接骨圖說上下篇。圖說兼優。又附載裹帘之法。此吾家所傳。彥可學而用之者也。余欣然爲之序。

文化丙寅夏六月東都傳醫法眼兼醫學瘍科教諭桂國瑞

中國接骨圖說序

古人有曰。折傷打撲者非疾。然而其治療不得法。則遂陷非命之死。即不至死亦不免廢者。豈可輕忽之哉。余嘗客遊於肥之長崎。得阿蘭象胥長吉雄耕牛而驩。譚及正骨手法。耕牛曰。西洋雖有正骨法。獨巧用械。而手法則付之不講。我長崎有杏蔭齋先生。其人元武弁。姓吉原。名元棟。字隆仙。達於所謂死活劵法。今隱于方伎。以按蹻爲業。因其所得劵法。潛心正骨多年。終得其奧妙。合縫接折。其效不可勝記也。嘗見療一舂夫。以杵撞睪丸。絕死。衆醫不能救者。先生一下手於小腹。按之則忽然甦。恰如喚起沈睡者。然其手法之妙。概此類矣。僕舊相識。足下若願見之。則請爲紹介。余曰。素所欲也。於是委贄門下。得學其術。母法十三。子法十八。道既通。將東歸。先生囑余曰。余已創此手法。未有成書之可以遺於後昆者。吾齡在桑楡。汝能繼吾志。乃盡取其秘蘊授焉。於是覃思研精二十餘年。更增益爲母法十五。子法三十又六。又新立採法一百五十。施之人則攣扑跌蹶復舊者。十而八九。其或復亦不至廢。此皆因先生之創意秘蘊。非余之妄作者也。凡學此術者勿忘先生之高德。嗚呼。夫正骨之用也廣矣。如稠人雜沓之地。士人演武之場。碰撞攧撲常有。則不獨醫生。雖諸凡士庶。亦學習斯術。其益不尠而已。故不吝其奥祕。壽之梓公於宇内云爾。

文化四年丁卯季冬濱田侯醫臣二宫獻撰

中國接骨圖說目次

湯藥部……九三

中國接骨圖說

杏蔭齋吉原先生手法
濱田二宮獻彥可甫著

接骨總論

接骨。或稱正骨。或稱整骨。皆謂整所跌撲損傷之骨節也。宋時始有正骨科。至明又立接骨科。聖濟總錄。證治準繩。醫宗金鑑等書可考。金鑑特載摸、接、端、提、按、摩、推、拿之八法。而未爲詳備。今以金鑑八法爲經。新立母法十五。子法三十六。以爲緯。凡三百六十五節之傷損者。無所逃於此手法。夫手法者。何也。謂以兩手使所傷之骨節仍復於舊也。但傷有輕重。而手法各有所宜。其復舊之遲速。及遺留殘疾與否。皆關手法所施之巧拙也。蓋一身之骨節非一致。而筋脈羅列。又各不同。故能知其骨節。識其部位。一旦臨證。機觸於外。巧生於內。手隨心轉。法從手出。或拽之離而復合。或推之就而復位。或正其斜。或完其闕。則骨之截斷。碎斷。斜斷。筋之弛。縱。卷攣。翻轉。離合。雖在肉裏。以手運轉推拿之。自適其情。是稱爲手法也。手法亦不可妄施。若元氣素弱。一旦被傷。勢已難支。設手法再誤。則萬難挽回。

於是別有揉法百五十法。心明手巧。既知其病情。復善用其法。然後治自多效。誠其宛轉運用之妙。要以一己之卷舒高下疾徐輕重開合。能達病者之血氣凝滯皮肉腫痛筋骨攣折與情志之苦欲也。故不口授面命。則難得其法矣。

檢骨

先問其爲跌撲。或爲錯閃。或爲打撞。摸檢其所傷之骨節。知其骨脫骨斷骨碎骨歪骨整骨輭骨硬。而後以手法治之。是正骨家檢骨之大要也。最不可孟浪也。夫人之周身。有三百六十五骨節。以一百六十五字。都關次之首自鈐骨之上爲頭。左右前後至轅骨。以四十九字。共關七十二骨。巔中爲都顱骨者一。次顱爲髏骨者一。髏前爲頂威骨者一。髏後爲腦骨者一。腦左爲枕骨者一。枕就之中附下爲天蓋骨者一。蓋骨之後爲天柱骨者一。蓋前爲言骨者一。言下爲舌本骨者。左右共二。髏前爲顯骨者一。顯下爲伏委骨者一。伏委之下爲俊骨者一。眉上左爲天賢骨者一。眉上右爲天貴骨者一。左睛之上爲智宮骨者一。右睛之上爲命門骨者一。鼻之前爲梁骨者一。梁之左爲顴骨者一。梁之右爲糺骨者一。梁之端爲嵩柱骨者一。左耳爲司正骨者一。右耳爲納邪骨者一。正邪之後爲完骨者。左右共二。正邪之上附內爲嚏骨者一。嚏後之上爲逗骨者左右前後共四。嚏上爲㗁骨者一。其㗁後連屬爲頷也。左頷爲乘骨者一。右頷爲車骨者一。乘車之後爲轅骨者。左右共二。乘車上下山齒牙三十六事。復次鈐骨之下爲臚中左中前後至蓧。以四十字。關九十七骨。轅骨之下左右爲鈐骨者二。鈐中爲會厭骨者一。鈐中之下爲咽骨者。左中及右共三。咽下爲喉骨者。左中及右共三。喉下爲嚨骨者。環次共十事。嚨下之內爲肺系骨者。累累然共十二。肺系之後爲谷骨者一。谷下爲偏道骨者。左右共二。嚨外次下爲順骨者共八。順骨之端爲順隱骨者共八。順下之左爲洞骨者一。順下之右爲棚骨者一。洞棚之下。中央爲髑骬骨者一。髑骬直下爲天樞骨者一。鈐下之左右爲缺盆骨者二。左缺盆前之下爲下猒骨者一。右缺盆前之下爲分饍骨者一。猒饍之後附下爲倉骨者一。倉之下左右爲髎骨者共八。髎下之左爲胸骨者一。髎下之右爲蕩骨者一。胸之下爲烏骨者一。蕩之下爲臆骨者一。鈐中之後爲脊窳骨者共二十二。脊窳次下爲大動骨者一。大動之端爲歸下骨者一。歸下之後爲篡骨者一。歸下之前爲蓧骨者一。復次缺盆之下左右至䯏。以二十五字。關六十骨。支其缺盆之後爲傴甲骨者。左右共二。傴甲之端爲甲隱骨者。左右共二。前支缺盆爲飛動骨者。左右共二。次飛動之左爲龍臑骨者一。次飛動之右爲虎衝骨者一。龍臑之下爲龍本骨者一。虎衝之下爲虎端骨者一。本端之下爲腕也。龍本內爲進賢骨者一。虎端上內爲及爵骨者一。腕前左右爲上力骨者共八。次上力爲駐骨者。左右共十。次駐骨爲搦骨者。左右共十。次搦爲助勢骨者左右共十。爪甲之下各有襯骨。左右共十。復次髑骬之下左右前後至初步。以五十一字。關一百三十六骨。此下至兩乳下分左右。自兩足心。衆骨所會處也。髑骬之下爲心蔽骨者一。髑骬之左爲脇骨者。上下共十二。左脇之端各有脇隱骨者。分次亦十二。脇骨之下爲季脇骨者共二。季脇之端爲季隱骨者共二。髑骬之右爲肋骨者共十二。肋骨之下爲䏚肋骨者共二。右肋之端爲肋隱骨者共十二。蓧骨之前爲大橫骨者一。橫骨之前爲白環骨者。共二。白環之前爲內輔骨者。左右共二。內輔之後爲骸關骨者左右共二。骸關之下爲捷骨者。左右共二。捷骨之下爲髀樞骨者。左右共二。髀樞下端爲膝蓋骨者。左右共二。膝蓋左右各有俠升骨者共二。髀樞之下爲骭骨者。左右共二。骭骨之外爲外輔骨者。左右共二。骭骨之下爲立骨者。左右共二。立骨左右各有內外踝骨者共四。踝骨之前各有下力骨者。左右共十。踝骨之後各有京骨者。左右共二。下力有釋欹骨者共十。釋欹之前各有起仆骨者共十。起仆之前各有平助骨者。左右共十。平助之前各有襯甲骨者。左右共十。釋欹兩傍各有核骨者。左右共二。起仆之下各有初步骨者。左右共二。凡此三百六十五骨也。天地相乘。惟人至靈。其女人則無頂威左洞右棚及初步等五骨。止有三百六十骨。又男子女人一百九十骨。或隱或襯。或無髓勢。餘二百五十六骨。並有髓液以藏諸筋。以會諸脈。谿谷相需。而成身形。謂之四大。此骨度之常也。

巔骨者。頭頂也。其骨男子三叉縫。女子十字縫。位居至高。內函腦髓如蓋。故名天靈蓋。以統全體者也。或碰撞損傷。骨碎破者必死。或卒然暈倒。身體強直。口鼻有出入聲氣。雖目閉面如土色。心口溫熱跳動者可治。切不可撅拿並扶起。惟宜屈膝側臥。先徐徐用揉法。後熊顧子法第二整理之。

囟骨者。嬰兒頂骨未合軟而跳動之處。名曰囟門。或打撲損傷。骨縫雖綻。尚未震傷腦髓。筋未振轉者生。治法類巔骨。大凡嬰孩之手法者皆貴揉法。

山角骨。卽頭頂兩傍稜骨也。頻撲損傷。骨碎破者死。骨未破則雖宣紫腫硬瘀血凝聚疼痛。或有昏迷目閉不能起。聲氣短少。語言不出。心中慌亂。

睡臥喘促。飲食少進者。可治。用揉法須輕輕。

凌雲骨。在前髮際下。卽正中額骨。其兩眉上之骨。左名天賢骨。右名天貴骨。兩額骨也。打撲損傷者。面目浮腫。若內傷者。瘀血上而吐衄。昏沉不省人事。治同山角骨。

睛明骨。卽目窠四圍目眶骨也。其上曰眉稜骨。其下曰䪼骨。䪼骨下接上牙床。打仆損傷。血流滿面。或骨碎。眼胞損傷。瞳神破碎者。難治。

兩顴骨者。面上兩旁之高起大骨也。擊仆損傷。靑腫堅硬疼痛。或牙車緊急。嚼物艱難。或鼻孔出血。或兩唇掀翻者。治。骨破碎者不治。

鼻樑骨者。鼻孔之界骨也。下至鼻之盡處。名曰準頭。或打撲鼻兩孔。傷鼻樑骨。凹陷者可治。血出無妨。若跌磕傷開鼻竅。或鼻被傷落者。亦無不治。

中血堂。卽鼻內頞下脆骨空虛處也。雖被打撲傷損。神氣迷昏者無妨。血流不止者危。

地閣骨。卽兩牙車相交之骨。又名頦。俗名下巴骨。上載齒牙。打撲損傷者。頤唇腫痛。牙車振動。雖目閉神昏。或心熱神亂。氣弱體軟者。亦無不治。

齒者。口斷所生之骨也。又名曰牙。有門牙虎牙槽牙。上下盡根牙之別。凡被跌打砍磕。落去牙齒。如走馬牙疳。出血不止者至危。

扶桑骨。即兩額骨旁近太陽。肉內凹處也。若跌仆損傷。或撳腫。或血出。或青紫堅硬。頭疼耳鳴。青痕滿面。憎寒惡冷。心中發熱。若撞撲傷凹。骨碎透內者死。

頰車骨。即下牙床骨也。俗名牙鉤。承載諸齒。能咀食物。有運動之象。故名頰車。其骨尾形如鉤。上控於曲頰之環。其曲頰名兩鉤骨。即上頰之合鉗。以納下牙車骨尾之鉤者也。其上名玉梁骨。即耳門骨也。或打仆脫鉤臼。或因風濕襲入鉤環脫臼。單脫者爲錯。雙脫者爲落。若欠而脫臼者。乃突滑也。無妨。脫臼者。名架風。又落下頦。俗名吊下巴。欠又云打哈氣。探珠母子法整頓之。

後山骨。即頭後枕骨也。其骨形狀不同。或如品字。或如山字。或如川字。或圓尖。或月牙形。或偃月形。或雞子形。皆屬枕骨。凡有傷損。其人頭昏目眩。耳鳴有聲。項強咽直。飲食難進。坐臥不安者。先用揉法整之。後能顧子法第二正之。如悞從高處墜下。後山骨傷太重。筋翻氣促。痰響如拽鋸之聲。垂頭目閉。有喘聲者。此風熱所乘。至危之證。不能治也。遺尿者必亡。惟月牙形者。更易受傷。如被墜墮打傷。震動蓋頂骨縫。以致腦筋轉撳。疼痛昏迷。不省人事。少時或明者。其人可治。

壽台骨。卽完骨在耳後接於耳之玉樓骨者也。若跌打損傷。其耳上下俱腫起。耳內之禁骨有傷。則見血膿水。耳外瘀聚凝結疼痛。筋結不能舒通。以致頭暈眼迷。兩太陽扶桑骨脹痛。頸項筋強。虛浮紅紫。精神短少。四肢無力。坐臥不安者。先用摽法整之。後用熊顧子法第三端理之。

旋台骨。又名玉柱骨。卽頭後頸骨三節也。一名天柱骨。此骨被傷共分五證。一曰。從高墜下。致頸骨插入腔內。而左右廢活動者。用熊顧子法第一拔提之。二曰。打傷頭低不起。用熊顧母法整理之。三曰。墜墮左右歪邪。項強不能顧者。熊顧母法提顧之。四曰。仆傷面仰頭不能乘。或筋長骨錯。或筋聚。或筋強者。用熊顧子法第二端之。五曰。自縊者旦至暮心下若微溫者可治。暮至旦雖心下微溫不可治。徐徐抱解不能截繩。上下安被臥之。用熊顧子法第三整理之。

髃子骨。經名柱骨。橫臥於兩肩前缺盆之外。其兩端外接肩解。擊打損傷。或驅馬悞墜於地。或從高墜下。或撞撲砍磕。骨斷骨又乘者。用車轉子法第八整之。

胸骨。卽髑骭骨。乃胸脇衆骨之統名也。一名膺骨。一名臆骨。俗名胸膛。其兩側自腋而下至肋骨之盡處。統名曰脇。脇下小肋骨名曰季脇。季肋俗名軟肋。肋者單條骨之謂也。統脇肋之總。又名曰胠。凡胸骨被物從前面撞打跌仆者重。從後面撞仆者輕。輕者用𦁄法治之。重者骨斷骨叉乘。用靡風子法第三整理之。兩乳上骨傷者。用靡風子法第二治之。若傷重者。內透胸中。傷心肺兩藏。其人氣亂昏迷。閉目嘔吐血水。呃逆戰慄者。則危在旦夕。不可醫治矣。

岐骨者。卽兩凫骨端相接之處。其下卽鳩尾骨也。內近心君。最忌觸犯。或打撲損傷骨閃錯。輕者用靡風子法第一治之。重者必入心藏。致神昏目閉。不省人事。牙關緊閉。痰喘鼻搧。久而不醒。醒而神亂。此血瘀而堅凝不行者也。難以回生。

凫骨者。卽胸下之邊肋。上下二條易被損傷。左右皆然。自此以上。有肘臂護之。打撲傷損。用靡風母法喘之。在下近腹者。鶴跨母法亦可。

背骨者。自後身大椎骨以下。腰以上之通稱也。其骨一名脊骨。一名膂骨。俗呼脊梁骨。其形一條居中。共二十一節。下盡尻骨之端。上載兩肩。內繫藏府。其兩旁諸骨附接橫疊。而彎合於前。則爲胸脇也。跌打傷損。瘀聚凝結。若脊筋隴起。骨縫必錯。則不可能俯仰者。用鶴跨母法整頓之。或有爲傴僂之形者。用鶴跨子法整理之。

腰骨。即脊骨十四椎十五椎十六椎間骨也。若跌打損傷。瘀聚凝結。身必俯臥。若欲仰臥側臥。皆不能也。疼痛難忍。腰筋僵硬者。騎龍母法治之。

尾骶骨。即尻骨也。其形上寬下窄。上承腰脊諸骨。兩旁各有孔。名曰八髎。其末節名曰尾閭。一名骶端。一名橛骨。一名窮骨。俗名尾椿。或打撲跌蹶。或蹲墊骨錯。壅腫者。用騎龍母法。

髃骨者。肩端之骨。即肩胛骨臼端之上稜骨也。其臼含納臑骨上端。其處名肩解。即肩骸與臑骨合縫處。俗名吞口。一名肩頭。若被跌傷。手必屈轉向後。骨縫裂開。不能招舉。亦不能向前。惟扭於肋後而已。其氣血皆壅聚於肘。肘腫如椎不移者。用車轉子法第六整頓。或脫臼。手麻木。髃骨突出者。用車轉子法第一歸窠。或打撲髃骨閃錯。手不能舉。疼痛者。車轉母法整理之。或筋翻筋攣筋脹。髃骨膠結。不能離脇肋者。用車轉子法第二轉之。或損傷經數日。而髃骨腫硬。臑肘瘀血凝滯如鍼刺者。車轉子法第三撥轉之。髃骨錯出于後。筋攣筋脹膠結不動者。車轉子法第四挫頓之。肩髃合縫高出。難用運轉之手法者。車轉子法第五整理之。雖髃骨不脫臼。不骨突出。前後上下運轉不如意。筋脈攣急者。車轉子法第七治之。

肩胛骨。肩髃之下附於脊背成片如翅者。名肩胛。亦名肩髆。亦名鍁板子骨。打撲顛蹶。骨失位。腫硬者。用鸞翔之法整頓之。

臑骨。卽肩下肘上之骨也。自肩下至手腕。一名肱。俗名胳膊。乃上身兩大支之通稱也。或墜馬跌碎。或打斷。或斜裂。或截斷。或碎斷。打斷者有碎骨。跌斷者無碎骨。先用揉法整之。將杉籬裹帘法縛之。

肘骨者。胳膊中節上下支骨交接處。俗名鵝鼻骨。若跌傷其肘尖向上突出。疼痛不止。先用圓旋子法第三挫頓。後用旋母法正之。肘骨脫臼。手垂不能擧。臂腕麻木。或冷涼。用圓旋母法整之。肘骨屈不伸。其筋斜彎者。用圓旋子法第一曳之。肘尖骨向上破皮肉突出。經日不復。腫硬筋攣不伸。臂腕失政者。用圓旋子法第二擊頓之。後用圓母法整理之。老人婦人小兒者。用圓旋子法第四整之。

臂骨者。自肘至腕有正輔二根。其在下而形體長大連肘尖者。爲臂骨。其在上而形體短細者。爲輔骨。俗名纏骨。疊並相倚。俱下接於腕骨焉。凡臂骨受傷者。多因迎擊而斷也。或斷臂輔二骨。或惟斷一骨。先用揉法端之。後用杉籬裹帘法。

腕骨、卽掌骨。乃五指之本節也。一名壅骨。俗曰虎骨。其骨大小六枚。湊以成掌。非塊然一骨也。其上並接臂輔兩骨之端。其外側之骨。名高骨。一名銳骨。亦名踝骨。俗名龍骨。以其能宛屈上下。故名曰腕。若墜馬手掌著地。只能傷腕。壅腫疼痛。若手背向後。翻貼於臂者。并躍魚法端之。

五指之骨。名錘骨。即各指本節之名也。其各指次節名竹節骨。若被打傷。折五指。或翻錯一指。並游魚法整之。

胯骨。即髖骨也。又名髁骨。跌打損傷。筋翻足不能直行。筋短者腳尖著地。骨錯者。臀努斜行。用騎龍母法整之。

環跳者。髖骨外向之凹。其形似臼。以納髀骨之上端如杵者也。名曰機。又名髀樞。即環跳穴處也。跌打損傷。以致樞機錯努。青紫腫痛。不能步履。或行止欹側艱難。燕尾母法挫頓之。或環跳脫臼。筋弛足痿蹇麻木者。燕尾子法第一端之。或髖骨閃錯。及大腿骨一時碎者。先用揉法。整大腿骨。杉籬裹帘法纏縛之。後用燕尾子法第二。治髖骨閃錯。

股骨者。髀骨上端如杵。入如髀樞之臼。下端如錐。接於骱骨。統名曰股。乃下身兩大支通稱也。俗名大腿骨。墜馬擰傷。骨碎筋腫。黑紫清涼者。先用揉法端之。後用杉籬裹帘法。

膝蓋骨。亦名臏骨。形圓而扁。覆於楗骱上下兩骨之端。內面有筋聯屬。其筋上過大腿至於兩脇。下過骱骨至於足背。如有跌打損傷。膝蓋上移者用尺蠖子法第二整之。或膝屈不伸。膕大筋翻攣者。用尺蠖母法端之。或膝頭大腫。黑紫筋直。膕腫疼痛。手不可近者。用尺蠖子法第一端之。或膝骨斜錯。股骨一時碎傷者。先整其股骨。後用尺蠖子法第三治之。

䯒骨。卽膝下小腿骨。俗名臁脛骨者也。其骨二根。在前者。名成骨。又名骭骨。其形粗。在後者。名輔骨。其形細。又俗名勞堂骨。若被跌打損傷。其骨尖斜突外出。肉破血流。或砍磕被重物擊壓。骨細碎者。用揉法整之。杉籬裹帘法縛之。

髁骨者。䯒骨之下。足跗之上。兩旁突出之高骨也。在內者名內踝。俗名合骨。在外者爲外踝。俗名核骨。或馳馬墜傷。或行走錯誤。則後跟骨向前。脚尖向後。筋翻肉腫。疼痛不止者。用弄玉法端之。

跗骨者。足背也。一名足趺。俗稱脚面。其骨乃足趾本節之骨也。其受傷之因不一。或從隕墜。或被重物擊壓。或被車馬踹砑。若僅傷筋肉。尚屬易治若骨體受傷。每多難治。領尾法治之。

趾者。足之指也。名以趾者。所以別於手也。俗名足節。其節數與手之骨節同。大指本節後內側圓骨努突者。一名核骨。又名覈骨。俗呼爲孤拐也。趾骨受傷。多與跗骨相同。惟奔走急迫。因而受傷者。多游魚法治之。

跟骨者。足後跟骨也。上承䯒輔二骨之末。有大筋附之。俗名脚攣筋。其筋從跟骨。過踝骨。至腿肚裏。上至膕中過臀。抵腰脊至項。自腦後向前至目眥。皆此筋之所達也。若落馬墜蹬等傷。以致跟骨擰轉向前。足趾向後。即或骨未碎破。而縫隙分離。自足至腰脊。諸筋皆失其常度。拳攣疼痛。宜螺旋法治之。

正面名目圖

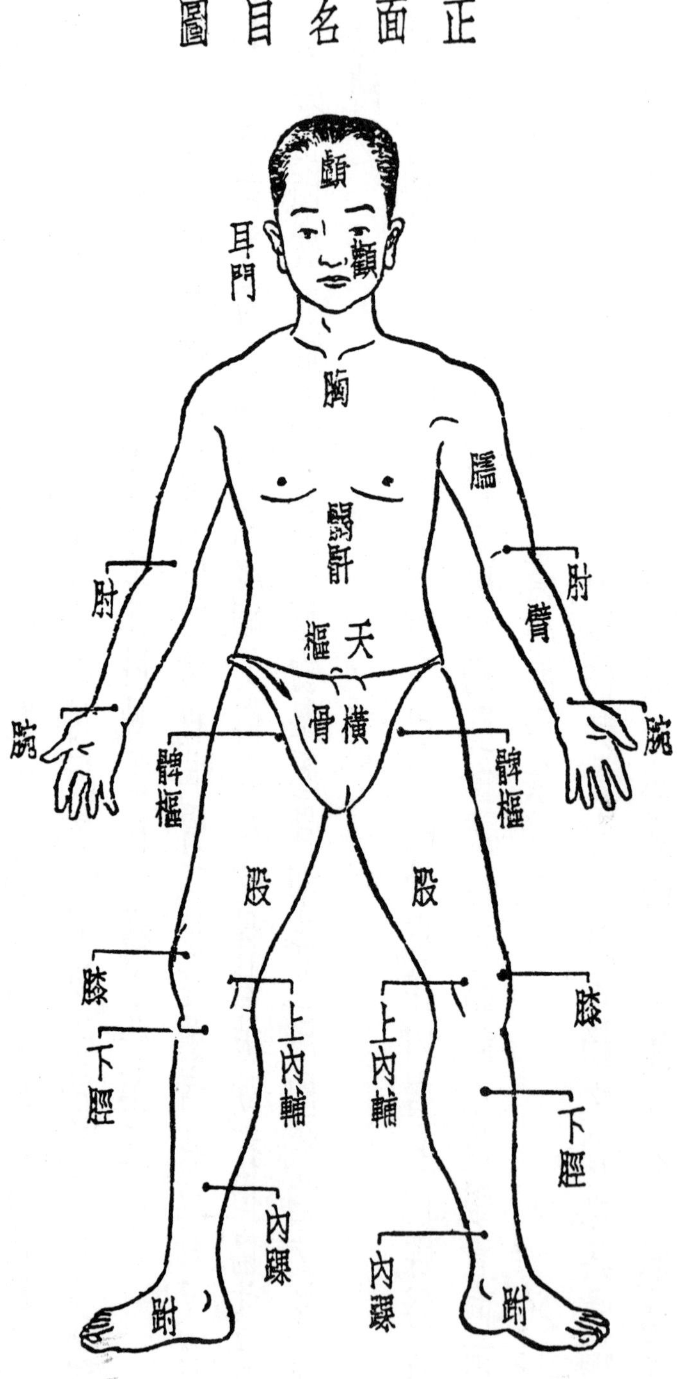

背面名目圖

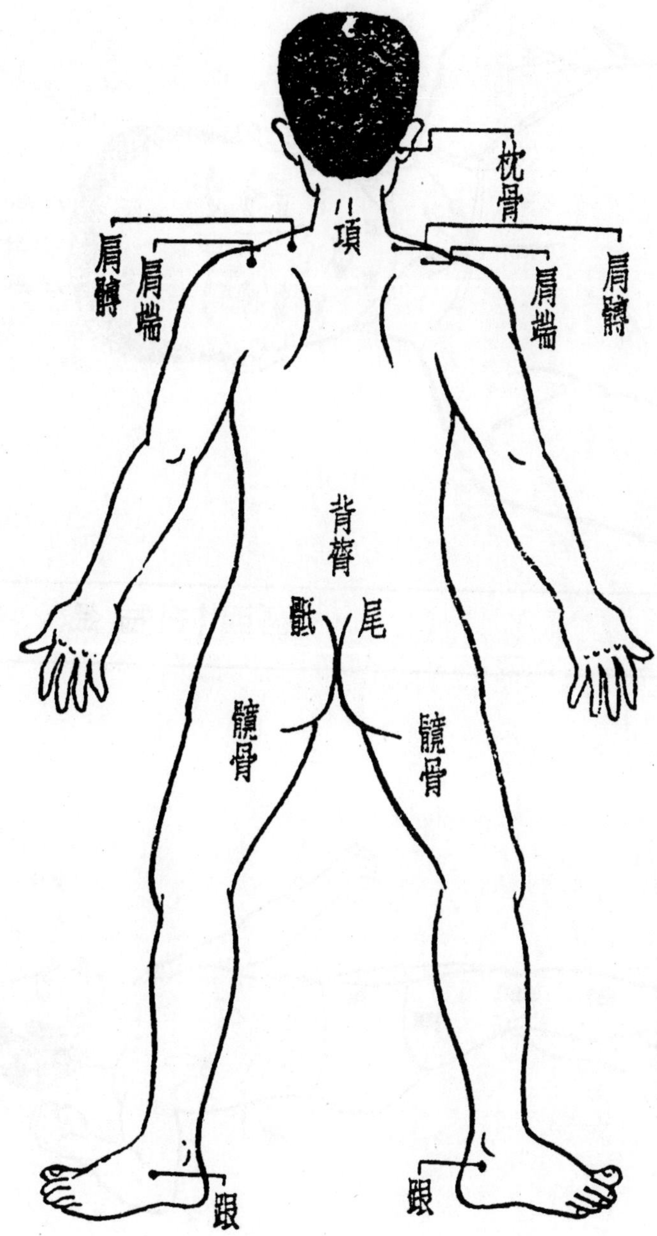

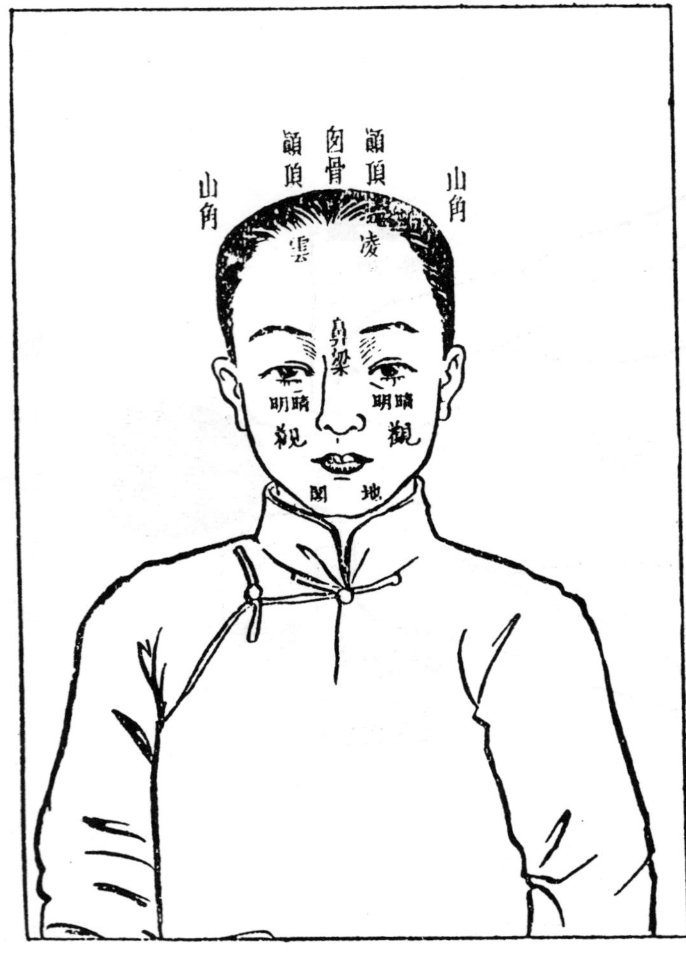

巔頂正面圖

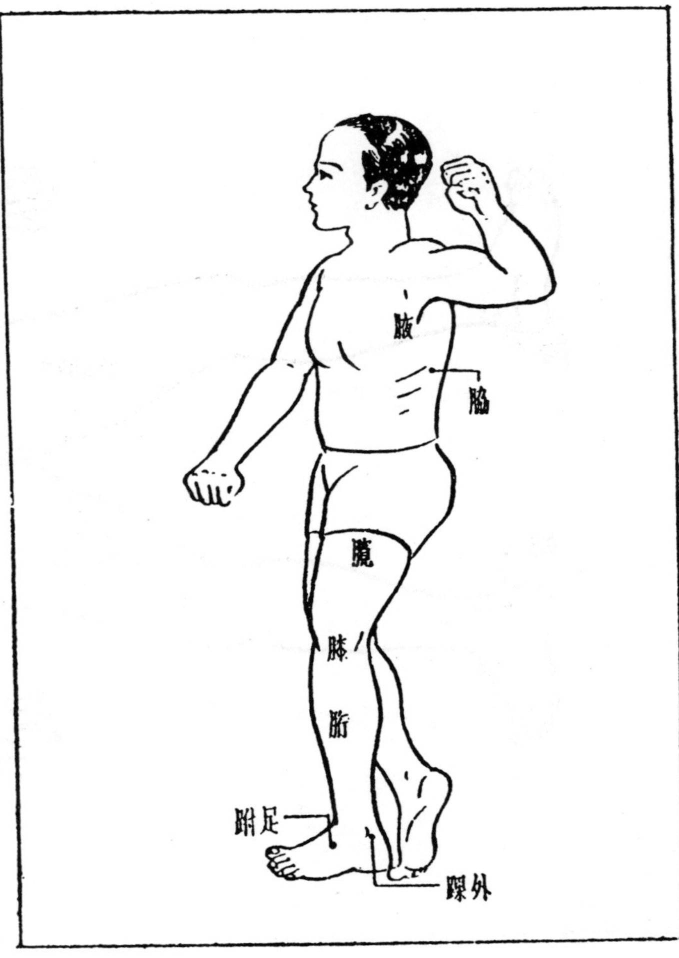

側面名目圖

側面骨名圖

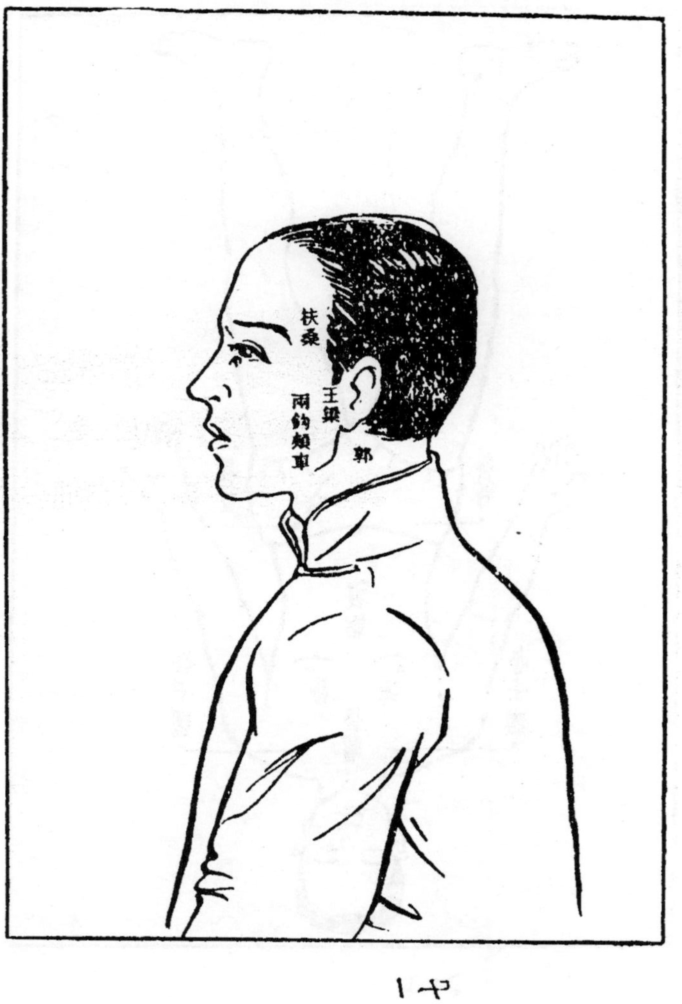

背面骨名圖

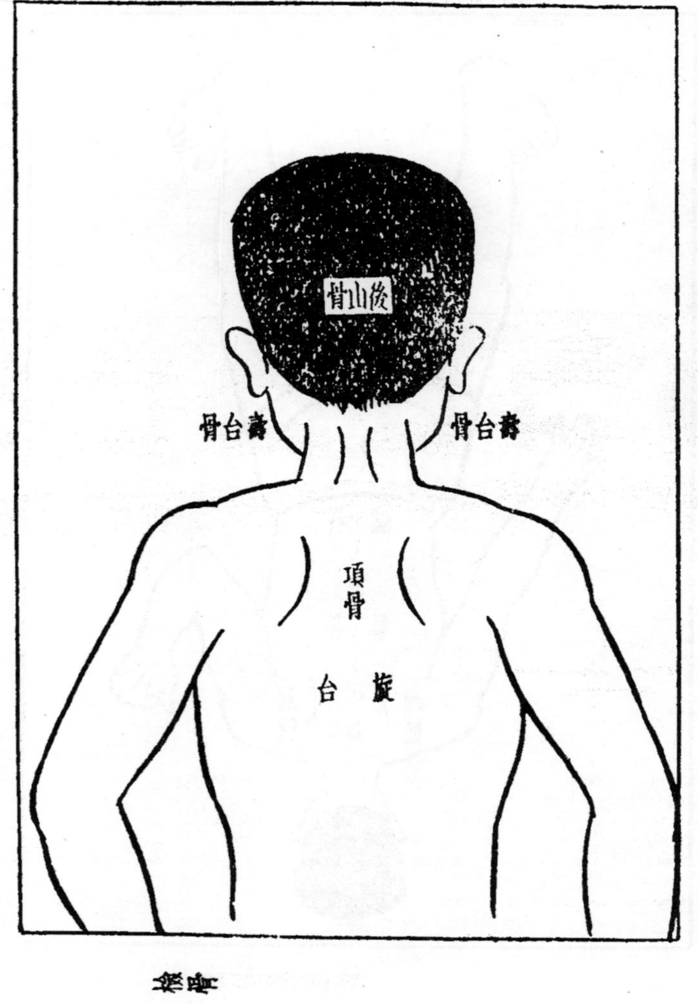

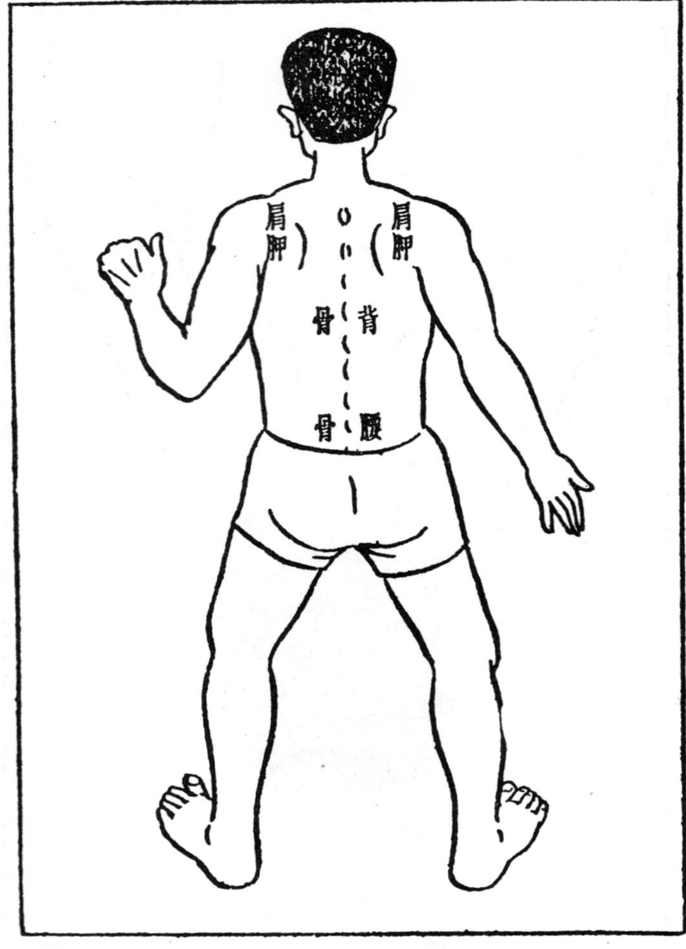

肩背骨名圖

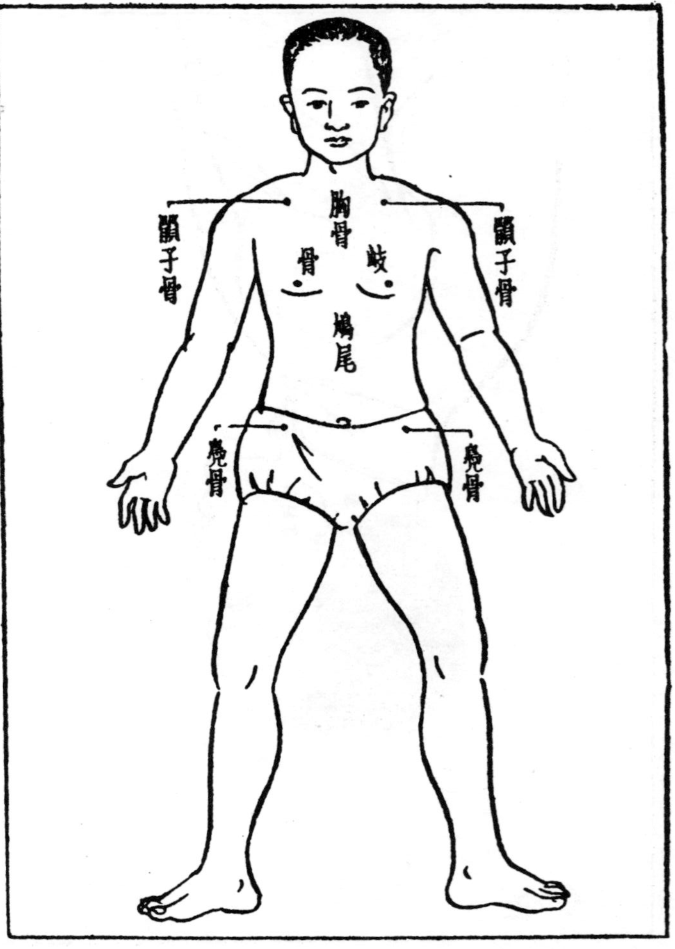

胸腹骨名圖

手骨名圖

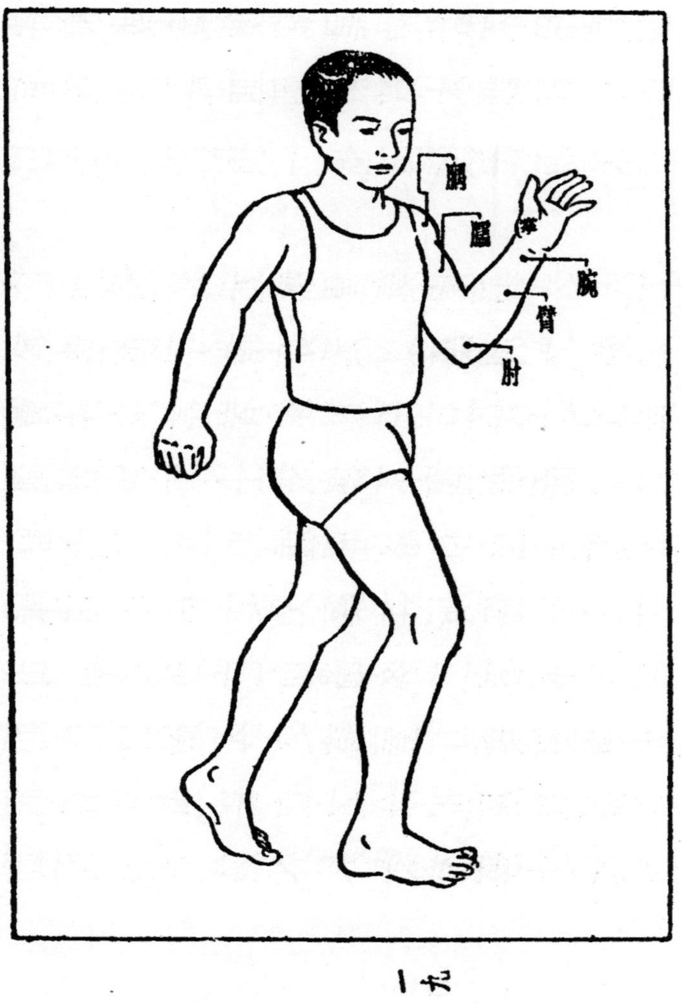

足骨名圖

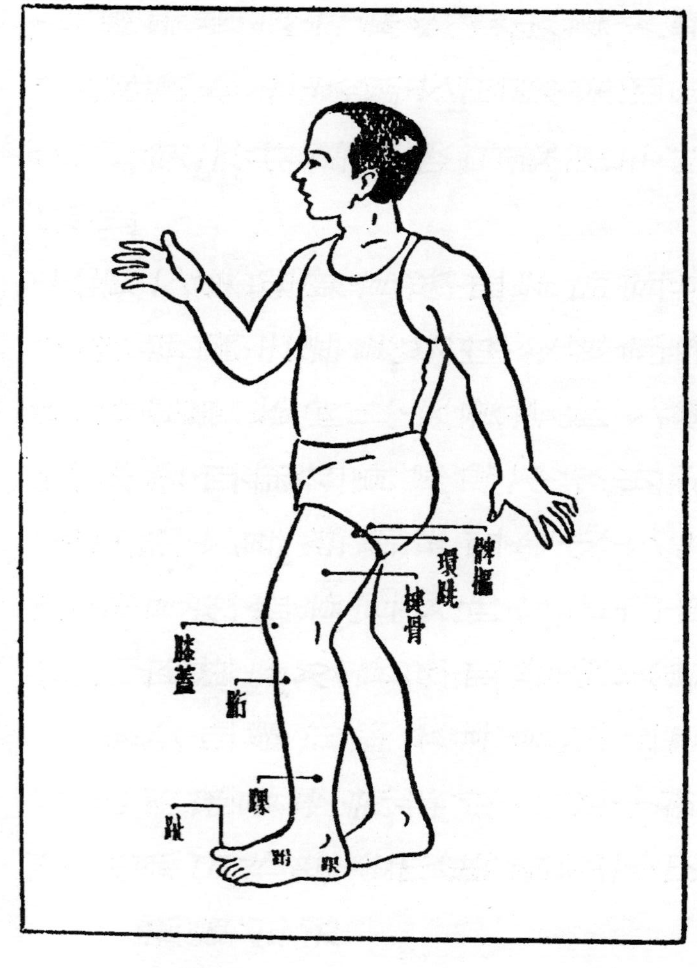

脈證治法

劉宗原曰。打撲金刃損傷。是不因氣動而病。生於外。外受有形之物所傷。乃血肉筋骨受病。非如六經七情爲病。有在氣在血之分也。所以損傷一證。專從血論。但須分其有瘀血停積而亡血過多之證。蓋打撲墜墮皮不破而內損者。必有瘀血。若金刃傷皮出血。或致亡血過多。二者不可同法而治。有瘀血者。宜攻利之。若亡血者兼補而行之。又察其所傷有上下輕重淺深之異。經絡氣血多少之殊。唯宜先逐瘀血通經絡和血止痛。然後調氣養血補益胃氣。無不效也。頃見圍城中軍士被傷。不問頭面手足胸背輕重。醫者例以大黃等利之。後大黃缺少。甚者遂以巴豆代之。以爲不於初時瀉去毒氣。後則多致危殆。至於略傷手指。亦悉以藥利之。殊不知大黃之藥惟與有瘀血者相宜。其有亡血過多元氣胃氣虛弱之人。不可服也。

戴院使云。仆踣不知曰攧。兩手相搏曰撲。其爲損一也。因攧撲而迷悶者。酒調蘇合香丸灌之。因攧撲而損傷。宜逐其惡血。酒煎蘇木調蘇合香丸。或鷄鳴散。或和氣飲加大黃。入醋少許煎。或童便調黑神散。不用童便用蘇木煎酒調亦得。攧撲傷疼。酒調琥珀散極佳。烏藥順氣散亦可。

大法固以血之瘀失分虛實。而爲補瀉。亦當看損傷之輕重。輕者。頓挫。氣血凝滯作痛。此當導氣行血而已。重者。傷節折骨。此當續節接骨。非調治三四月。不得平復。更甚者。氣血內停。沮塞。眞氣不得行者必死。急瀉其血通其氣。亦或有可治者焉。

凡打撲傷損者。先用手尋揣傷處。用藥熨數次。整頓其筋骨。以敷藥揲之。後用杉籬裹帘法。骨細碎者。別有正副夾縛定之法。正夾用杉皮去外重皮。約手指大。指排肉上。以藥敷杉皮上。其藥上用副夾。用竹片去裹竹黃。亦如指大。疏排夾縛。

凡打傷跌撲。其痛不可近者。先用草烏散九烏散之類之麻藥。則麻倒不知疼處。或用刀割開。或用剪去骨鋒。或以手整頓骨筋歸元端正。後用夾板夾縛定。或箭鏃入骨不出。亦可用此藥麻之。或鐵鉗拽出。或用鑿鑿開取出。若人昏沉。後用鹽湯。或鹽水。或鐵醬汁。或濃煎茗與服立醒。

凡骨斷皮破者。不用酒煎藥。或損在內破皮肉者。可加童便在破血藥內。

若骨斷皮不破。可全用酒煎藥服之。若只損傷。骨未折肉未破者。用正骨順氣湯。折傷木湯之類。

凡皮破骨出差曰拔。撙捺不入。用快刀割皮間些。捺入骨。不須割肉。肉自破。後用莞爾膏敷貼。瘡四傍腫處。用敷藥。若破而血多出者。用手整時最要快便。

凡平處骨斷骨碎。皮不破者。只用敷藥藥熨鏝熨。若手足曲直等處。及轉動處。只宜絹包縛。令時數轉動。不可夾縛。如指骨碎斷。止用苧蔴夾縛。腿上用苧蔴繩夾縛。冬月熱縛。夏月冷縛。餘月漫縛。凡傷重其初麻而不痛。應拔伸捺正。或用刀取開皮。二三日後。方知痛。且先匀氣血。

凡筋攣筋縮筋翻者。摻以蚯蚓膏。而後頻用揉法。滿腫硬堅者。用振挺法輕擊之。瘀血聚積。或青紫黑色焮熱者。以三楞鍼刺數處出血。貼以鯽魚泥生鮨泥之類。

凡肉破出血不止者。以髮繩扎住其上。閃青筋放五六鍼。青筋不見者。以三稜鍼。刺足委中穴。血突出高一二尺許。漸漸如線流於地。約升餘。其人或暈倒。或如委頓狀。面失色。則瘡口出血頓止。

素問云。人有所墜墮。惡血留內。腹中滿脹。不得前後。先飲利藥。此上傷厥陰之脈。下傷少陰之絡。刺足內踝之下。然骨之前。血脈出血。刺足跗上動脈不已。刺三毛上。各一痏。見血則已。左刺右。右刺左。善悲驚不樂。刺如右方。

靈樞云。身有所傷。血出多。反中風寒。若有所墜墮。四肢懈惰不收。名曰體惰。取小腹臍上三結交。陽明太陰也。臍下三寸。關元也。

脈經云。從高巔仆。內有血。腹脹滿。其脈堅強者生。小弱者死。破傷之脈。若瘀血停積者。堅強實則生。虛細澀則死。若亡血過多者。虛弱澀則生。堅強實則死。皆爲脈病不相應故也。

凡斫刺出血不止者。其脈止。脈來大者。七日死。滑細者生。

靈樞云。有所墜墮。惡血留內。有所大怒。氣上而不行。下積於脇下則傷肝。又中風及有所擊仆。若醉入房。汗出當風。則傷脾。又頭痛不可取於腧者。有所擊墮。惡血在內。若內傷痛未已。可側刺。不可遠取之也。

十不治證

胸背骨破入肺者。縱未即死。一一七難過。　左脇下傷透至内者。　腸傷斷者。　頭顱骨碎腦蓋傷者。　小腹下傷内横骨破者。　血出盡者。　肩内耳後傷透内者。　腰骨壓碎者。　傷破陰子者。　𣢾不實重者。

敷藥法

用蜜。或糯米糊。或東流水。或生薑自然汁。或無灰酒。或火酒。或霹靂酒。或釅醋。或陳醬汁。或童便和散藥爲泥。鷄翎一二三十莖。縛作刷子。掃痛處。俟其乾更塗。如此三四層爲度。若有肉破處。則唯布其四面。而露其口。兩三日後。用柳篦。鏟落舊藥。換新藥。或用藥水泡洗。去舊藥亦可。惟不可驚動損處。

藥熨法

用木綿布方五寸。裹藥一劑。以麻絲括定。餘其絲條尺許。浸火酒於砂鍋中。定文于文火爐上。不令有潮氣。須酒色微紅時。取三指大青竹筒長五六寸。兩頭不留節。以所括麻條通竹筒中。絡其末令如鼓桴。熨患處。揉摩數次。

熨藥器圖

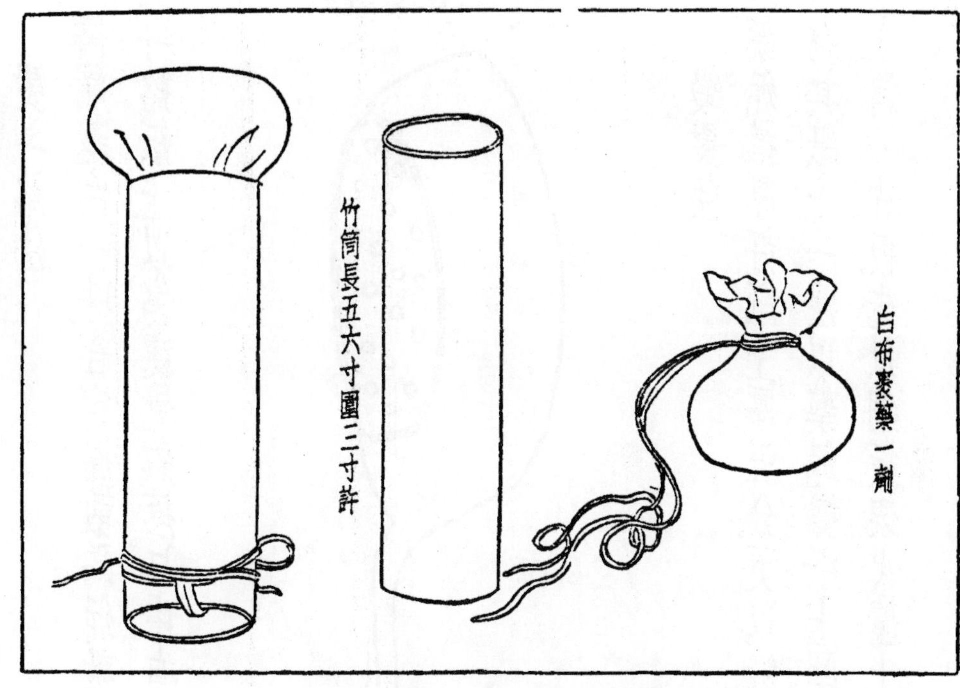

藥熨按排圖

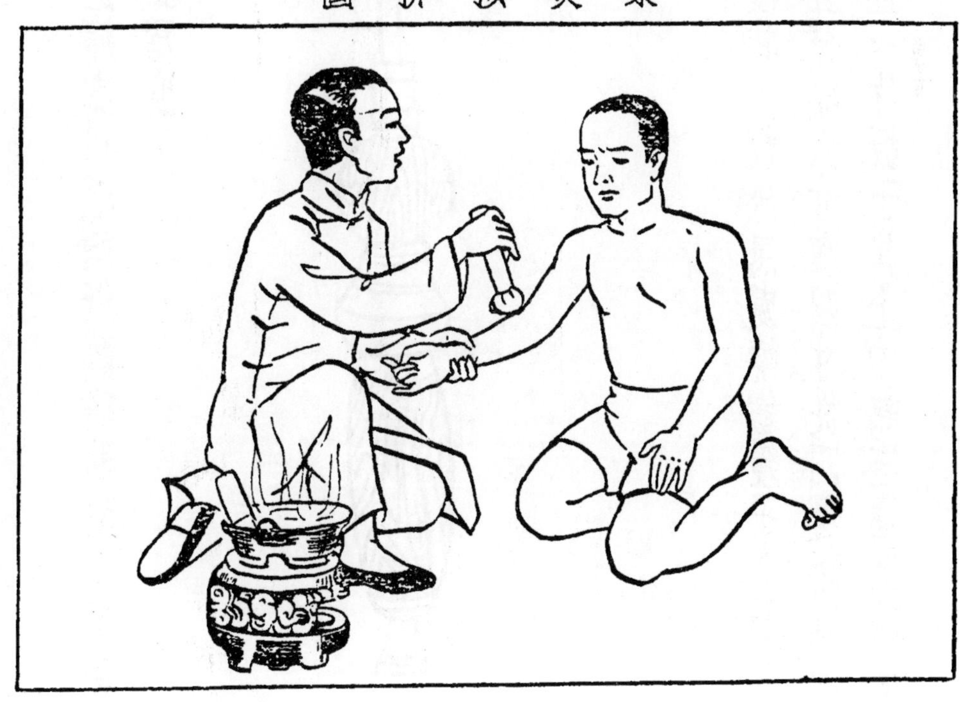

熨斗烙法

先擣爛葱白一味。合定痛散爲泥。敷於痛處。以毛頭紙蘸醋貼藥上。燒鐵熨斗烙紙上。以傷處覺熱疼口中有聲爲度。

鐵熨斗圖

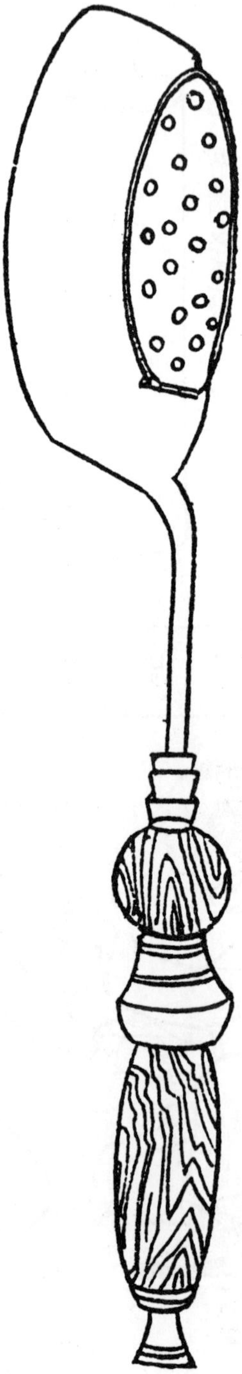

鏝熨法

以藥泥攤厚好紙上厚五分。更以紙覆其上。敷於患處。燒鐵鏝子令通紅。烙熨其紙上。一法以藥泥攤紙上厚五分。縱六寸。橫四寸。從四邊起紙來裹之、爲一片板、先以銅板架火爐上。置一片板于其上。俟熱透罨熨於患處、

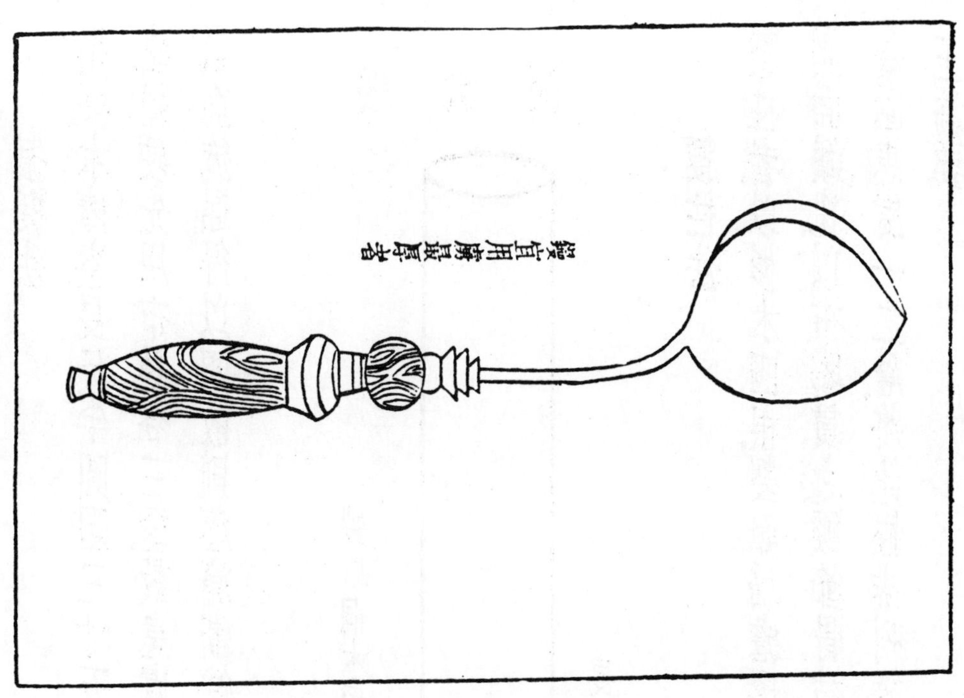

鏝熨按排圖

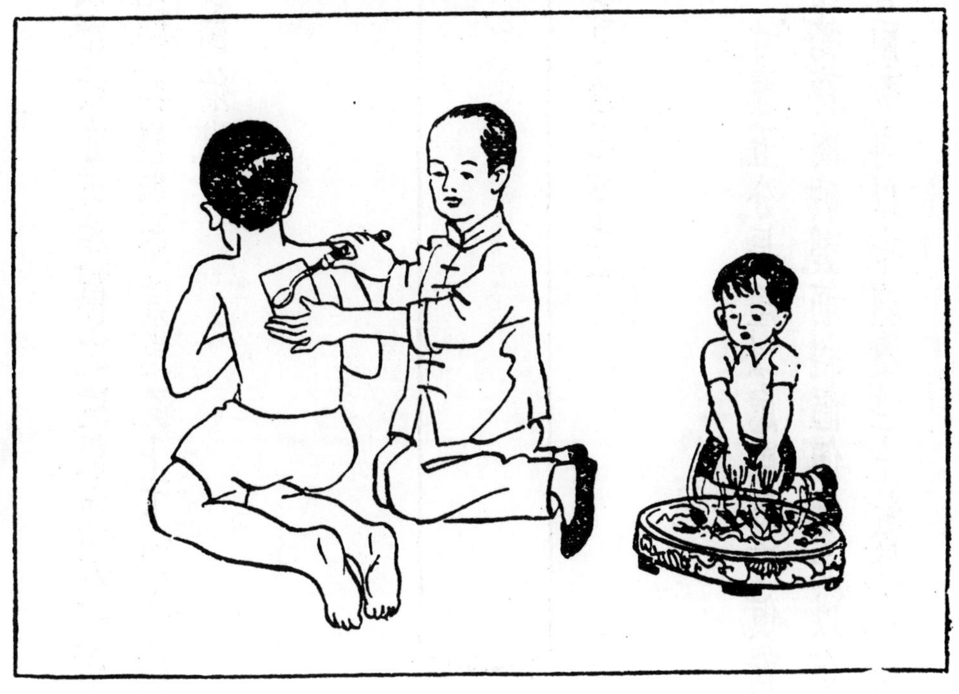

振梃法

振梃。木棒也。長尺半圓圍三寸五分。或麵杖亦可。受傷之處。氣血凝結疼痛。腫硬先用布疊令三重。敷患處。以此梃輕輕振擊其患處。上下四旁。使氣血流通。得以四散。則疼痛漸減。腫硬潮消也。

振梃圖

製以桐木爲佳

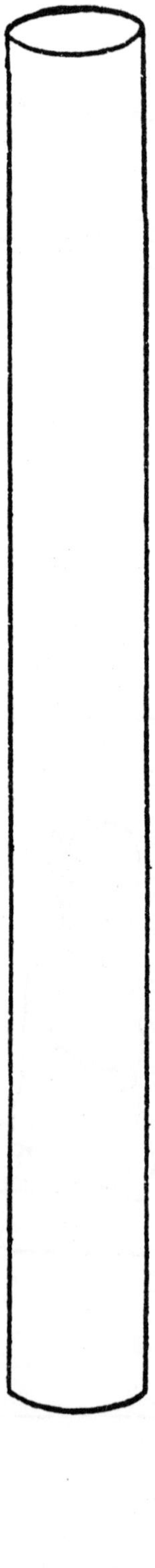

長一尺五寸圍三寸五分

腰柱法

腰柱者。以杉木四根。製如扁擔形。寬一寸。厚五分。長短以患處爲度。俱就側面鑽孔。以布聯貫之。腰節骨被傷。錯笋。膂肉破裂。筋斜傴僂者。先以布纏圍患處一二層。將此柱排列於脊骨兩旁。再以布纏覆柱上數層。令端正爲要。

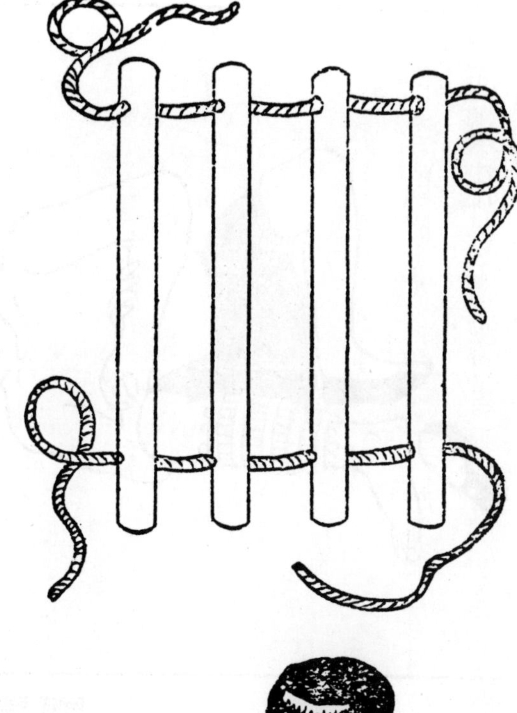

腰柱圖

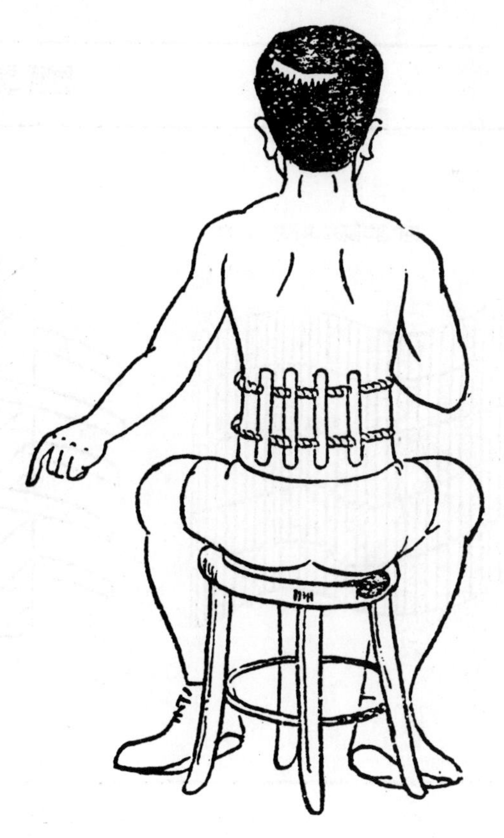

腰柱按排圖

杉籬法

杉籬者。復逼之器也。量患處之長短闊狹。曲直凸凹之形。以杉木爲片。以布卷定之。酌其片數記其次以布聯編之。令不得紊亂。有似於籬。故名焉。手足骨斷骨碎筋斜筋斷者。先以布纏之。以此籬環抱之。再以布纏裹籬上。則骨縫吻合。堅牢無離綻脫走之患。令不動搖爲要。

杉籬圖

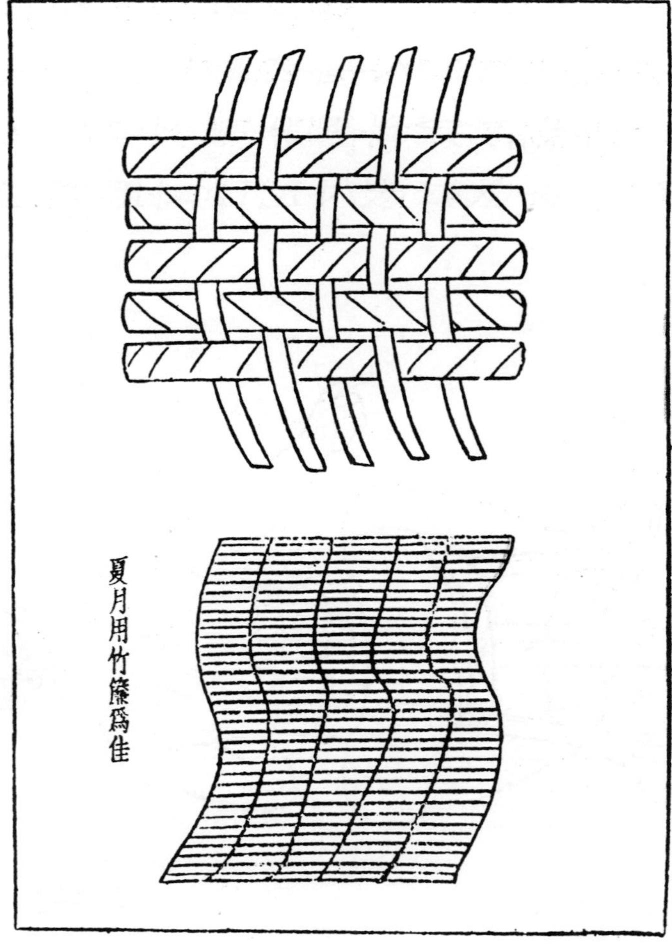

杉籬夾縛圖

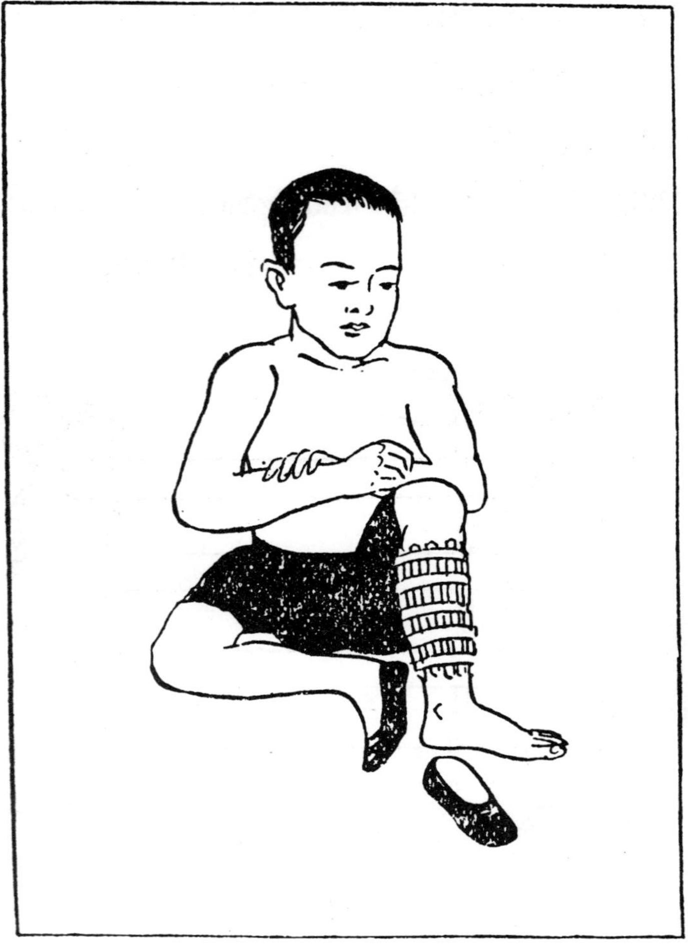

裹帘法

裹帘以白布為之。層纏患處。故名裹帘。其長短闊狹。量病勢用之。和蘭醫書精錄其事。桂川月池先生之譯。別有其書。故唯擧一二圖而不復贅焉。

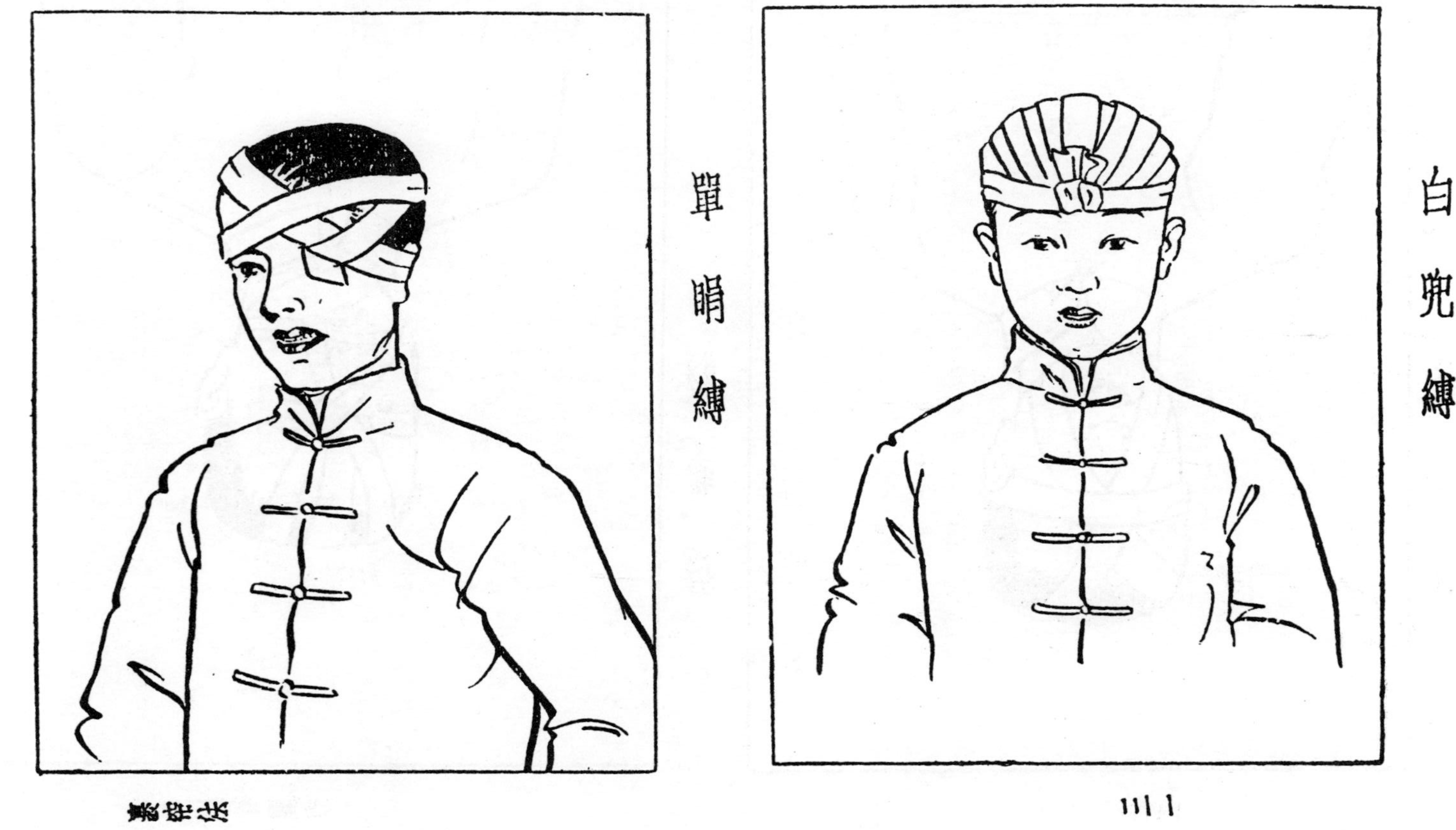

單眼纏

白兜纏

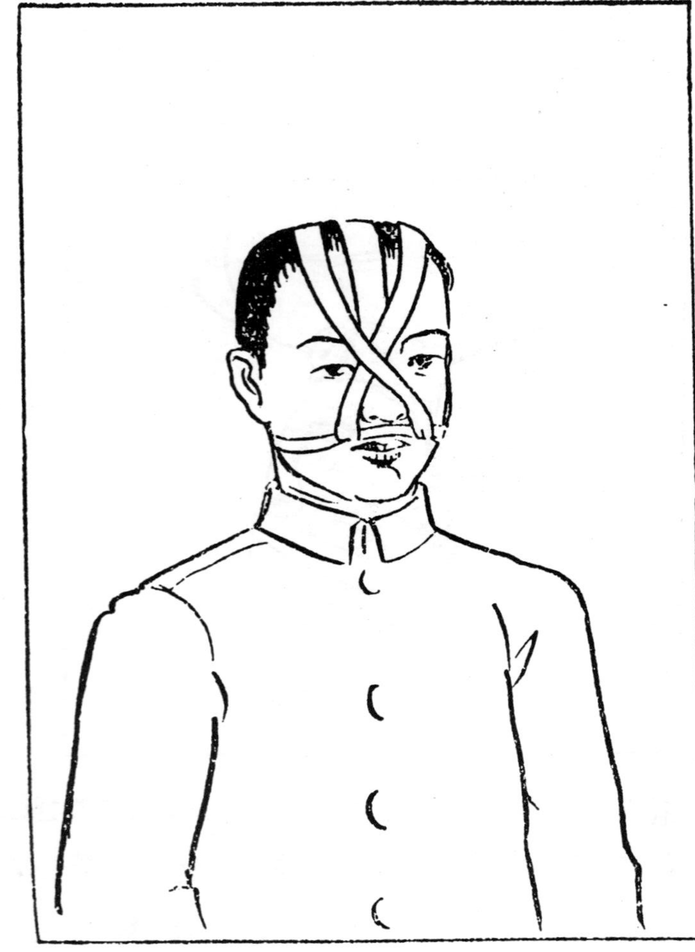

絞準縛

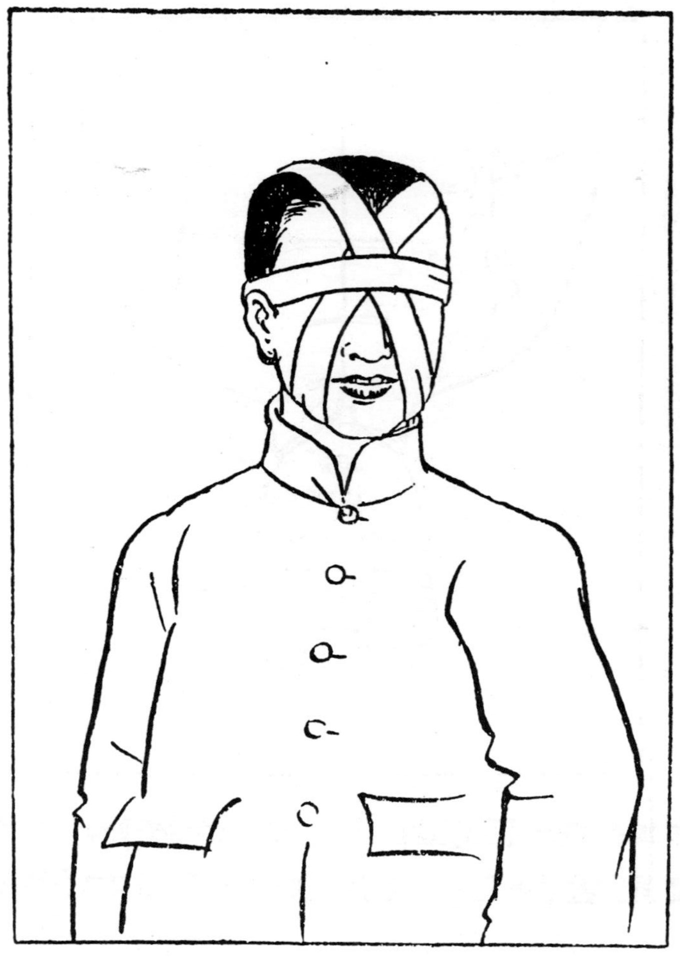

雙明縛

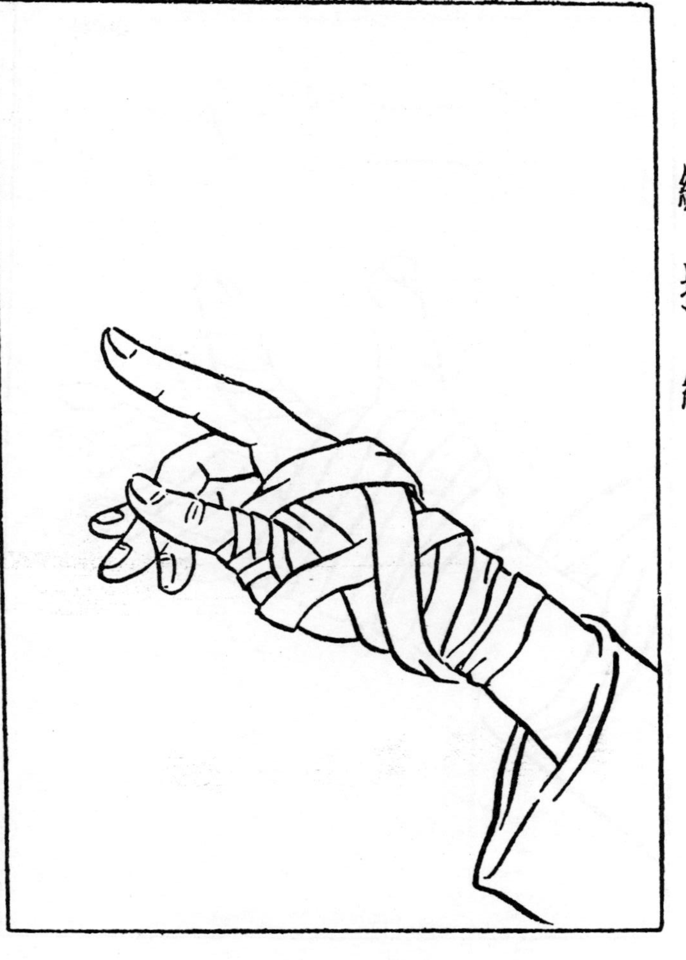

編拇縛

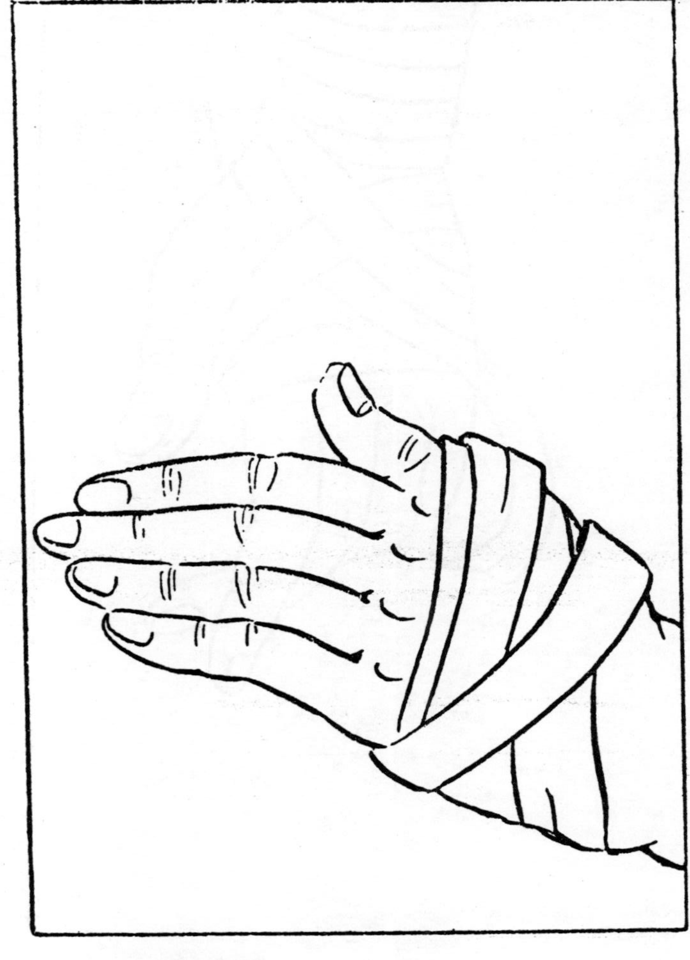

搤腕縛

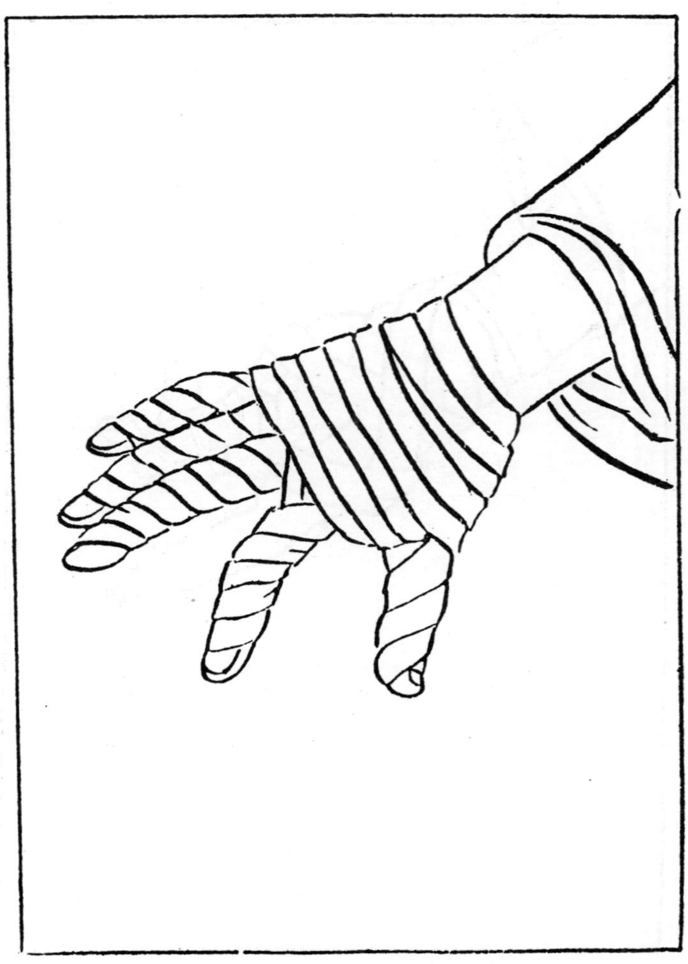

龜手縛

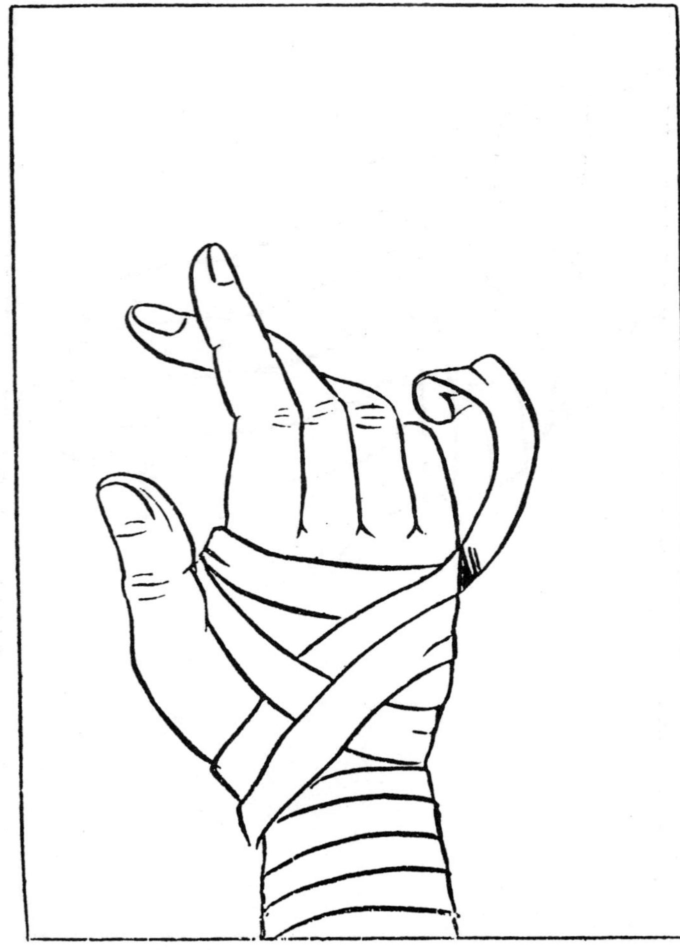

裹甲縛

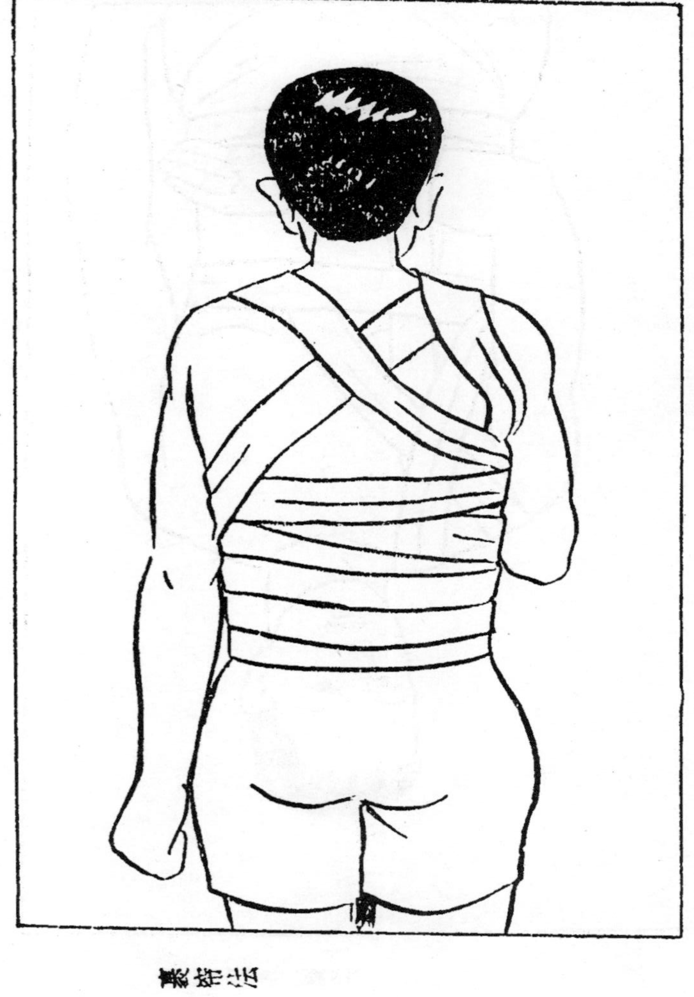

十字带

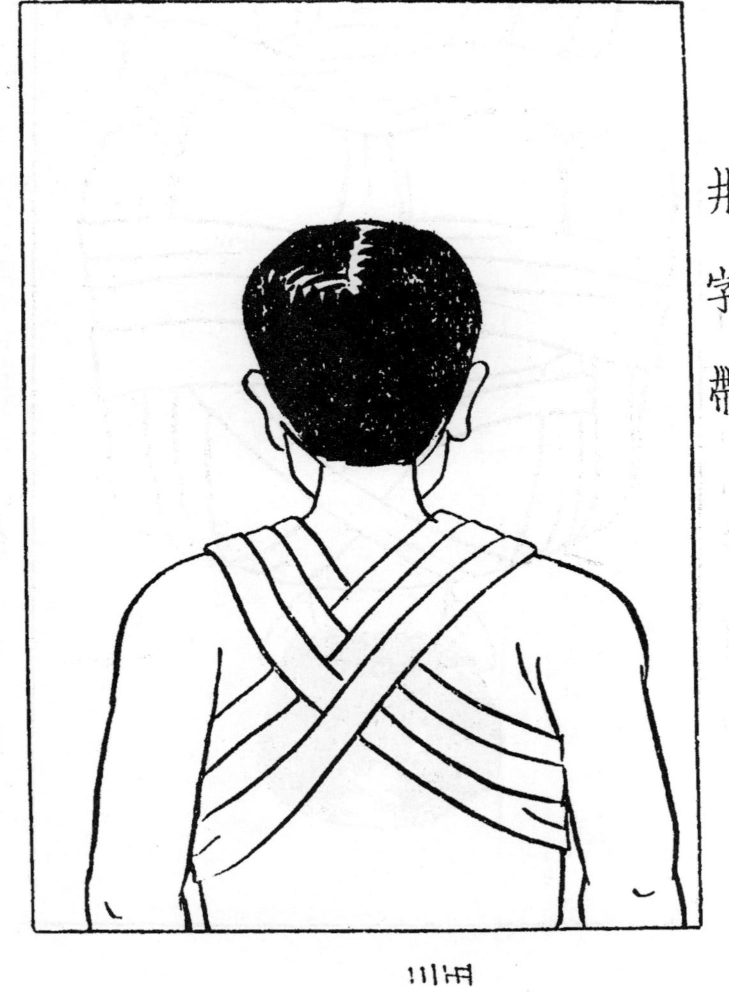

井字带

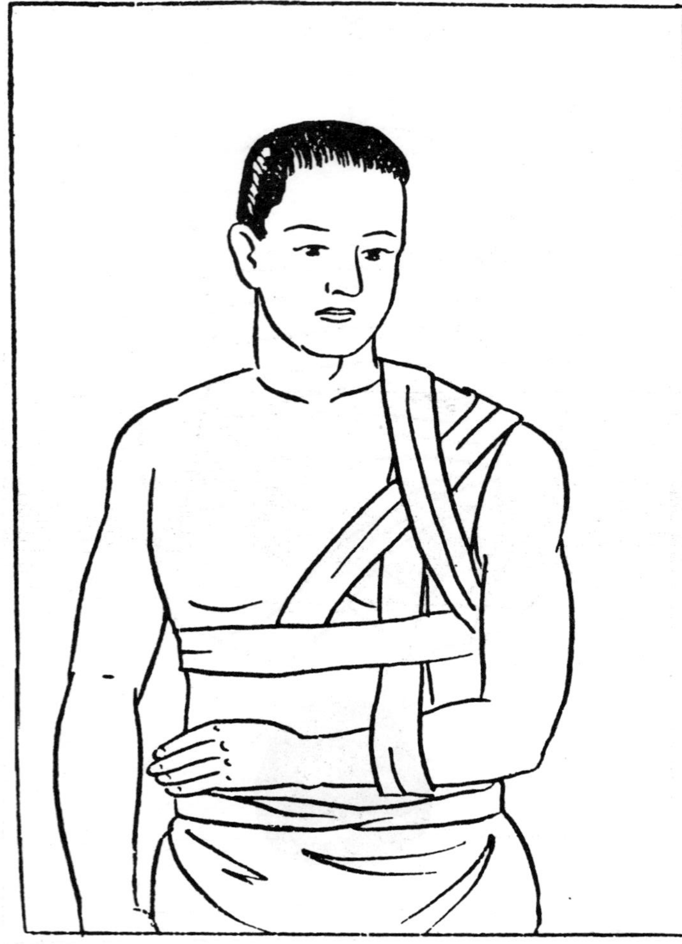

鈎臂帶

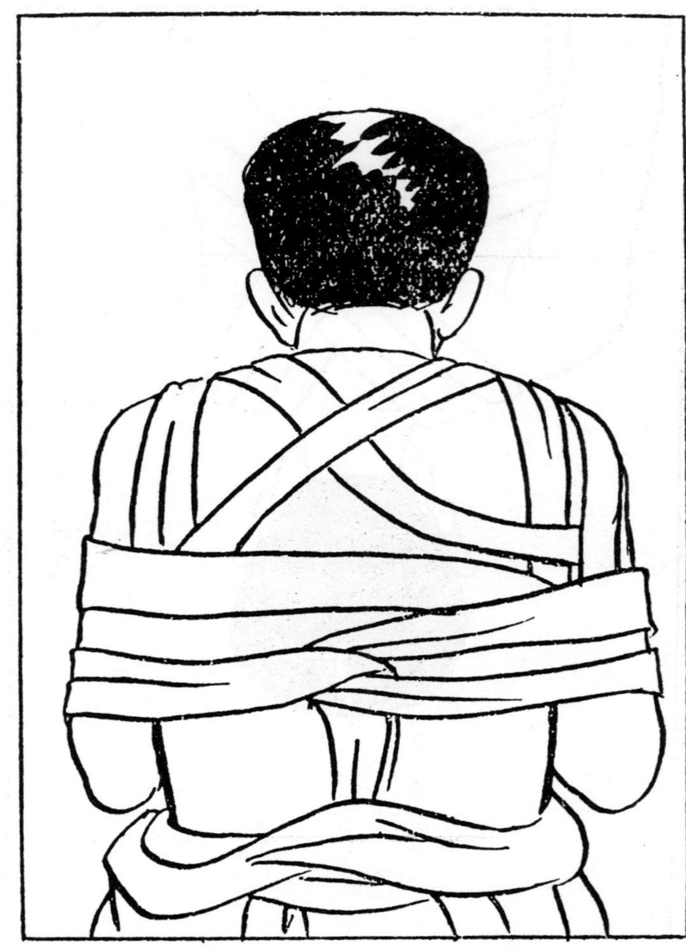

摞肘帶

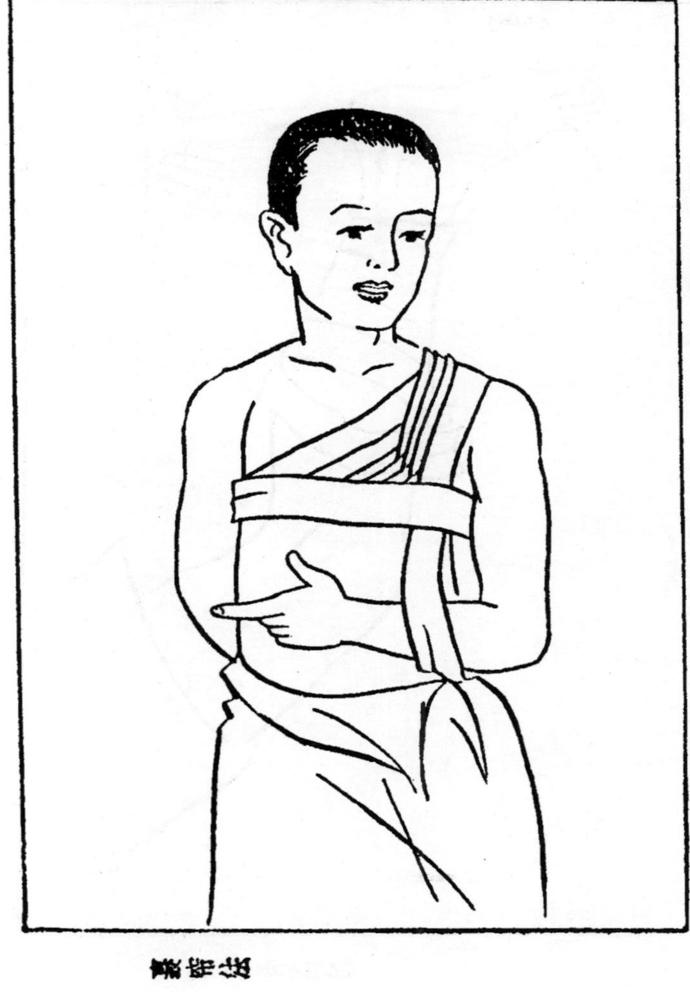

罨髃帶

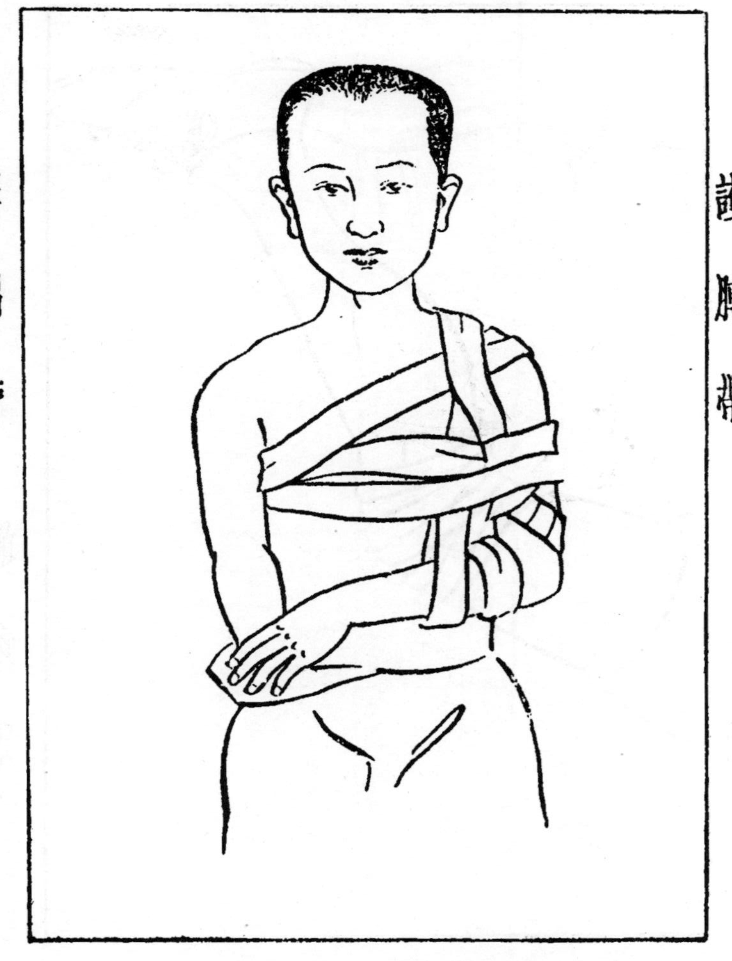

護膊帶

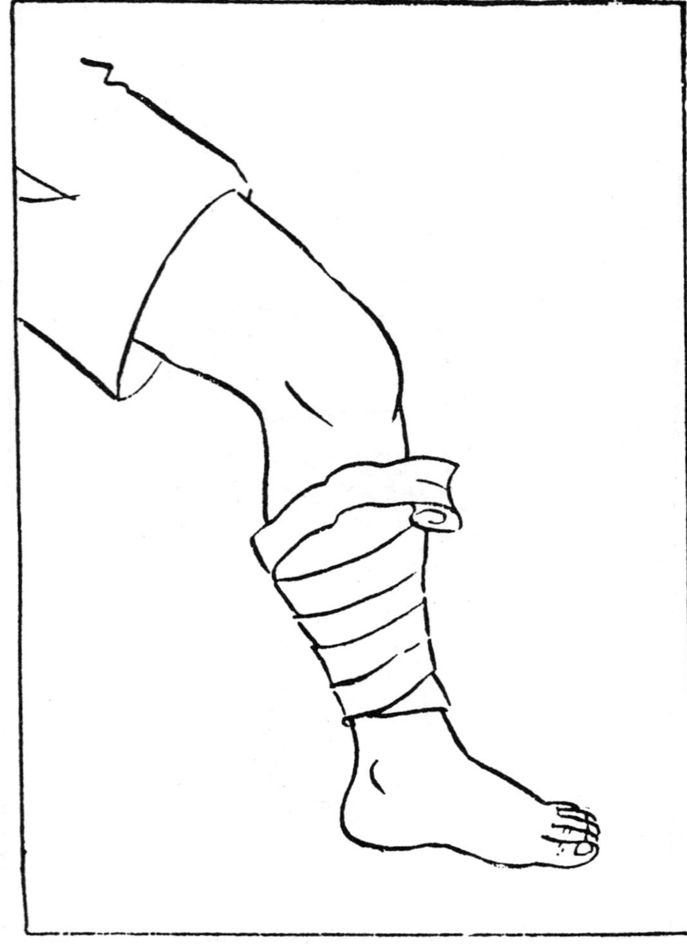

蛇形縛

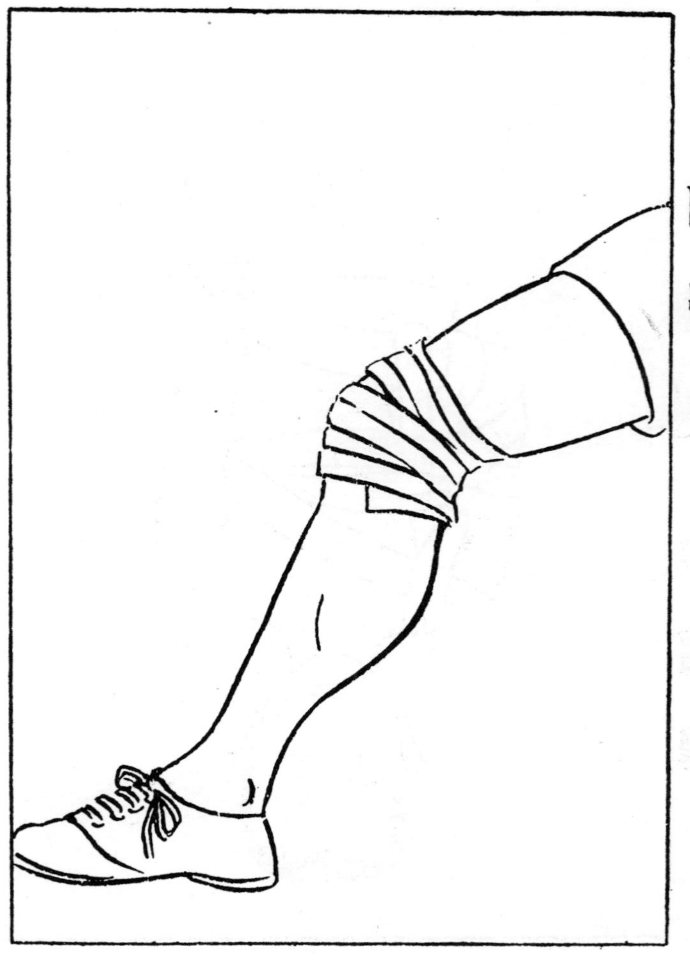

扁髕縛

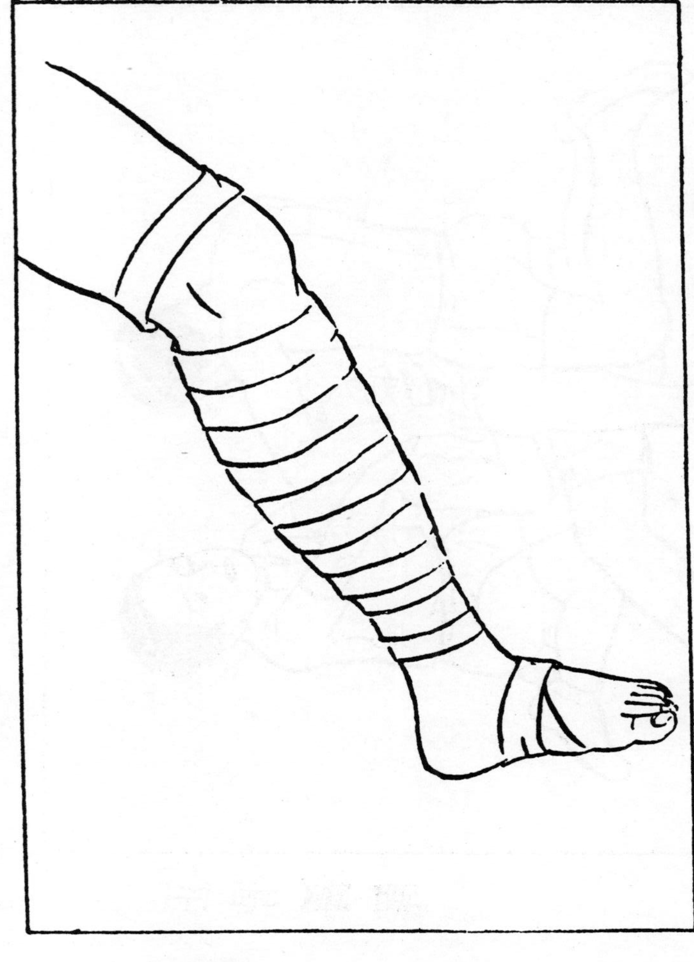

螺形縛

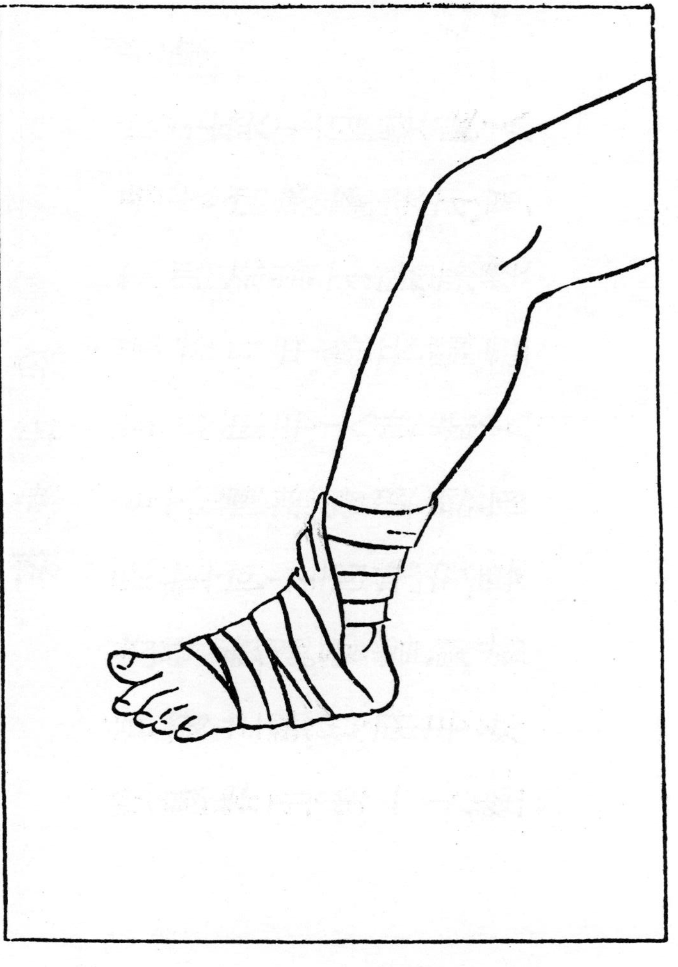

蛇象縛

正骨圖解

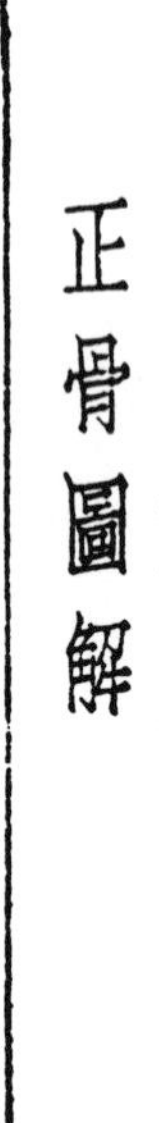

探珠母法

使患者正坐。一人坐背後生腰。以兩手承枕骨邊。腕骨當項。指頭並向上面把定。要令不動搖。醫蹲踞前面。以兩手大拇指。入患者口中。揝牙關盡處。四指捧下頦。乘勢極力向喉嚨突下。更向上突上。則雙鈎入上環。

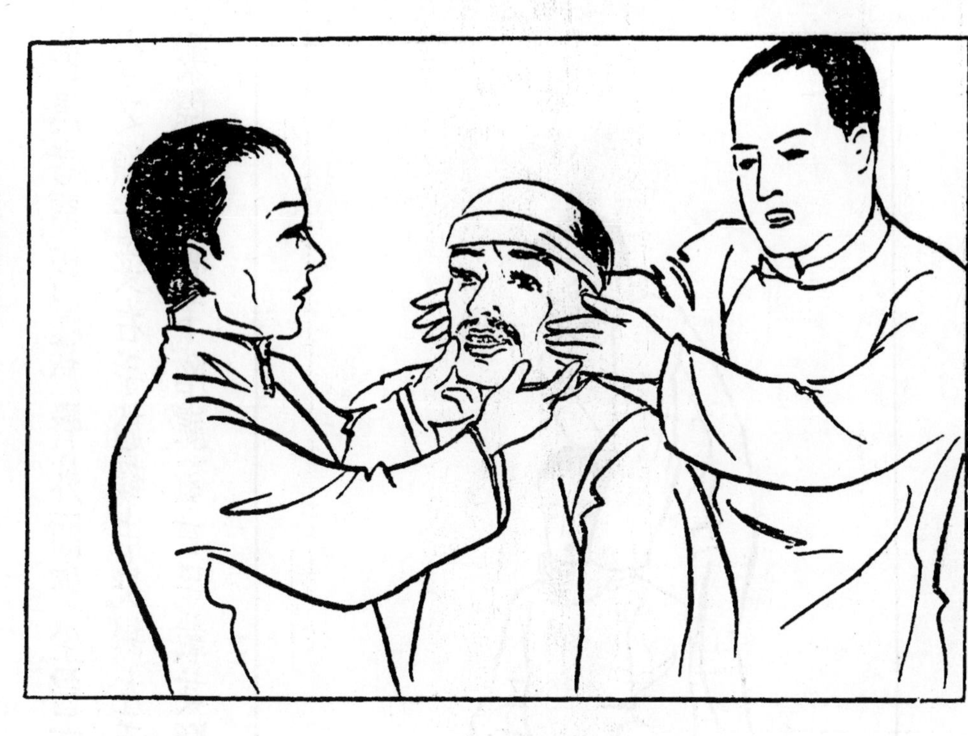

探珠子法

患者佐者坐如毋法。醫以右手腕骨捧持腮骨。指頭向頰車起大拇指。當地倉外面。探求牙關盡處。自皮上捺下如毋法。左手受持下頦左傍。要令不搖而已。

使患者開兩腫於臀外而安坐。醫在其背後。踐開兩脚而直立。低頭視患者之額上。安右手於額中央。𢡖左手以虎口挾持其項骨。指頭用力把定髮際玉枕骨下陷處。𢡖右手載其頤於掌上。前後相圜。左手自肩用力提之。右手應左手之提。自下撞之。務勿不正。左右齊一。令右顧三次。然後當患者頭後於胸膛。以左手按額中央。𢡖右手挾持項骨。載頤於左手掌上如前。令左顧三次。

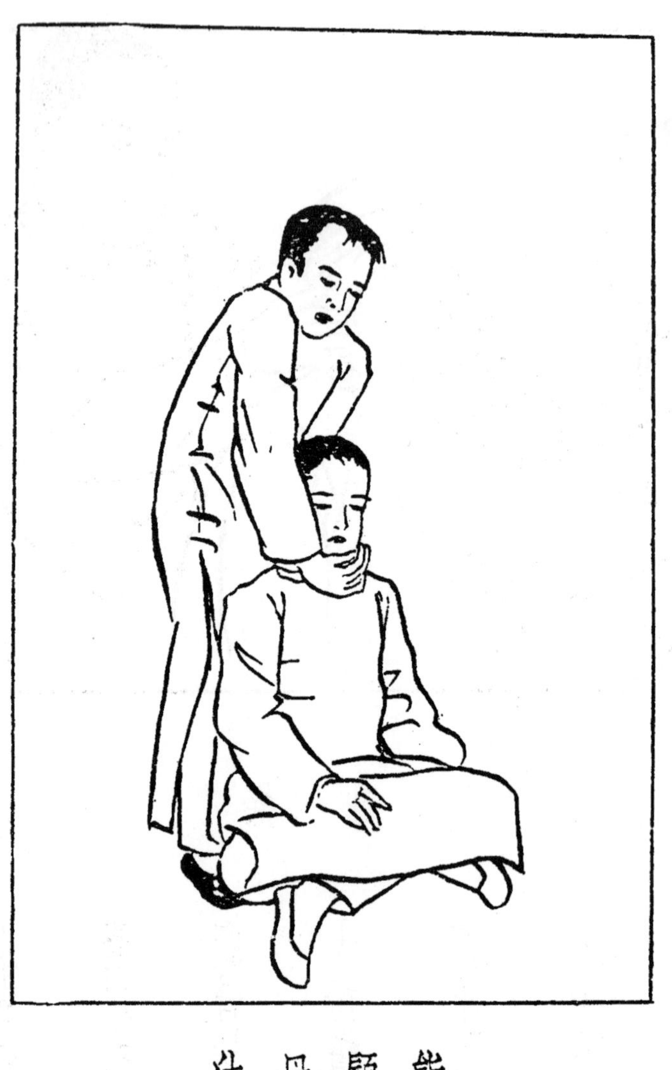

熊顧母法

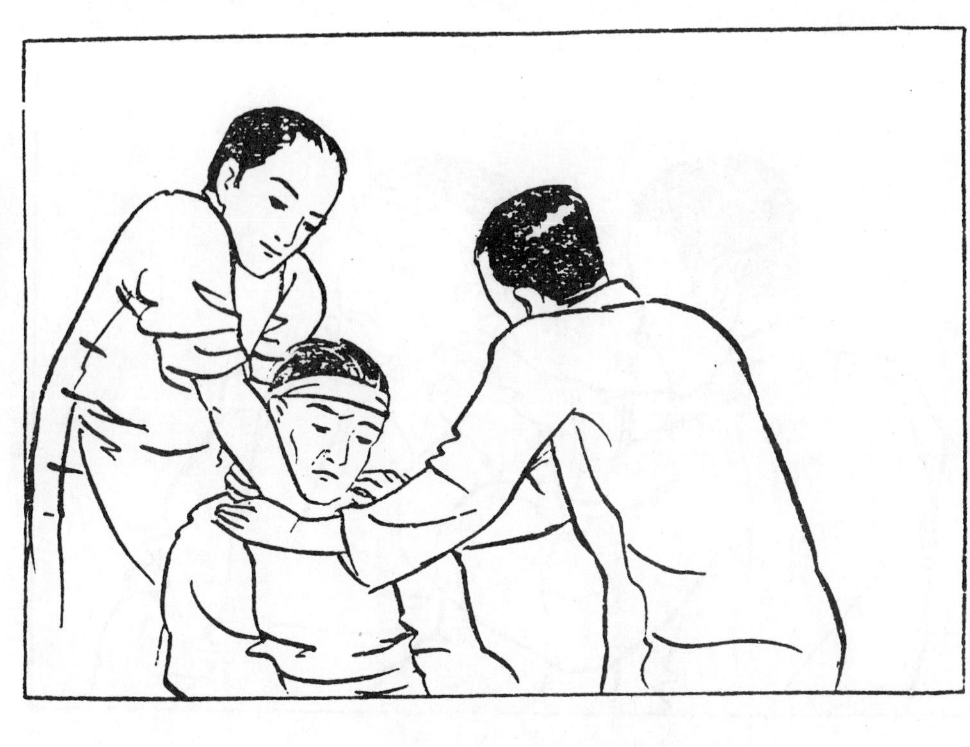

熊顧子法第一

使患者坐如母法。一人在患者之前。踐開兩脚。以兩手搭患者之肩井上邊。指頭向肩胛用力推鎮焉。醫直立其背後。兩手挾定如母法。提時左右徐徐令顧。以己之呼吸爲度。自肩至髋用力施震震法。其提上之勢。恰如拔頸狀。漸伸時當患者腦後於胸膛。捺托令不弛。以項手代頤手。相圍如前法。徐徐牽上。筋骨抒緩時。令左右顧數次。

熊顧子法第二

使患者坐。如母法。醫坐其右側。立右膝。安置右肘於臏上。飜掌載患者頤於其上。覆左手虎口挾定項骨。用力擡上。如母法。提左顧時。右膝載附而將送之。此法爲貴人設。如其重症。猶須前法。

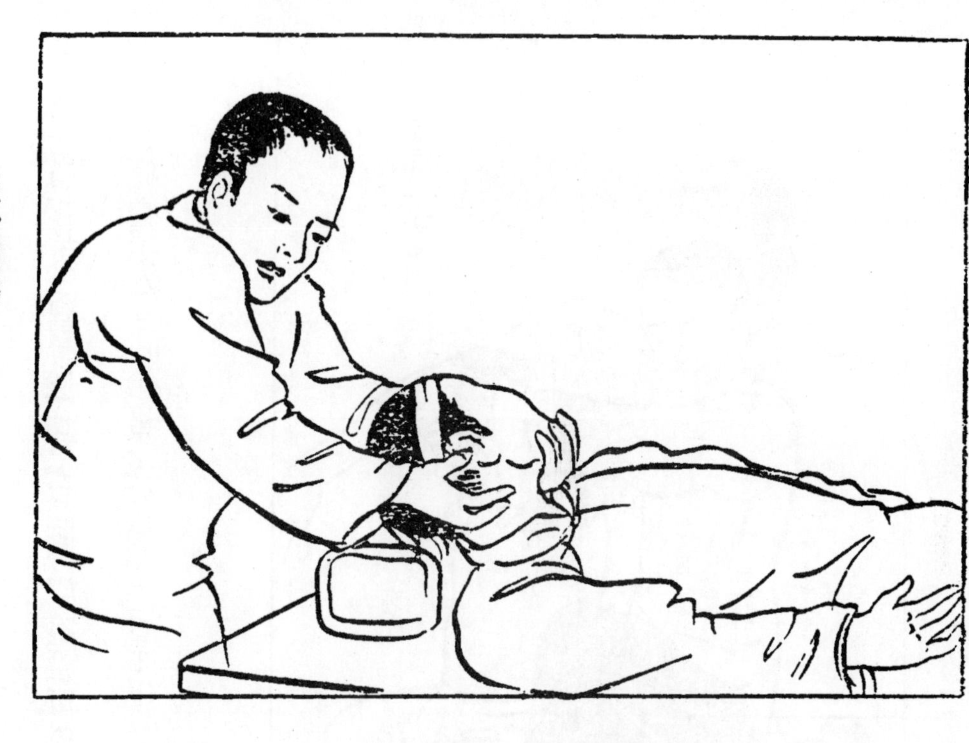

熊顧子法第三

使患者仰臥。醫箕踞其頭上。以兩足蹈定患者之肩井。繇在手挾項骨。右掌勾頤徐徐令顧如子法第一。其左顧也。用力蹈右肩。右顧反是。其左右遞五十次。

使患者正坐。醫坐其右側如雁行。斜欹右膝跂左踵。安置左臂於其跟上。用爲跗。覆左手搭患者肩上。掌中當肩井。指頭及缺盆。大拇指在肩髃後陷處。乘右手掌拘持患者肘後。用力拽舉如彎弓狀。循患者耳後。斡旋如轉繅車狀。右手拽則左手拇指用力捺肩髃後。循耳後斡旋。則四指頭用力捺缺盆。運轉數次。

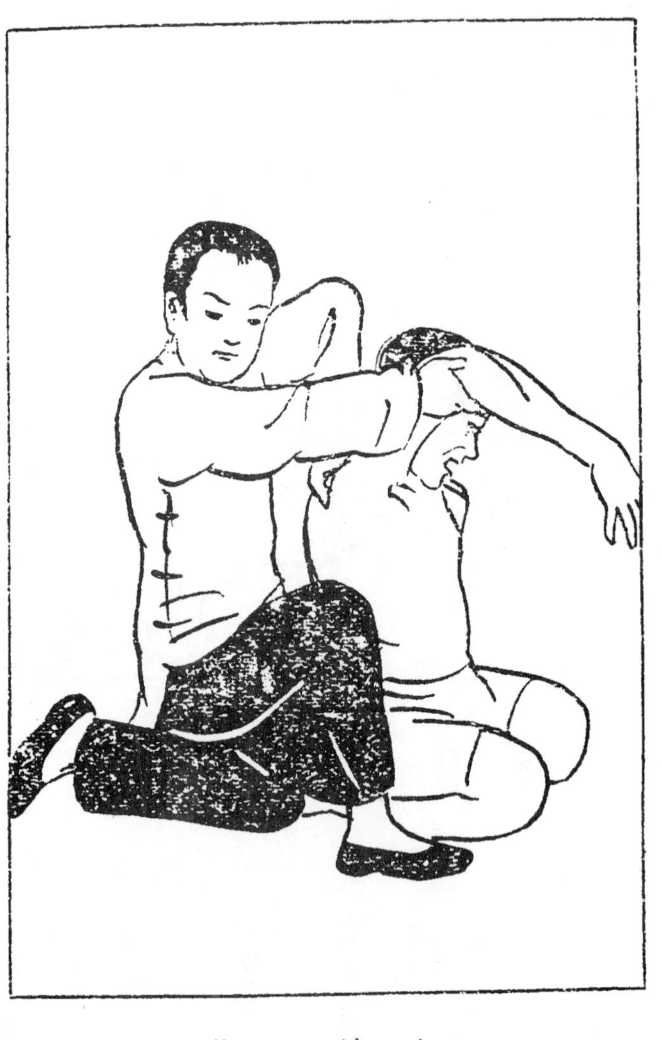

車轉母法

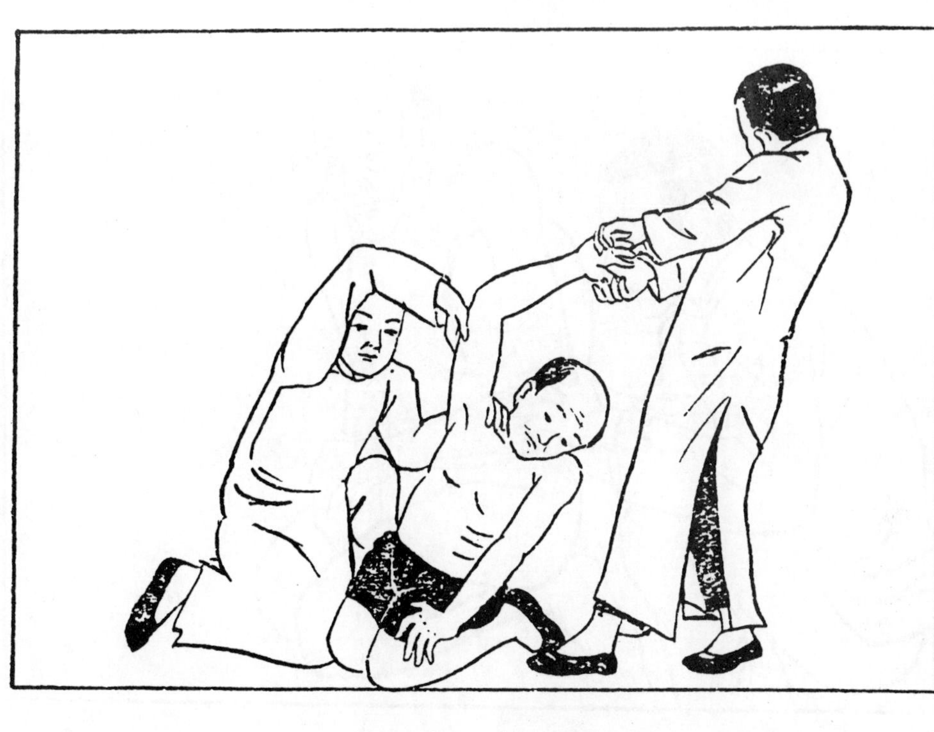

車轉子法第一

醫坐如母法。一人在患者前扶患手。其法開兩足而立。緊右手把患者之大拇指魚腹。緊左手把住患掌背腹。隨醫旋轉輕牽。愼勿緩弛。醫與扶者爲掎拘勢。齊一旋轉。其法小異母法。左手覆住肩井。大拇指揣入臑臉陷中。以右手虎口向肘逆握患者臑間。用力於肩。與扶者回轉。及其耳後。則斜肩屈肘揚之斡旋一次。又轉來至耳後。則用力于掌。捺定臑肉。開指頭轉掌。順換握。徐徐回轉。而至脇肋。則扶者放手而退。醫乘勢而挫頓。

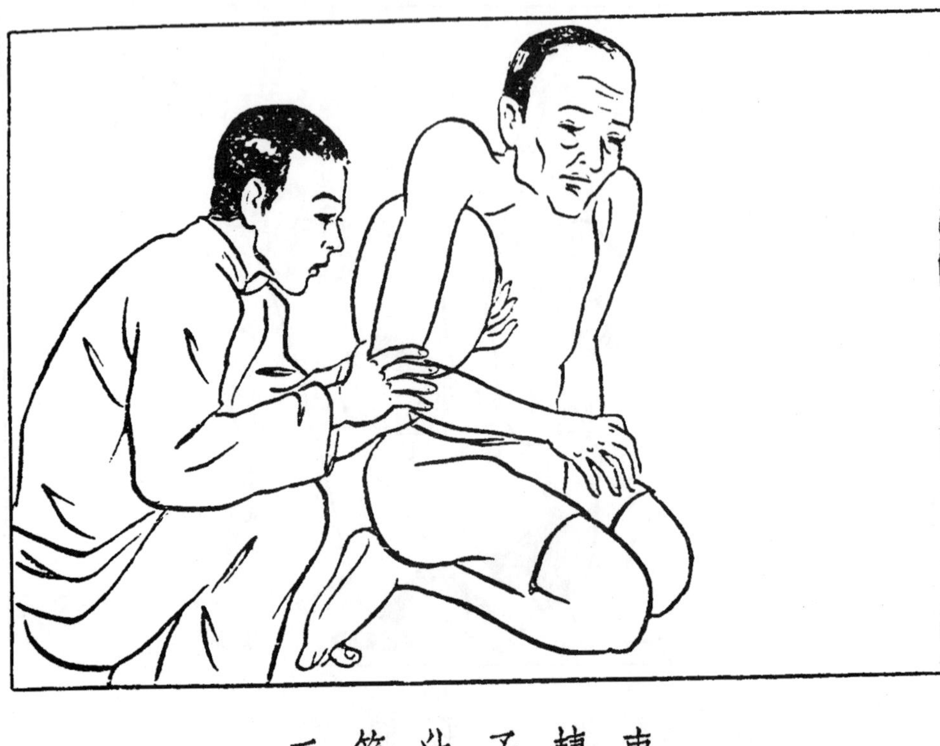

車轉子法第二

使患者端坐。醫坐其右背後，如雁行。立右膝，以右手輕握患者肘後，而徐徐啟之。用左手掌，插絮團于其脇肋與肘間，用指頭推入於腋下，團皆入則更用虎口衝上，使右手所握之患肘漸切近於脇肋，則臑骨發起，復其舊。尙不去絮團，用裹帘如法。

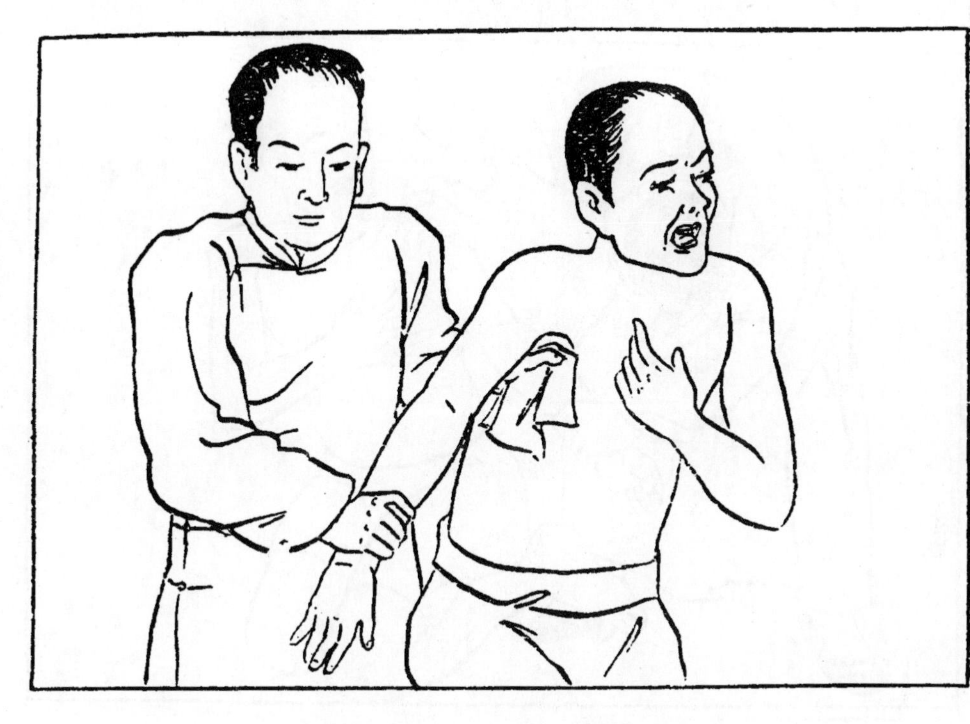

車轉子法第三

使患者屈其左肘。以掌按其膻中。而端坐。醫坐右側。斜敧左膝。以二疊軟布。當患手腋下。以左手掌抑之。以右手握定其腕後。以抑腋下手。急推倒。其手法機發。在妙訣焉。

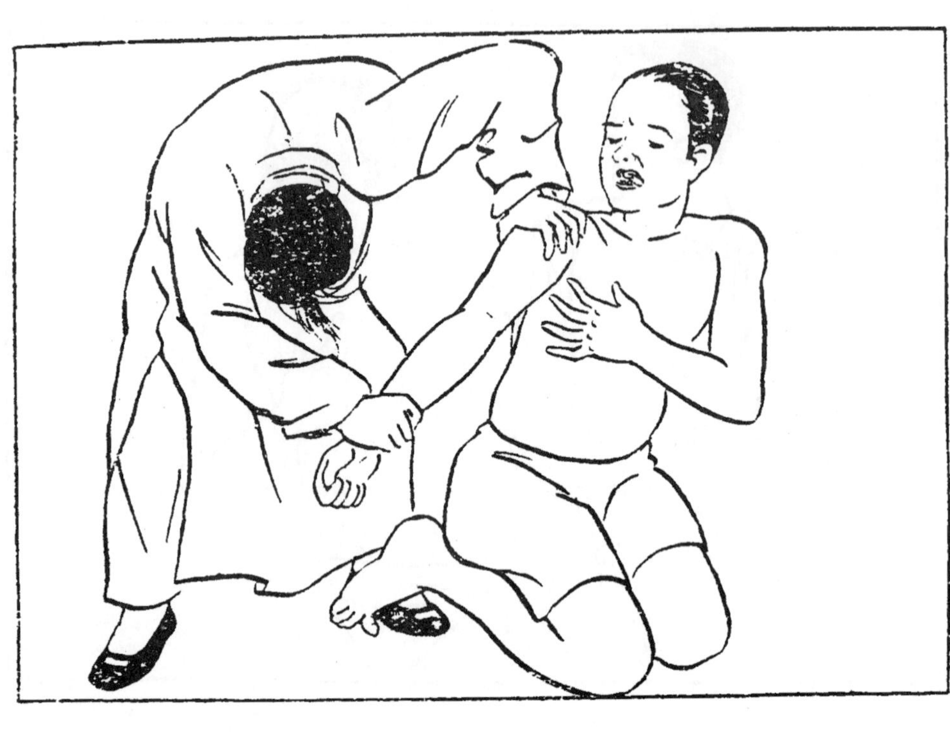

車轉子法第四

使患者正坐。醫雁行於背後跋扈兩脚。以左手擠住患者肩髃。以右手把定患者右腕後。帶回轉之意。徐徐顫掉而拽患者肘高舉。而跨飛右脚於患者膝前乘勢回轉。其回轉也。拽於患者膝頭。至於脇下。沿耳後高舉。令不弛。斡旋數次。如母法。

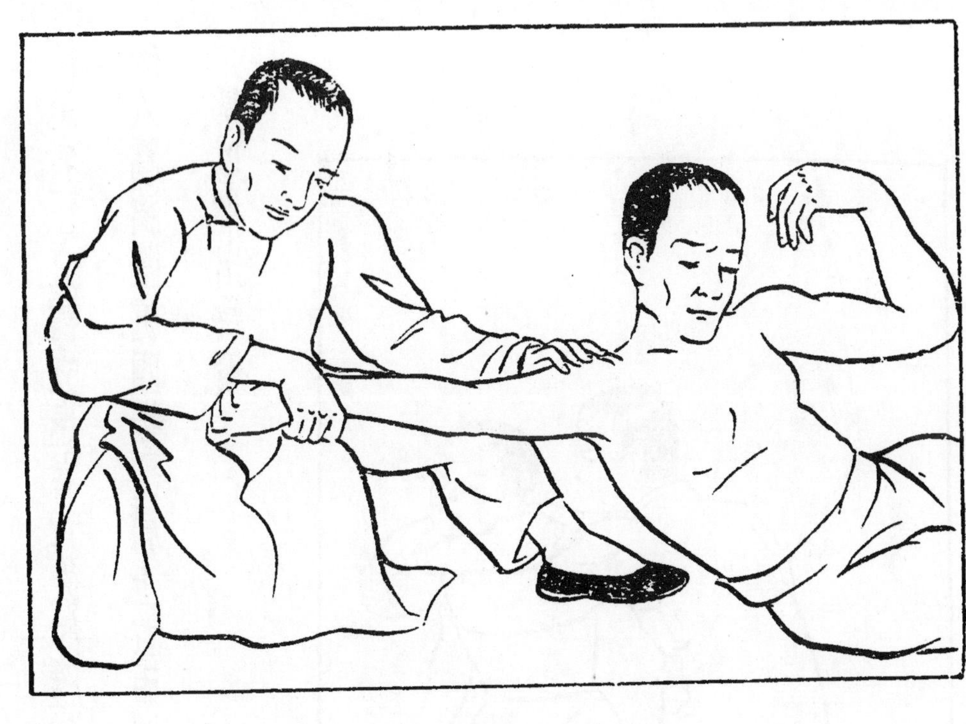

車轉子法第五

使患者正坐醫立其右背後雁行，跋扈兩脚。左手覆患者肩井。四指當缺盆雲門上。大拇指當臑腧穴，緊固捺定。右手把住患者右腕，乘拽勢退闢右足。而拽倒患者。載其右肩髃於左足跗上。左手猶在缺盆肩井。而抑定。屈右足。欹左膝。以跗扇翻其所載肩髃。其訣也。以所把住右手。捏撩扇翻，要與足跗一齊。

使患者正立。醫立患者背後如雁行。欹右膝跂左踵如母法。左手大拇指揣入臑腧陷處。四指覆肩上。右手把住其肘後徐徐動搖。乘舉勢。有拗之光景。以推出爲度。

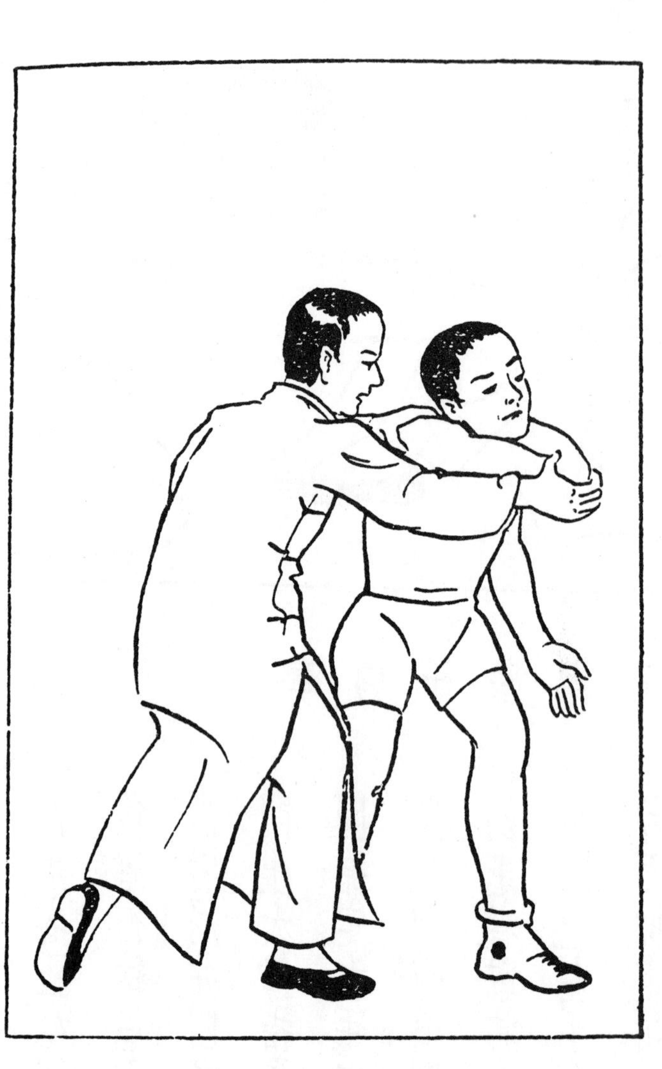

車轉子法第六

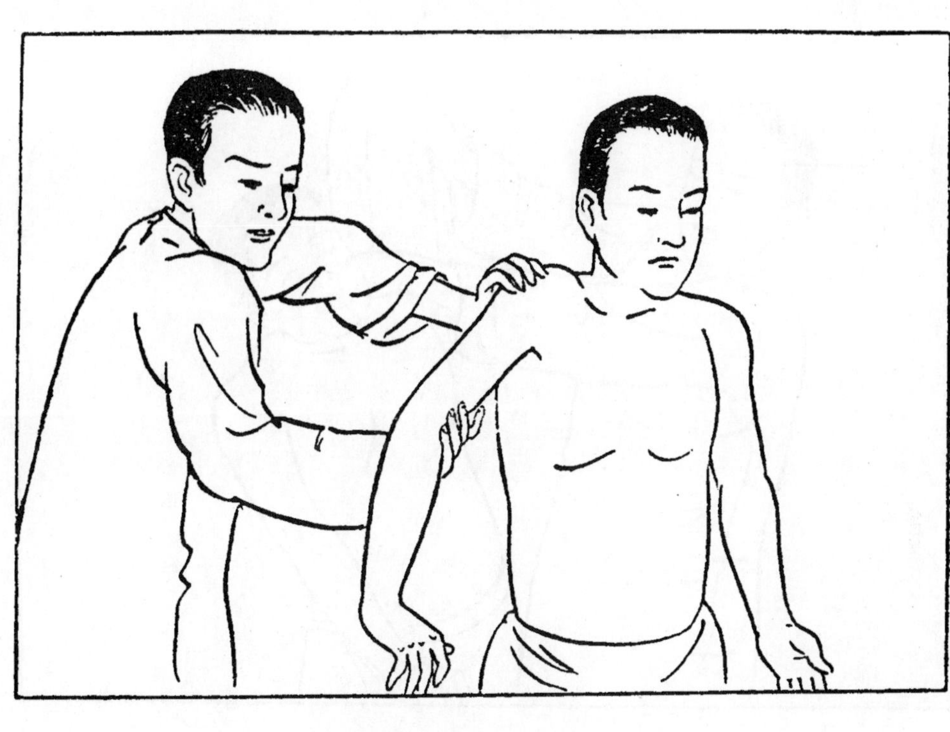

車轉子法第七

使患者正立。醫立背後如母法。以左手掌覆肩髃。拇指當臑腧穴。四指頭當缺盆雲門上。右虎口挾持患者肘後。如母法自腋下。輕控於背後。沿耳後斡旋。將舉回。則左手拇指推臑腧穴。至耳後。則掌中推髃骨上。轉向前。則推缺盆下。每斡旋互推三處。手裏在妙訣焉。一名三折車轉。

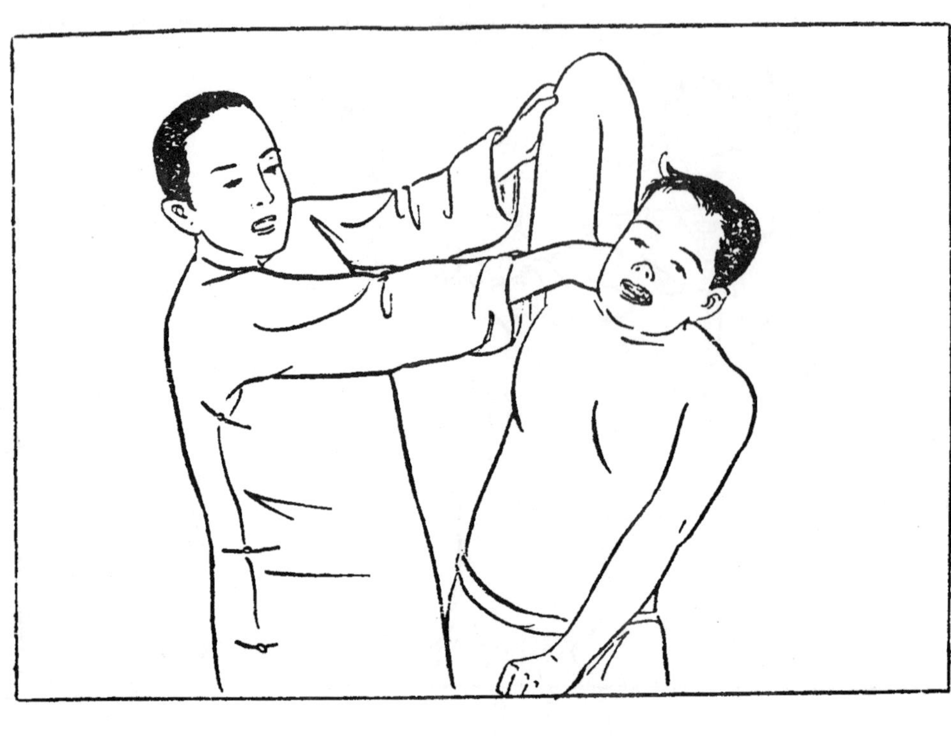

車轉手法第八

使患者正立。醫對立。立左膝。右手搭患者肩井上邊。四指至肩胛。如鈎引於前狀。左手擡握患者肘頭爲微回意。而捺背後。則右手拽之。往來數次。以缺盆骨露起爲度。

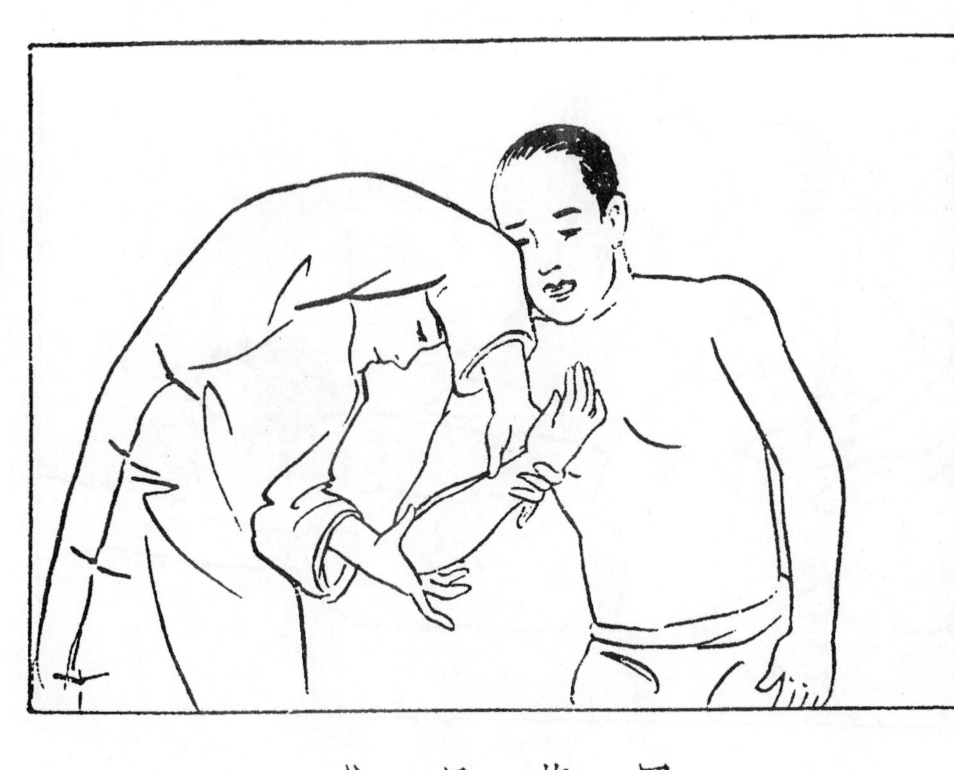

圓旋母法

使患者正立。醫在患肘前。對坐其間尺餘。立左膝于患者右側。微側身向患者之左。右手握定患手腕後內側。左手掌上承載肘尖。伸首合住頭顱於患者右肩髃下膊上。令患者不動搖。以所握手。捺屈患手於患者頤下胸邊。左旋向外回轉而拽伸之。合住肩髃頷顱與承載肘尖左掌。握拽腕後右手者。其期要一齊焉。

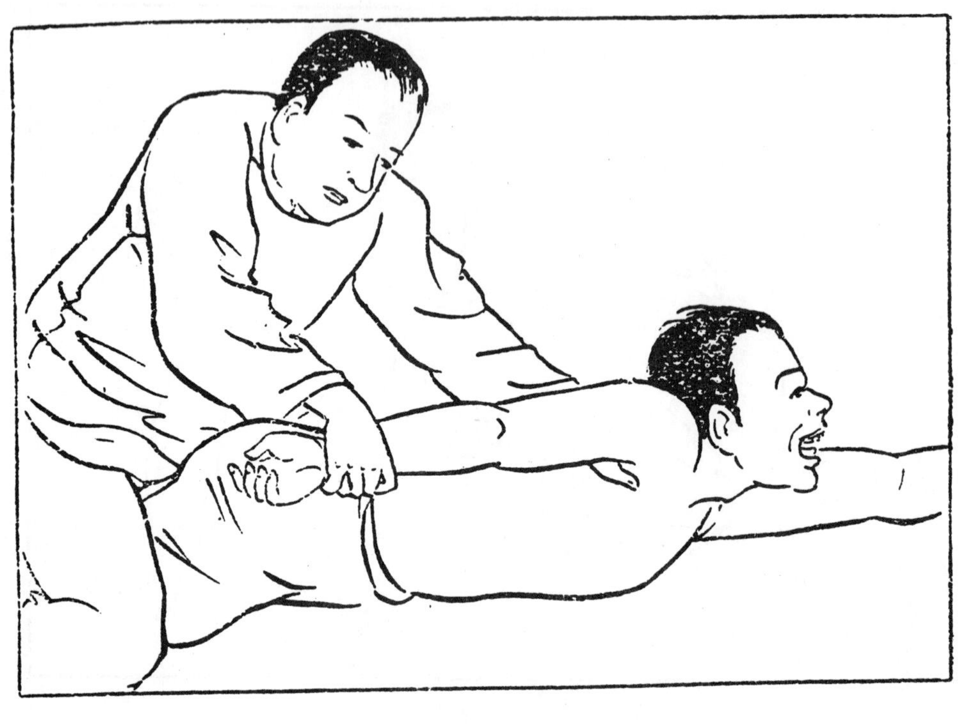

圓旋子法第一

使患者俯臥。醫對其右側。立左膝。跂右踵。跗臀於踵上。以右手握定患手掌後。當左手於患者腋下。用力于腕。急速推倒患者。倒時醫捩左手髀。以足澤受患手肘尖。以右手微撓其腕骨於外。曳定於內焉。

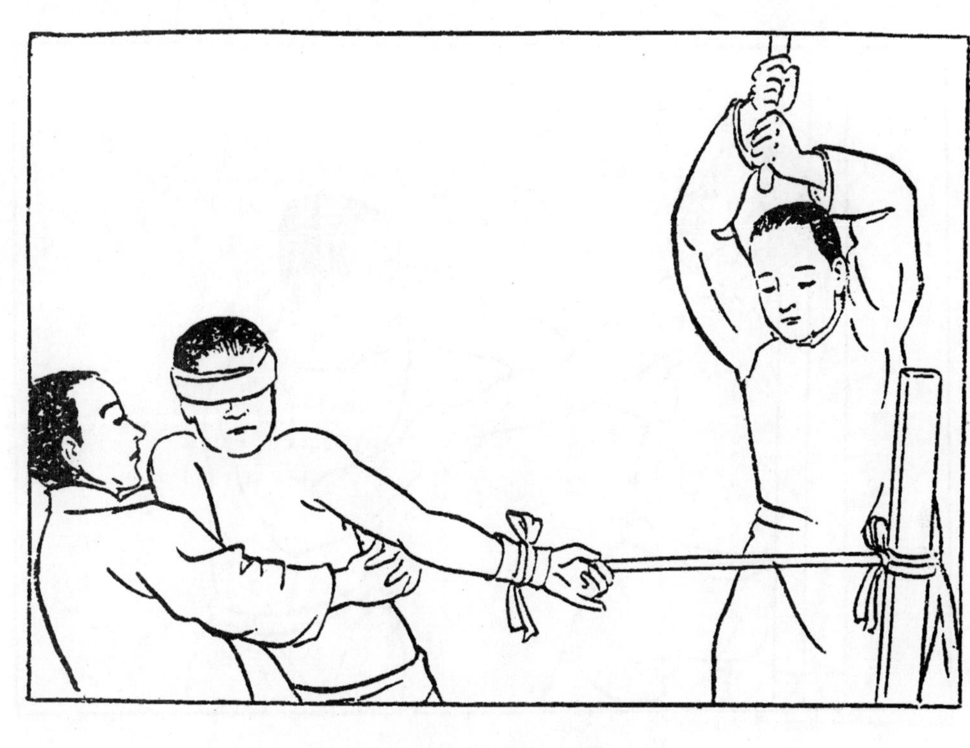

圓旋子法第二

使患者正立。以帨巾冒其兩眼。結之腦後。又以巾卷其患手腕後寸口。以繩索及絹帶約六七尺許。扎住其上。繫其末於楹。佐者一人在患者左側.敧坐。以兩手抱持之。醫雙手握麵杖。極力自頭上打繩索中央。勢如擊弦上。則肘骨頓復。

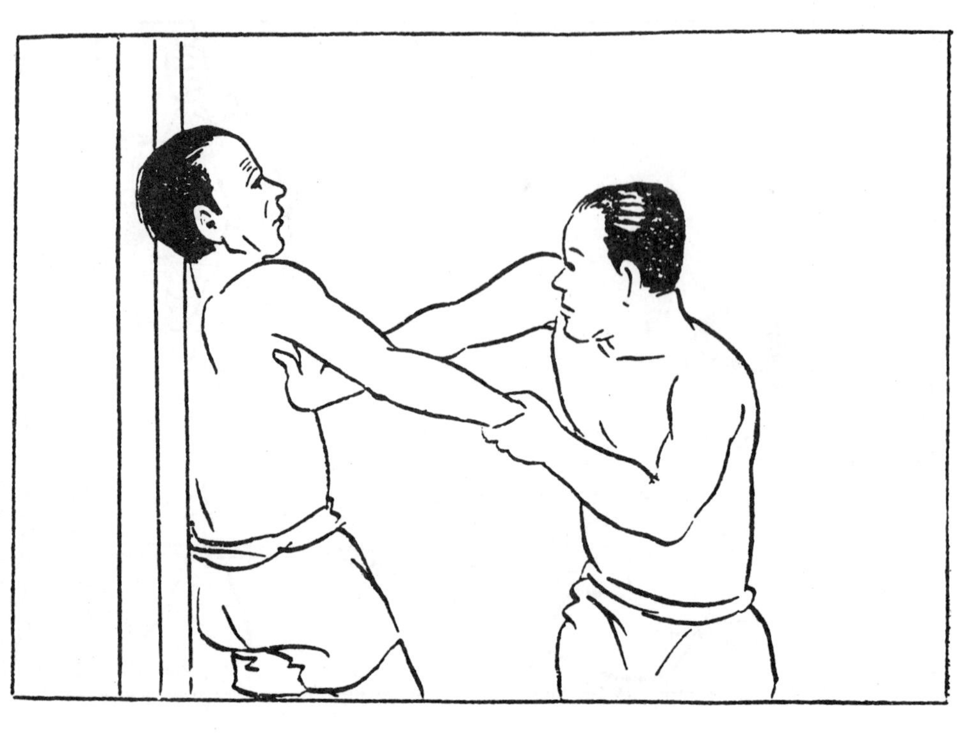

圓旋子法第三

使患者負牆若牆正立。醫對立於其傷肘。斜右膝。伸右手以掌按住患者右乳上。以左手握患手腕後外側。右掌捺乳上。則左手帶向内回轉之意。而徐徐隨呼吸拽伸焉。

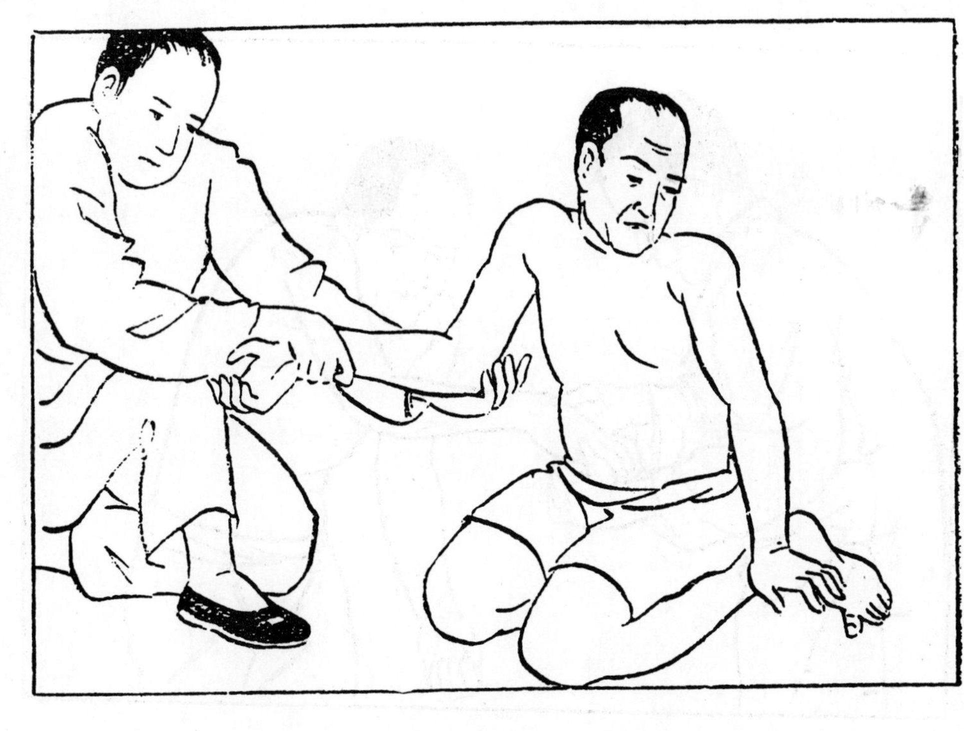

圓旋子法第四

依母法回轉臂肘頗緩。半伸半屈如人字様，勿令伸。承肘左掌之大拇指食指。挾肘骨帶搦之意，徐徐回轉臂骨，則肘骨合縫。

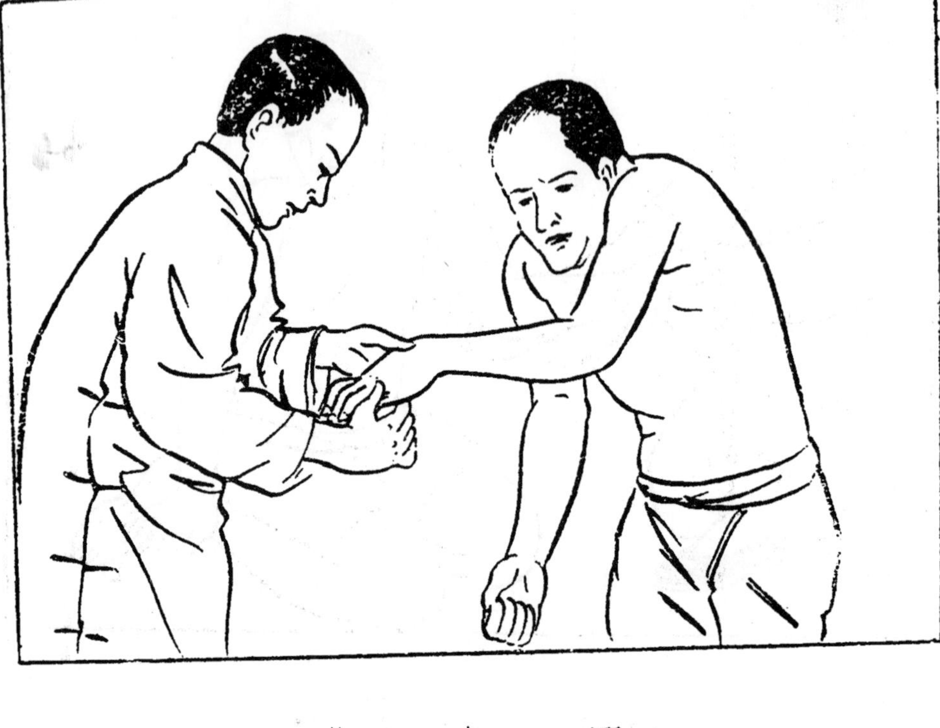

躍魚法

使患者正立。而覆患手。醫對立其前側右手。上大拇指。下四指。把住患手四指中節。仰左手。上大拇指。下四指。挾其腕骨不緩不緊。乘勢而右旋拽伸之。登時以所挾腕骨之大拇指。摎聚皮肉於腕骨上。則腕前筋脈爲之不攣急。令骨節易運轉。而轉大拇指。推入陽池穴陷處。其運轉也。要以挾腕骨手衝上。以握四指手曳下。左右有引訣於上下之意。而骨節寬容焉。

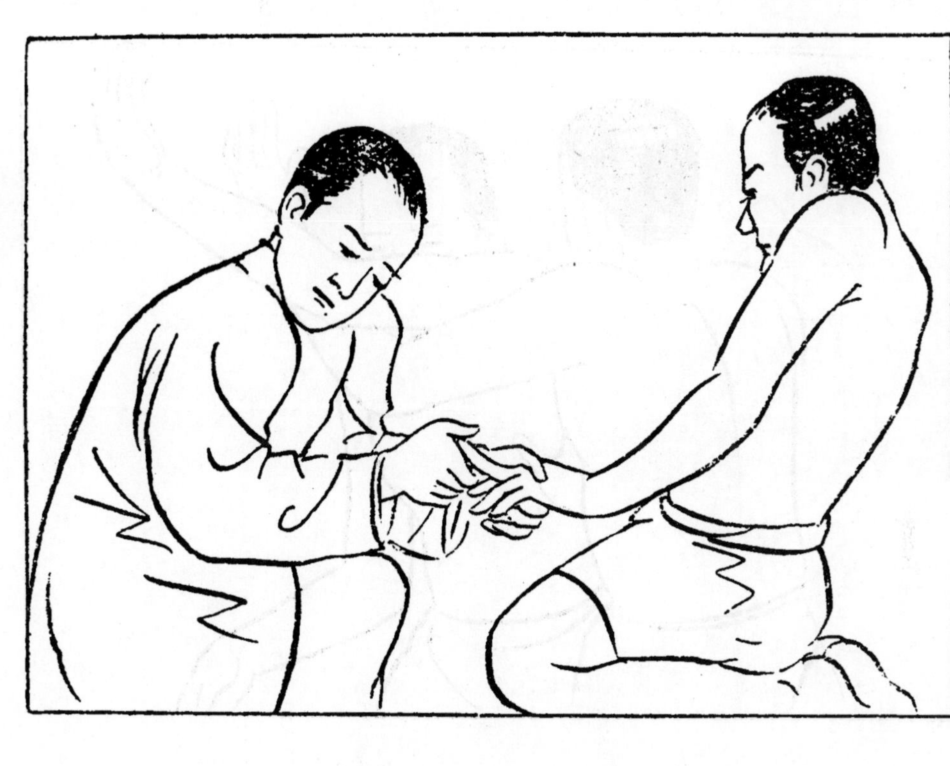

游魚法

使患者正坐。醫對坐，側右手上拇指下食指。把定患指頭。左手亦上大指下食指，挾患節上運轉如躍魚法，

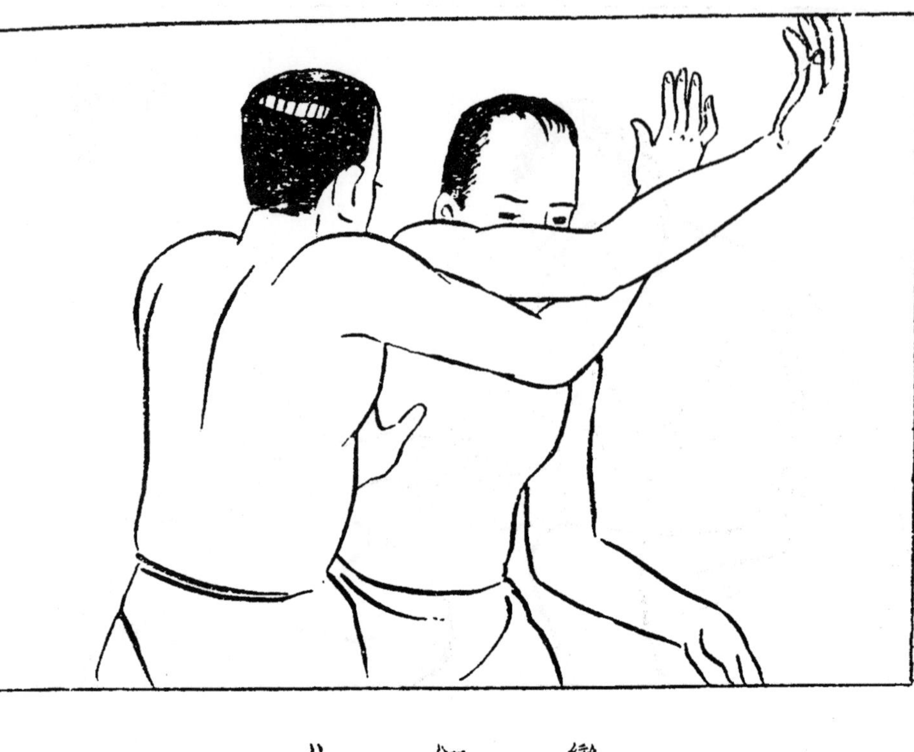

鸞翔法

使患者正立。醫踞其背後。跂左踵、跂出右脚。生腰直身當左掌于患者胛骨、四指頭鈎胛骨上稜骨。以掌側骨揣捺肩胛側骨。右手入患者腋下。屈肘伸五指。衡患者乳上。張肘腕後承定患者肘後、令伸肘。醫用力于曲肘。自肩捺上托送患者肘於頤邊。乘其捺送之勢。左手從之。指頭用力捺鎮胛骨、掌側骨亦用力捺送其胛骨于外。送極而右手微帶在旋意。自肩用力拽來。規以患者之體。其拽來右手鈎承之。其推送左手以整頓爲要。

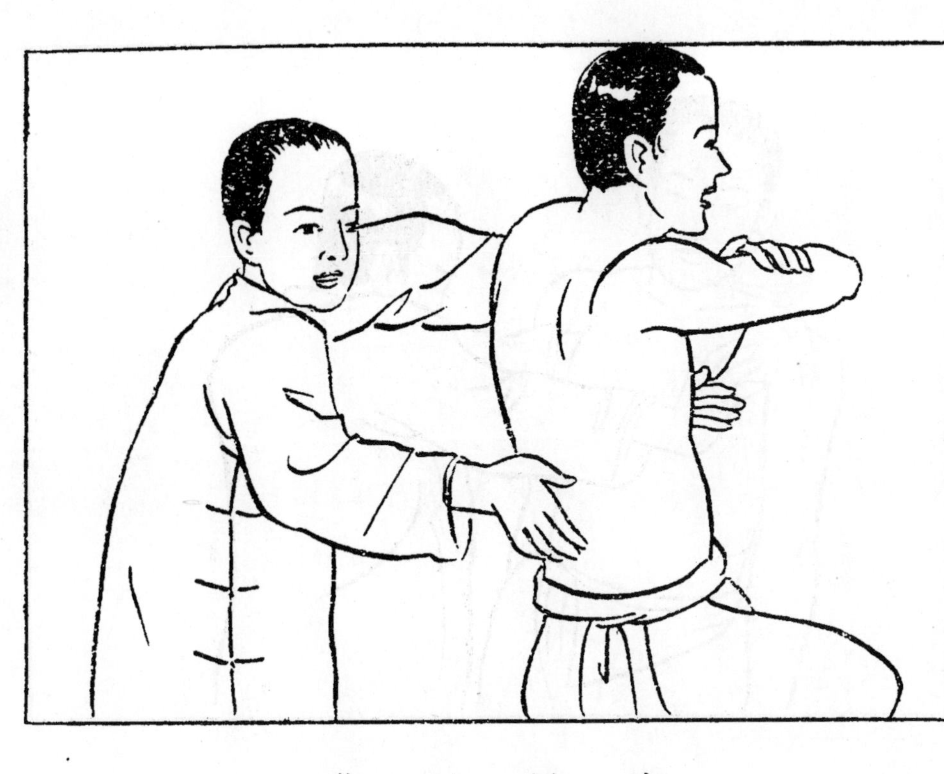

靡風母法

使患者叉手盤立。醫坐其背後。立右膝跂左踵。置臀於跟上。右腕當脾俞。其指頭向脇肋骨橫推之。其肘尖架住膝頭。以爲用力地。插入左手於腋下。屈臂如軒。伸五指橫左乳上。掌後腕骨在胸肋擁抱之。使患者體微仰。而撓於後。右手承載患者體。以微推出意轉回之。其回也。左手從肩。右手從腰。徐徐爲之。勿疾速焉。

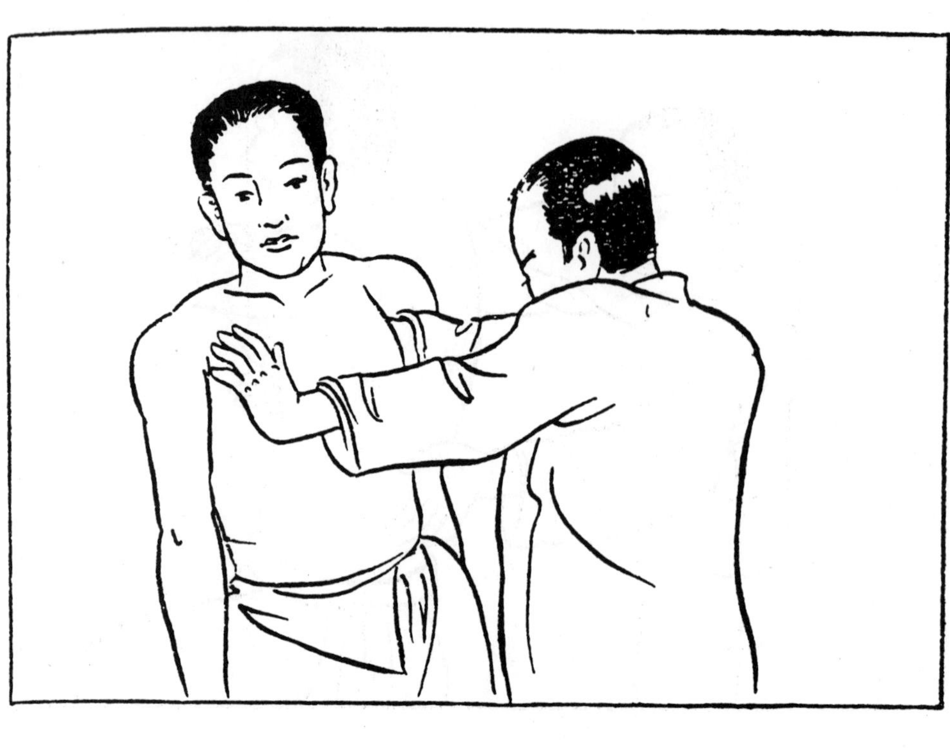

靡風子法第一

使患者正立。醫對立於患者左胸。斜敧右膝。右手插入患者左腋下。横其腕于背脾俞拗中。勾定於患體。當左手腕骨於兩乳間拗中。伸四指壓之。帶母法之意。從其呼吸。捺送胸肋數回。與母法前後相反耳。

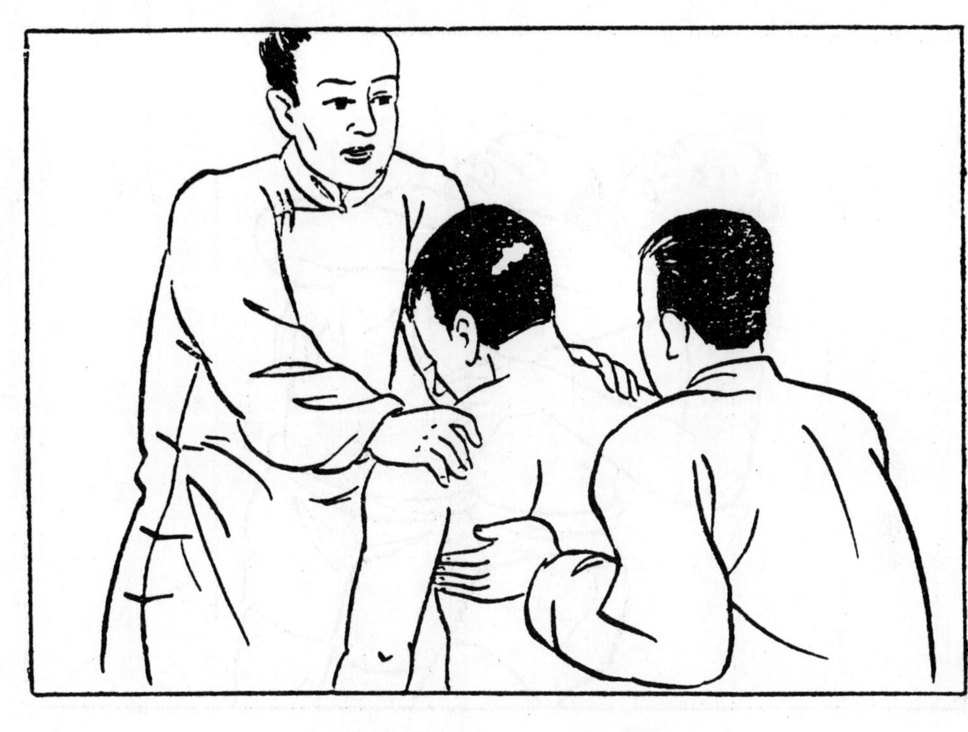

靡風子法第二

使患者正立。佐者一人在前跋扈。以兩手搭住患者兩肩髃上。醫蹲踞患者背後中央。附兩手肘尖於兩膝頭。兩腕骨橫當胛骨下。四指斜向兩腋擁之。佐者搏右肩。則醫捺右胛承之。搏左肩則捺左胛承之。如被靡風狀。左右數次。

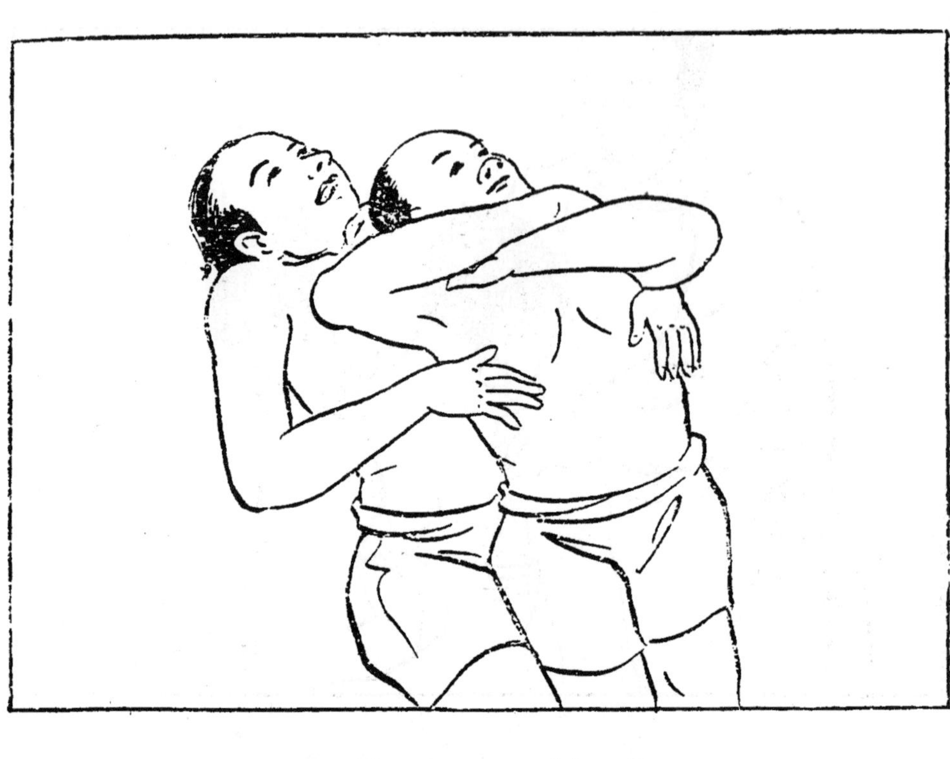

靡風子法第三

使患者叉手正立。醫立在背後。跂兩踵。安住臂於跟上。插入兩手於腋下合抱患者叉手下。以胸膺切當患者膏肓下邊。兩拘向上反張。令患者背乘於胸上。摩軋之戾身左轉。又戾身右轉。左右挾轉六七回。

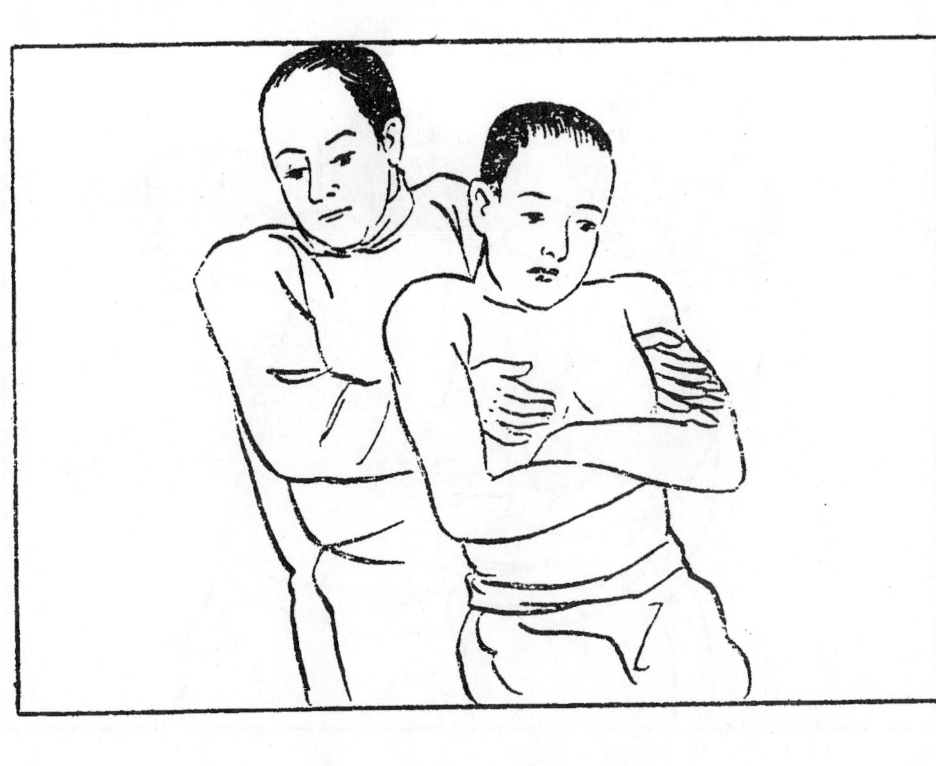

鶴跨母法

使患者交臂於胸前而正立。醫在其背後。跂兩踵跗臀於跟上。用兩膝頭。緊挾患者兩髋骨。兩手插入兩腋下。以鈎上之。生腰左之右之。戾回動搖。而患處平直爲度。

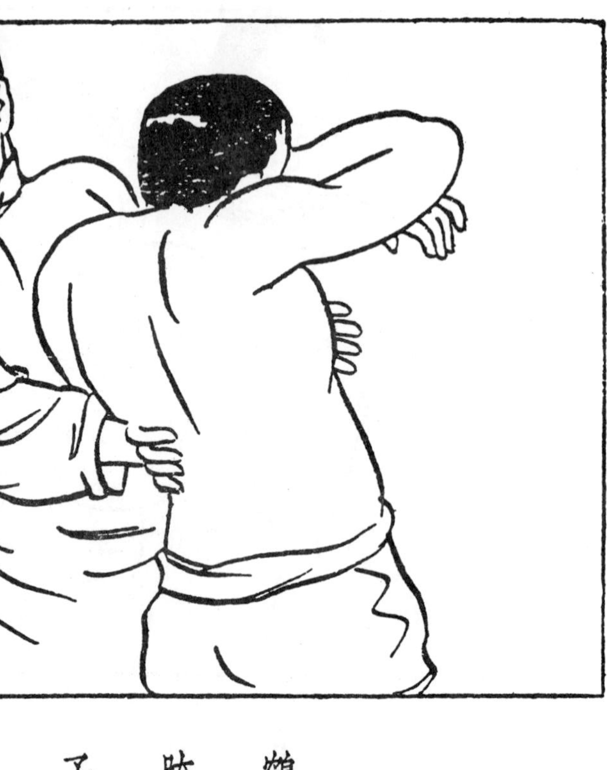

鶴跨子法

使患者正立。醫在其左背後。立右膝跂兩踵。跗臂於跟上。用右手腕骨。當脊骨患處。伸五指向右脇肋。架住其肘尖于膝頭。以爲用力之地。左手插入左腋下。屈肘伸五指。横胸上玉堂華蓋。張肩抱患者體。右腕骨捺轉脊骨。其轉也。令其體斜仰。

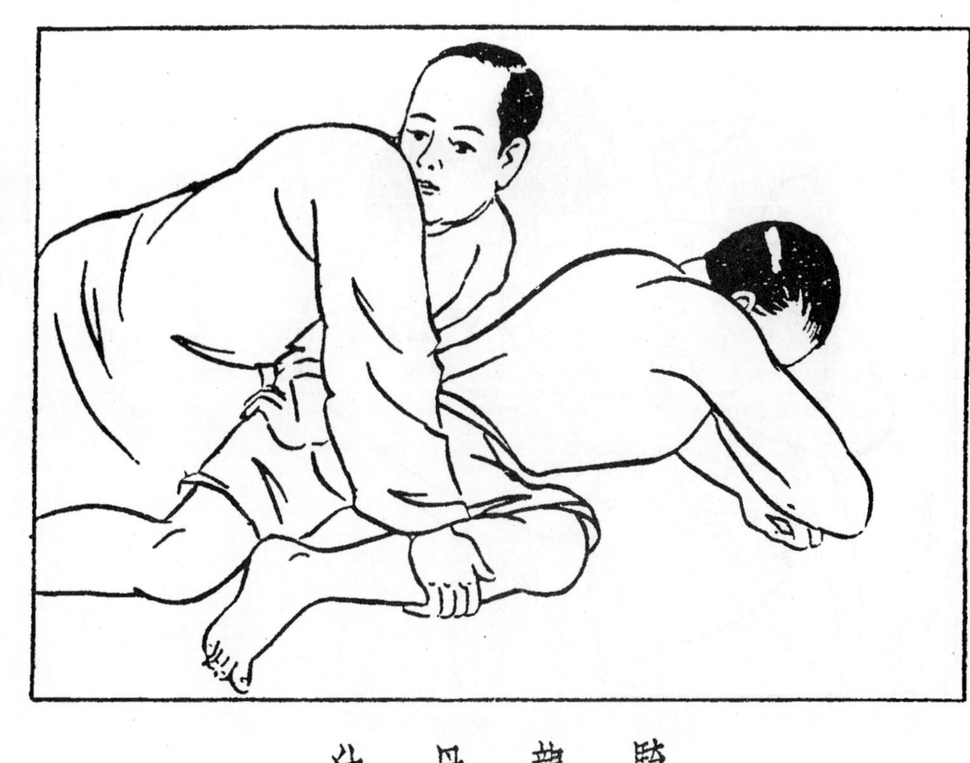

騎龍母法

使患者俯臥。而伸脚屈右膝。醫立左腰側。開兩脚跛入其右足於患者胯間。屈腰下左手探求腰間脊骨之合縫處。逆掌押其骨尖。下右手持膝頭。屈上如燕尾法乘勢回轉曳伸之。當其回轉曳伸時。以左掌緊捺骨尖。要在中其肯綮焉。

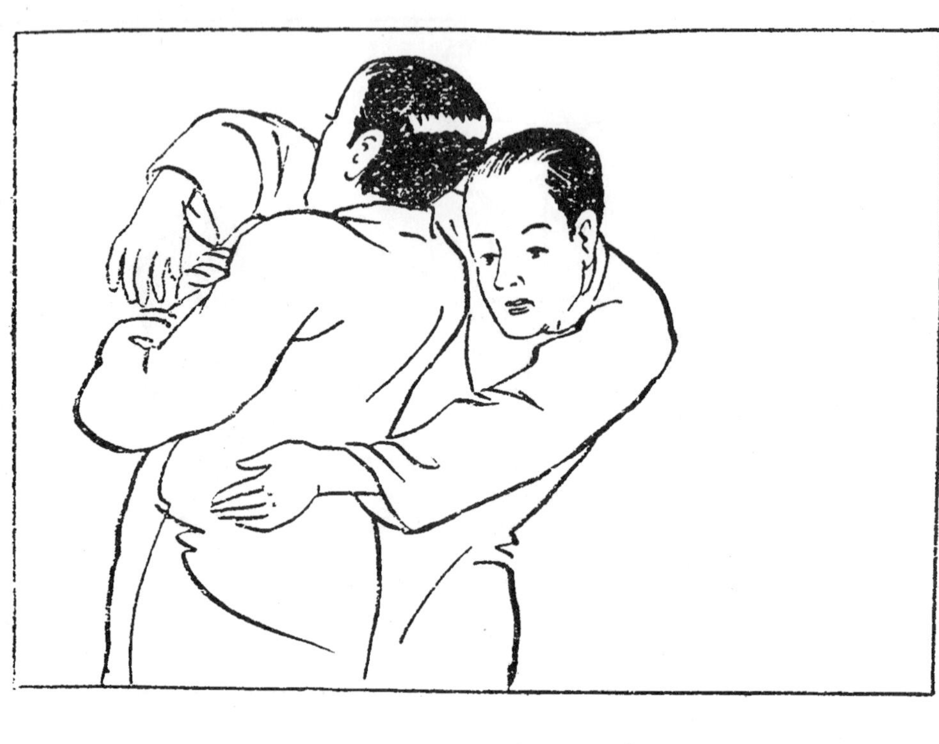

騎龍子法

使患者正立。醫立其腰後。患處在右則拔入左腳于患者右側。右手掌橫當腰間尖骨上。其指頭向外插入左手於右腋下。伸五指橫當右乳上。如抱持定。使患者形偃仰。極力於右掌。乘以腕骨動搖之勢頓挫。推轉於前。當其推出。右手如挽患者體。跨越於右腳。相代於左腳。與手如一齊。

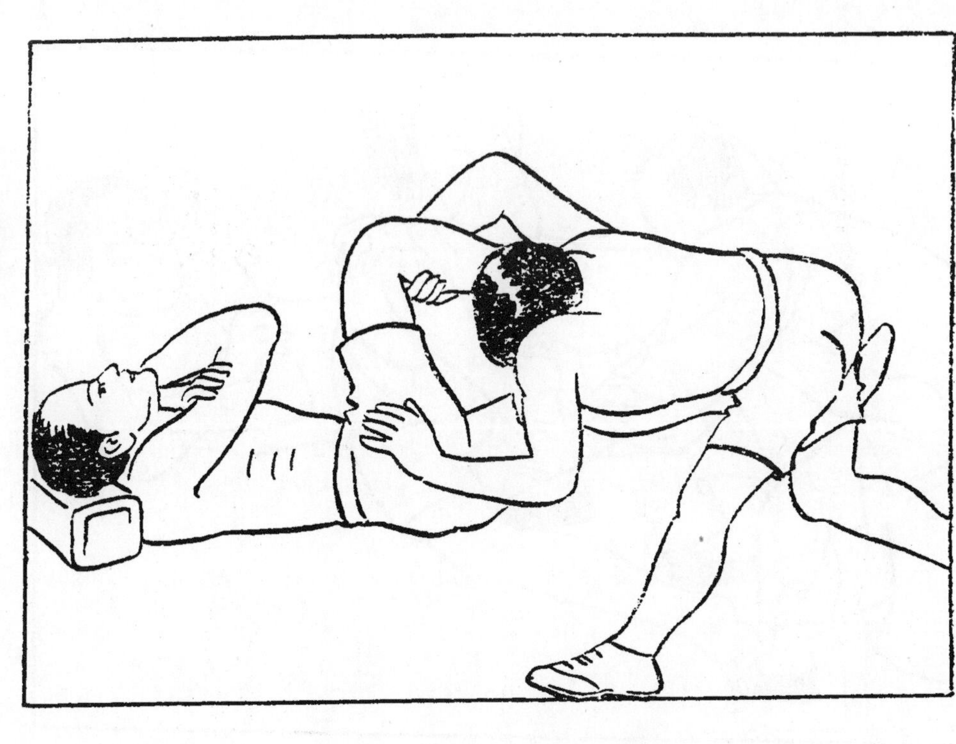

燕尾母法

使患者上其右髀側臥而半屈其膝。醫立其腰後。跂屈折腰。以左手掌。捺罨髀樞尖骨。右手屈四指。鈎住膝頭舉試之。要髀骨尖頭入於掌心。若不入則更爲焉。更屈承舉膝頭。托送患者乳下季肋間。乘勢向下頓挫回轉之。當其回轉曳伸也。左掌緊推髀樞尖。帶自外面向於背之意。以掌推臀則應機而復焉。

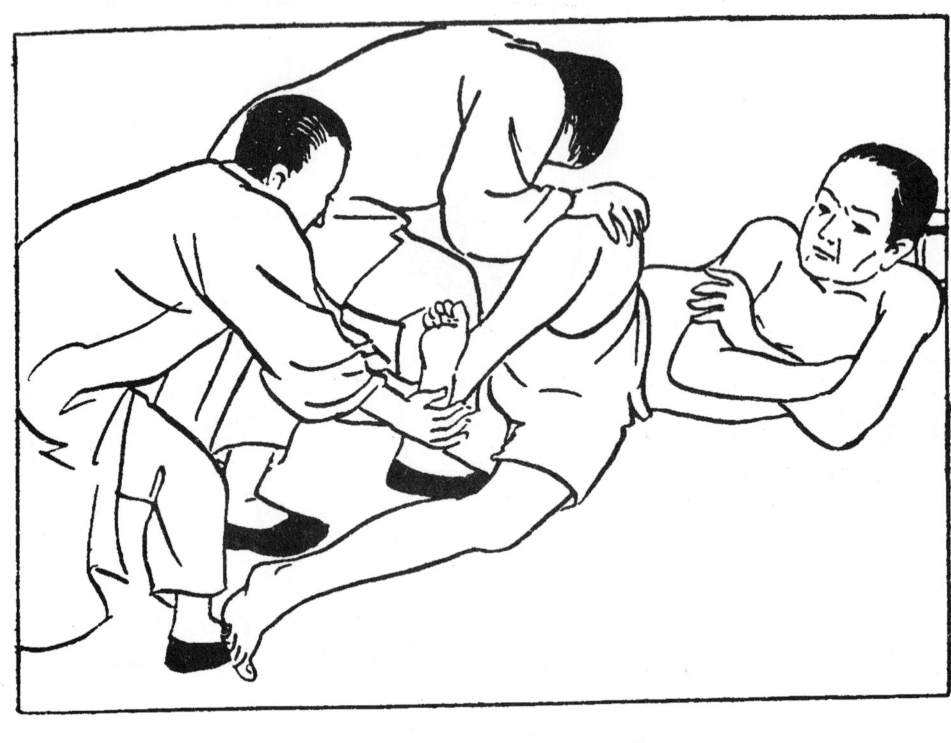

燕尾子法第一

使患者側臥如母法。佐者與醫斜向立。屈腰持患者踵與䯒骨。從醫運轉無用自意。醫如母法。立於腰後。屈腰下一手掌于髀樞骨尖。要緊押按定當運轉令髀骨尖不突起。一手承持膝頭如母法。屈上膝頭於季肋邊。徐回轉三次。乘勢挫頓以歸窠。佐者亦隨之曳伸其踵矣。

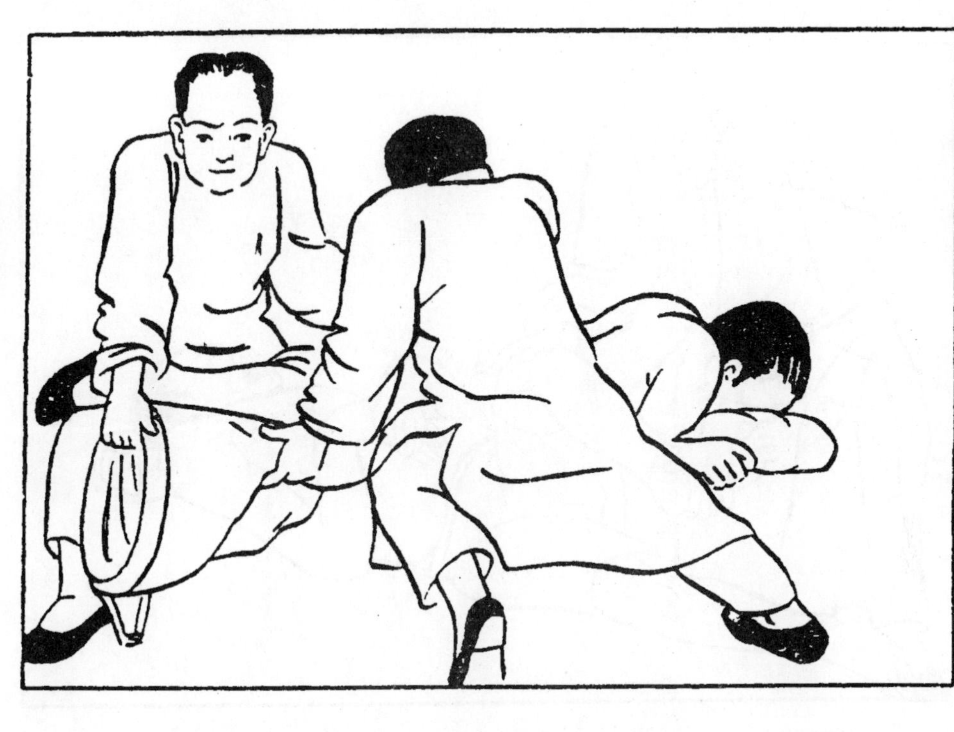

燕子尾法第二

使患者側臥如母法。插入疊被于裹帘所縛傷股間。佐者對立患者面前。兩手持被前端。醫右手斜合持補後端。而提舉之。左手緊捺髀骨尖。回轉如母法。其右手不及脚。只被中將送之也。亦要徐遲其曳也。乘勢而復其位。

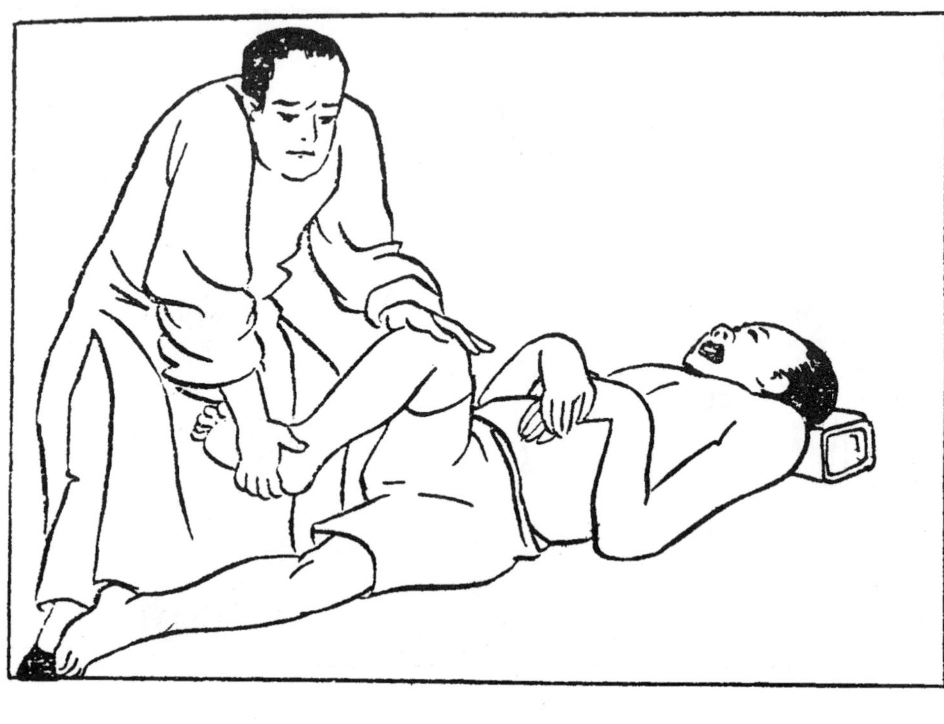

尺蠖母法

使患者仰臥。醫對坐其右腳傍。立左膝生腰。左掌覆定患者膝蓋骨上。右手緊握踵。徐徐捺屈腳於患者胸前。衝入跟於股間。勢射會陰。頓回轉而拽伸爲其登也用力於覆蓋骨掌。其曳來也。使蓋骨不頓於地。向上而以握踵右手。回轉拽伸數回。

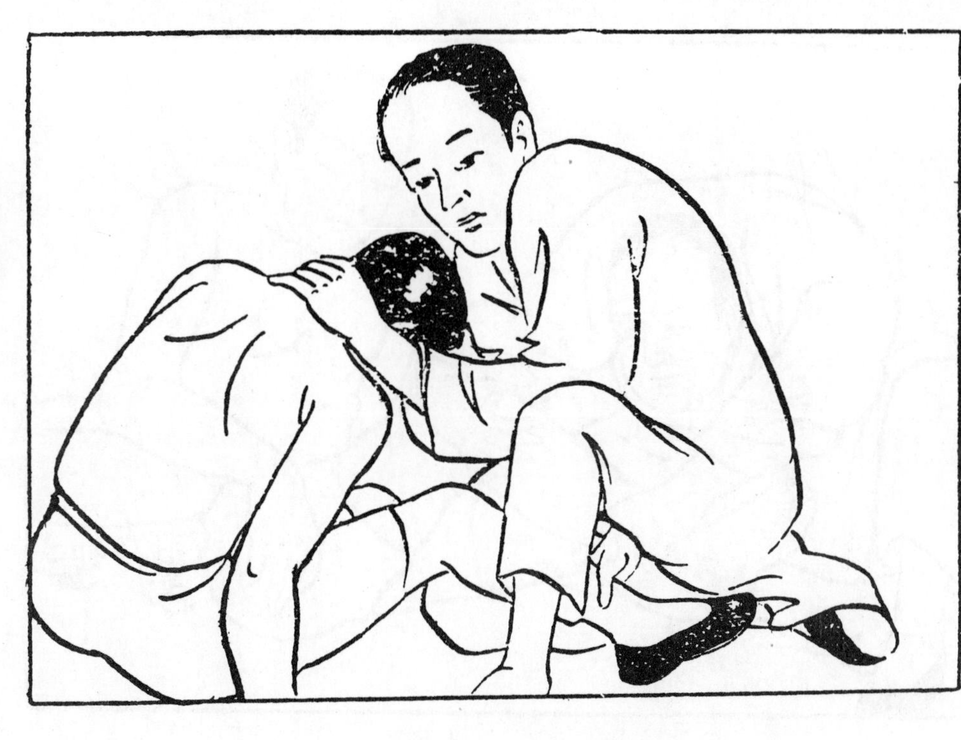

尺蠖子法第一

使患者坐。醫對坐患脚右前。而立左膝。右手握定踝骨。左掌搭患者項。用其四指頭。鈎壓左枕骨邊。使患者頓首於前。乘其勢右手拽定脚。

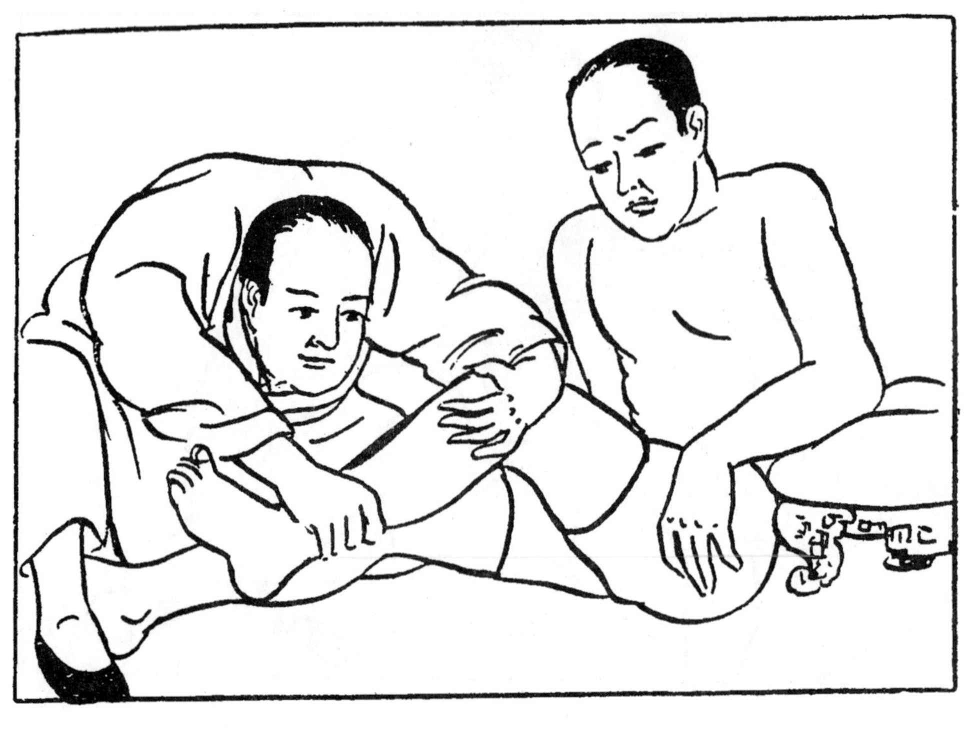

尺蠖子法第二

使患者伸出患脚於前。醫對其膝右傍而坐。一手握定脚跟。一手屈掌。用虎口鈎住。上移膝蓋骨上際。按撫下之下之也。以握跟手。屈伸其膝如母法。蓋骨稍稍下而歸元。

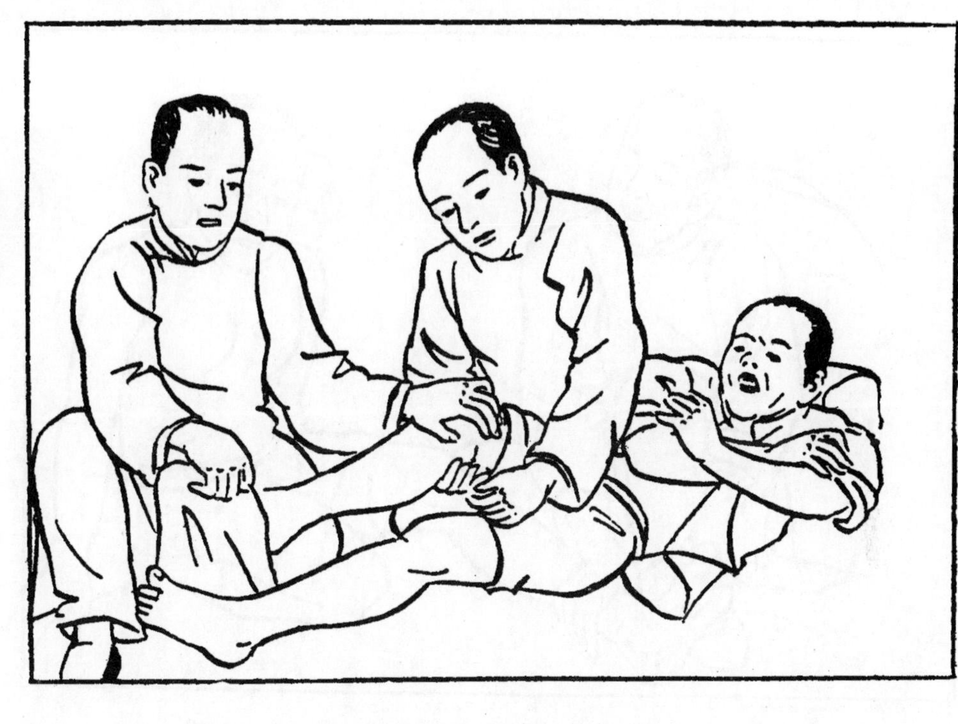

尺蠖子法第三

先以杉籬裹帘法。纏縛股骨傷處。佐者一人以兩手抱持裹帘上。醫對坐如母法。用小被截患脚踵跟。左手覆膝頭如母法。以右手徐拽其被。則佐者抱持而相應焉。

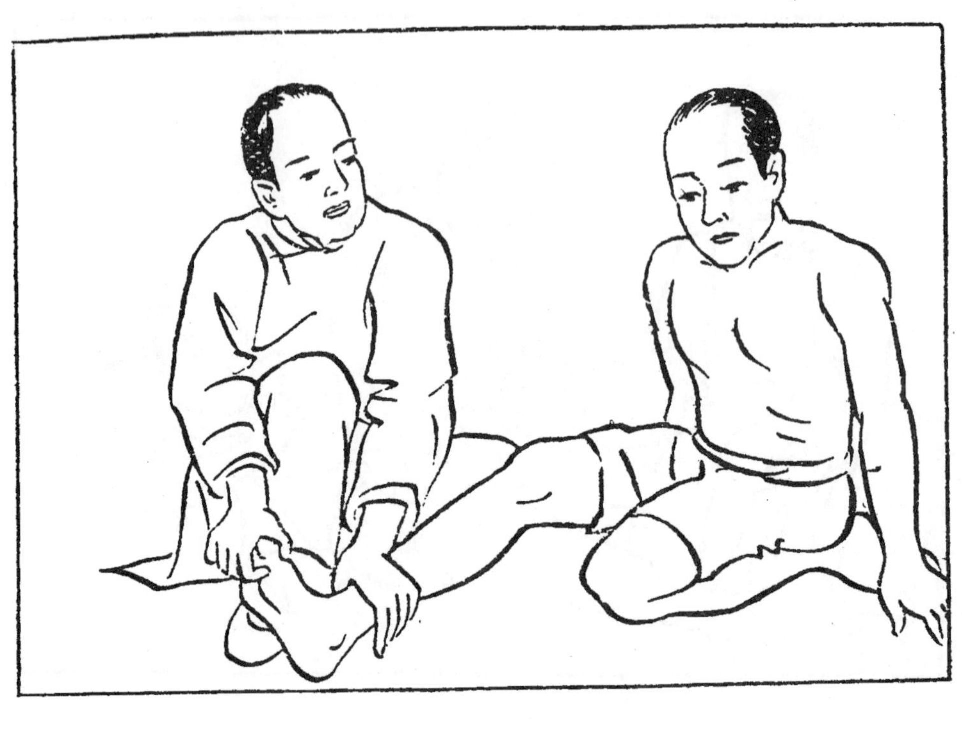

弄玉法

使患者跂出右膝於前而坐。醫傍其膝外側與患者並坐。倒左手以虎口挾定踝骨。覆右手握患足指令其跟着地。帶以四指上鈎以魚腹下托之意。而旋轉之。左手乘其勢。令踝骨上下。恰如弄玉狀。則復其舊。

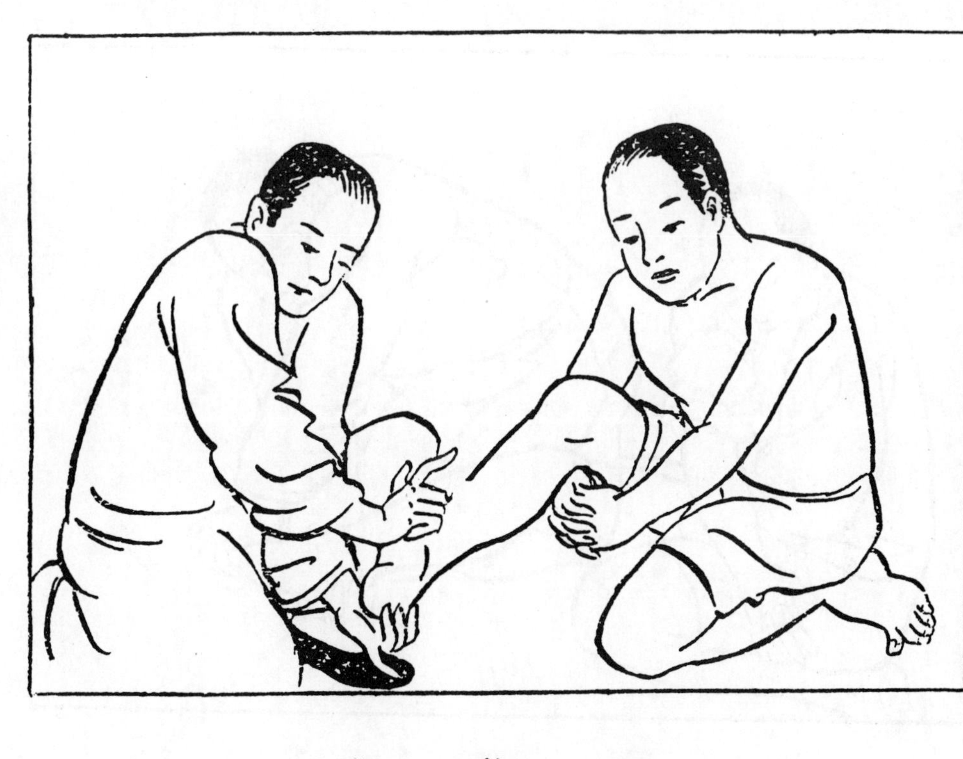

螺旋法

使患者伸右脚於前而坐。醫對坐於其足心。左手掌心拘住其跟骨拽之。要令不弛。右手上大拇指。把住足四指。推出其跗。左旋回轉而拽伸之。左掌中之跟左旋回轉如螺殼形。

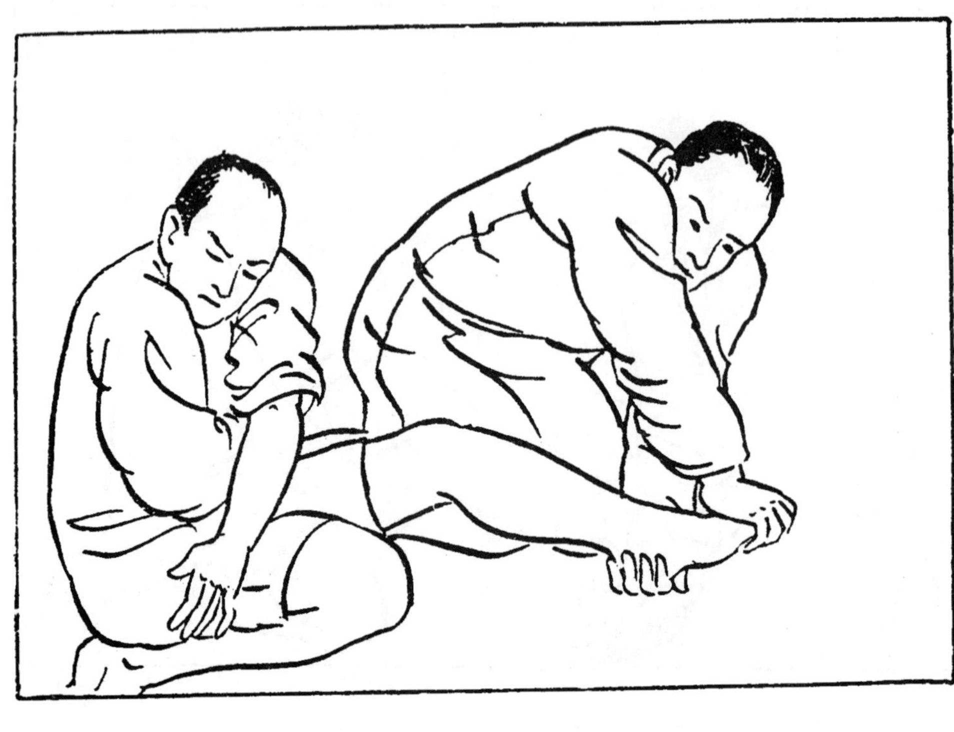

鴿尾法

使患者立右膝仰出足跗而坐。醫傍其外側立左膝。斜與患者並坐。屈左手四指頭橫當其足心湧泉穴。而捺上。覆右手以腕骨。當其足跗上。握四指捺屈而向於外回轉。其屈壓也。捺跗上腕則自上推下。捺湧泉指則自下推上。皆極力回轉焉。

接骨經驗方

麻藥部

整骨麻藥

草烏三分　當歸　白芷各二分半

右末每服伍分。熱酒調下。麻倒不知痛。然後用手如法整理。

九烏散

蔓陀羅花一錢　露蜂房三分五釐　鳩糞三分五釐　反鼻一錢一方無反鼻

右四味細末。以麻酒飲服。實人九分。虛人八分。昏沉不醒者。與濃煎茗一碗爲妙。

草烏散　治傷骨節不歸窠者。用此麻之。然後下手整頓。

白芷　川芎　木鼈子　豬牙皂角

烏藥　半夏　紫金皮　杜當歸

川烏各二兩　舶上茴香　草烏各一兩　木香半兩

右爲細末。諸骨碎骨折出臼者。每服一錢。好酒調下。麻倒不知疼處。

熨藥部

艾膓泥　治打撲筋攣骨閃挫。及久年打撲痛。

藏瓜薑糟　熟地黄各六十錢　生薑二十錢　艾十五錢

右四味内擂盆研爛爲泥。攤好厚紙上。再以紙覆其上。敷患處。燒鉄鏝烙熨紙上。

黄酒散　熨骨節疼痛。

飛羅麵二合　雞卵三枚　樟腦二錢

右三味。以好酒五合。文火煮。蘸白布蒸熨數次。

蒲黄散

馬鞭草　蒲黄　烏頭各四錢

右無灰酒或霹靂酒煉爲泥。塗患處厚六七分。以絹或紙覆之。用火鍼熨其上。

馬鞭散

生地黄　蒲黄　馬鞭草

右三味

定痛散　治一切打撲損傷。定痛消腫。舒筋和絡。

當歸　川芎　芍藥　桂枝各一錢

三奈三錢　麝香三分　紅花五錢　紫丁香根五錢

升麻一錢　防風一錢

右爲末。以葱白汁和爲泥。敷痛處。以毛頭紙蘸醋貼藥上。燒鐵熨斗烙紙上。以傷處覺熱疼。口中有聲爲度。

熨烙泥　治打撲及肩臂手足不可屈伸者。

酒糟七十錢　冬青葉五十錢　桂枝　合歡皮

生地黃各七錢

右先細剉冬青葉三味爲末。和糟入臼杵爲泥。團之如鏙餅大。以紙作盂盛藥于其中。置患處烙其上。

國壽散

百草霜十五錢　飛羅麵二十錢　生薑汁五錢

右以酒和勻貼紙上。以火鍼熨其上。

洎夫藍湯　打撲傷損腫痛。諸般之熨藥。正骨家常用。

忍冬三錢　黃栢二錢　紅花四分　硝石一錢三分

樟腦八分　當歸四分　川芎六分　桂枝八分

地黃五分

右以布裹一劑。浸火酒中。煮令色微紅。熨患處。

膏藥部

蚯蚓膏　緩筋攣筋縮骨關強者。

蚯蚓四十八錢水洗去泥淨

右淸酒三十二錢。麻油百九十二錢。令相和。內蚯蚓。文火煮。以水氣盡爲度。

莞爾膏　療一切金瘡止痛方。一名百效油

麻油一合　椰子油四錢　乳香一錢六分　小麥一合

右小麥浸麻油三日。煮令焦。漉去麥渣。入椰乳煉收。

敷藥部

一白散　治打撲傷痕紫黑。有瘀血流注無熱者。

半夏

右末薑汁調傅

鯽魚泥　治折傷肉爛腫痛者。

生鯽魚

右去腸骨爲泥。塗患處。

生鰌泥　治折傷肉爛焮熱者。

泥餡

右擂爛爲泥，塗患處。

茴香酒

茴香　樟腦　紅花

右三味，浸火酒，納磁器封固三十日。

雞舌丹　不問新舊諸般打撲，杏蔭齋常用此方。

桂心末四十錢　丁子一錢　肉桂二錢　糯米二合

右細末，用密絹羅廚篩出，陳醬汁和勻，雞翎掃搽患處。

飜風散　治手掌後軟骨高起，不痛不膿，無寒熱者。

輕粉一錢　山椒末二錢

右二味，研羅爲細末，水調塗遍。

救急奇方　治諸傷瘀血不散。

野苧葉

右於五六月取收野苧葉，擂爛塗金瘡上。如瘀血在腹，用順水擂爛服即遍，血皆化水，以死豬血試之可驗。秋月恐無葉，可早收之。

黑龍散　治墜馬，或高墜，腰脚腫痛。

苦瓠霜(大者攤共霜)　鹽梅

右二味。燒存性。淸酒或火酎和。調搨痛處。

赤地利散　治打撲傷損。靑紫腫硬。數日不減者。

赤地利　黃栢　石灰

右三味爲細末。釅醋和勻。雞翎掃塗。

楊梅散　治打撲腫硬痛。

黃栢　楊梅皮　胡椒

右三味爲細末火酒和勻爲泥搽塗患處

假母布剌酒　久年打撲痛

火酒(四百八十錢)　片腦(十錢)

右搜令相得。納壺煮溶。封其口。埋土中百日。取出羽掃患處。

琥珀散　療手足閃挫方。

酒　蘗(二十錢)　松脂(四十錢)　雞子

右爲末。糊調塗損處。以柳皮或蘗皮覆藥上。復以綿布卷扎。如此每日一度。

無名散　諸般攧跌打撲。

楊梅皮　　鹿角霜　　石灰韭汁浸　　無名異各等分

右酢或酒和調爲泥。攤紙上。以罨患處。

玳瑁光　治墜馬折傷打撲一切骨節疼痛不治之症。奇驗方。

阿膠二錢

右以生薑汁煮膠烊消。合生姜渣攪令相得。適寒溫。臨卧敷患處。冷不成功。以綿被覆藥上半時許。覺熱爲知。

生鱸泥　治打撲

生鱸魚　　砂糖

右二味。杵成泥。研匀敷痛處。

麟血散　折傷奇方。

乳香　　麟血　　紅花　　麪粉

右熱酒醋和匀

青泥　療打撲

接骨木葉

右擂爛。取自然汁搽患處。

綴藥　耳鼻傷損落者

用人髮入陽城罐。以鹽泥固濟煅過爲末。乘急以所傷耳鼻蘸藥。安綴故處。以軟絹縛定。

消毒定痛散　治跌撲損傷。腫硬疼痛。

無名異　木耳炒　川大黃各五錢

共爲末。蜜水調塗。如內有瘀血。砭去敷之。若腐處更用膏藥敷之尤好。

麻肌散

川烏　草烏　南星　半夏　川椒

右末。唾調搽之。

洗藥部

散瘀和傷湯　治一切碰撞損傷。瘀血積聚。

番木鱉油燦去毛　紅花　生半夏各五錢　骨碎補

甘草各三錢　葱鬚

右水五碗。煎滾入醋二兩。再煎十數滾。薰洗患處。一日十數次。

蒴藋煎　療打撲疼痛。腫不消。

忍冬　蒴藋　接骨木　艾

石菖　蓮葉　折傷木各一兩　食鹽一合

右七味。以水二升。煎取一升。洗損處。

片腦水

樟腦

右大寒節取井花水。腦一味盛麻囊浸三十日。

丸散部

雞鳴散 治從高墜下。及木石所壓。凡是傷損血瘀。凝積氣絶死。煩躁頭痛不得叫呼。並以此藥利去瘀血。治折傷神妙。

大黃一兩酒蒸 桃仁二十粒去皮尖

右研細。酒一碗。煎至陸分。去渣。雞鳴時服。次日取下瘀血。卽愈。若氣絶不能言。急擘口開。用熱小便灌之。卽愈。

當歸導滯散 治打撲損傷。落馬墜車。瘀血大便不通。紅腫青黯。疼痛昏悶。畜血內壅欲死。

大黃一兩 當歸二分半 麝香少許

右三味。除麝香別研外。爲極細末。入麝香令勻。每服三錢。熱酒一盞調下。如前。內瘀血去。或骨節傷折。疼痛不可忍。以定痛接骨紫金丹治之。

奪命散 治刀刃所傷。及從高墜下。木石壓損。瘀血凝積。心腹痛。大小便

不通

水蛭（用石灰拌慢火炒令黃色半兩）　黑牽牛（二兩）

右末。每服二錢。熱酒調下。約行四五里。再用熱酒調黑牽牛末二錢催之。須下惡血成塊。以盡爲度。

八釐散　治跌打損傷。接骨散瘀。

蘇木（一錢）　鉄砂（一錢）　自然銅（三錢醋淬七次）　乳香（三錢）

没藥（三錢）　血竭（三錢）　麝香（一分）　紅花（一錢）

丁香（五分）　番木鱉（一錢油爆去毛）

右共爲細末。黃酒溫服。童便調亦可。

黑藥方　治打撲傷損

乾過臘魚（霜二錢）　山椒（爲霜二錢）

右爲末。溫酒送下。

當合丸　治打撲傷損。兼下血。

百草霜（十錢）　赤豆（炒至紅色爲度一錢）　萍蓬（黑炒五錢）　蝮蛇（酒炙一錢）

右末溫酒送下。味噌汁亦佳。

疏血丸　此藥止血開胃。

百草霜三錢　好阿膠蛤粉炒成珠　藕節　側柏葉

茅根　當歸

右共爲細末。煉蜜爲丸。如梧桐子大。每服五錢。早晚陳酒送下。

塞鼻丹　此丹治跌打損傷。鼻中流血不止。神氣昏迷。牙齒損傷虛浮腫痛者。及一切衄血之證。皆可用之。

朱砂　麝香　丁香　烏梅肉

川烏　草烏　當歸　三奈各一錢

乳香　皂角七分

右共爲細末。用獨頭蒜泥爲丸。以絲棉包裹。塞於鼻中。

回陽玉龍丸　耑敷跌打損傷。氣虛寒冷。

草烏二錢炒　南星一兩煨　軍薑一兩煨　白芷一兩

赤芍一兩炒　肉桂五錢

右共爲末。葱湯調搽。熱酒亦可。

六味地黃丸　傷損之證。肌肉作痛者。乃榮衛氣滯所致。宜用後元通氣散。筋骨間作痛者。肝腎之氣傷也。

熟芐八兩　山萸肉四兩去核　懷山藥四兩　牡丹皮三兩

澤瀉三兩　茯苓三兩

右共爲末。煉蜜爲丸。如梧桐子大。空腹白湯服三錢。

蘇合香丸

沈香　木香　丁香　白檀

麝香　安息香酒熬膏　香附子　白朮

蓽撥　訶子肉　硃砂　犀角鎊各一兩

乳香　片腦　蘇合香油入息香膏內各五錢

右將各味咀成片。爲細末。入腦麝安息香蘇合香油同藥攪勻。煉蜜爲丸。每丸重一錢。用蠟包裹。每用大人一丸。小兒半丸。去蠟皮以生薑自然汁化開。擦牙關。別煎薑湯少許。調藥灌下神效。

鷺霜散　治一切久年打撲痛。

鷺去觜足翅腸以紅花人參一兩塡腹

右納土器。鹽泥封固。燒存性爲細末。熱酒送下一錢。

黑神散

黑豆去皮炒半斤　熟乾地黃酒浸　當歸去蘆酒製　肉桂去粗皮

乾薑炮　甘草炙　芍藥　蒲黃各四兩

右爲細末。每服二錢。酒半盞。童子小便半盞。不拘時煎調服。

湯藥部

復元活血湯　治從高墮下。惡血凝結。腫硬疼痛。不可忍者。

柴胡五分　當歸　穿山甲炮　括蔞根各三錢

甘草　紅花各二分　桃仁去皮尖五十箇　大黃酒浸一兩

右杵桃仁研爛。餘藥剉如麻豆大。每服一兩。水二鍾。酒半盞。煎至七分。去滓。食前溫服。以利爲度。

歛血劑　治因金刃傷而動經脈。卒暈欲死者。故產後血暈及打撲動經脈者皆主之。

荓蓬　桂枝　木香　當歸　黃芩

白朮　黃連　甘草　川芎　丁子

地黃　檳榔　茯苓　大黃　人蔘

右十五味。細剉盛布囊。漬麻沸湯。須臾絞頓服。

清上瘀血湯　治上膈被傷者。

羌活　獨活　連翹　桔梗　枳殼

赤芍藥　當歸　梔子　黃芩　甘草

川芎　桃仁　紅花　蘇木　大黄

右生地黄煎。和老酒童便服。

清下破血湯　治下蹻被傷者

柴胡　川芎　大黄　赤芍藥　當歸

黄芩　五靈脂　桃仁　枳實　梔子

赤牛膝　木通　澤蘭　紅花　蘇木

右生地黄煎。加老酒童便和服。

正骨順氣湯　杏蔭齋諸般打撲傷損通用之。

當歸　川芎　白芍藥　蒼朮　厚朴

茯苓　半夏　白芷　枳殼　桔梗

乾薑　桂枝　麻黄　甘草　羌活

蜜香

右薑水煎

赤地利湯　治打撲奇方。

赤地利

右水煎頓服。一方燒存性。糯米粉中停。溫酒送下。

鱉魚湯　治打撲折傷。

鱉魚二錢　當歸六分　川芎五分　大黃四分

右四味。以水二合。煮取二分。日二服。服之則患處覺痛。久者服十餘劑愈神效。

加減蘇子桃仁湯　治瘀血內聚。心經瘀熱。大腸不燥者。

蘇子二錢半末　紅花一錢　桃仁炒　麥門

橘紅各三錢　赤芍　竹茹　當歸酒洗各二錢

右水三鍾。煎一鍾。渣二鍾。煎八分。溫服。

犀角地黃湯　撞撲胸膛吐血者。

犀角　生地黃酒浸別搗　牡丹皮　白芍藥各等分

右水煎

桃仁承氣湯

大黃　芒硝　桃仁　桂枝　甘草

右水煎服。以利為度。

抵當湯

水蛭　虻蟲各三十枚去翅足　大黃一兩酒浸　桃仁三十枚去皮尖

右以水五升。煎取三升。去滓溫服一升。不再服。

調經散

川芎　當歸　芍藥　黃耆各一錢半

青皮　烏藥　陳皮　熟地黃

乳香別研　茴香各一錢

右作一服。水二鍾。煎至一鍾。不拘時服。

折傷木湯

折傷木　當歸　川芎　地黃　大黃

芍藥　澤瀉　枳實　茯苓　蒲黃

甘草

右十一味。

四物湯

當歸三錢　川芎　白芍　熟地各二錢

右水煎。

百合散

川芎　赤芍藥　當歸　百合　生地黃

側栢葉　荆芥　犀角　丹皮　黄芩

黄連　梔子　鬱金　大黄各一錢

右水煎。加童便和服。

加減承氣湯

大黄　朴硝各二錢　枳實　厚朴

當歸　紅花各一錢　甘草二分

右水酒各半煎服。

玉燭散

生地黄　當歸　川芎　赤芍藥　大黄酒浸

芒硝

右引用生薑水煎。